UTB

W0339940

Cornelia Bormann

Gesundheitswissenschaften

Einführung

UVK Verlagsgesellschaft mbH · Konstanz
mit UVK/Lucius · München

Prof. Dr. Cornelia Bormann lehrt Gesundheitswissenschaften
an der FH Bielefeld.

Online-Angebote oder elektronische Ausgaben sind erhältlich unter
www.utb-shop.de.

Bibliografische Information der Deutschen Bibliothek
Die Deutsche Bibliothek verzeichnet diese Publikation in der
Deutschen Nationalbibliografie; detaillierte bibliografische Daten
sind im Internet über <http://dnb.ddb.de> abrufbar.

Einbandgestaltung: Atelier Reichert, Stuttgart
Einbandmotiv: istockphoto.com, Lev King
Druck und Bindung: fgb · freiburger graphische betriebe, Freiburg

UVK Verlagsgesellschaft mbH
Schützenstr. 24 · 78462 Konstanz
Tel. 07531-9053-0 · Fax 07531-9053-98
www.uvk.de

UTB-Band Nr. 3788
ISBN 978-3-8252-3788-2

Vorwort

Schwerpunkt dieses Buches ist die Gesundheit der Bevölkerung und die Versorgung kranker Menschen in Deutschland. Die Gesundheitswissenschaften oder Public Health verstehen sich dabei als die Wissenschaftsdisziplin, die auf die Prävention, die Gesundheitsförderung und die Organisation der Behandlung und Versorgung zwecks Verlängerung des Lebens in guter Lebensqualität fokussiert. Die Anstrengungen von Public Health beziehen sich dabei auf Bevölkerungsgruppen und Gemeinschaften und nicht auf einzelne Individuen. Aufgrund des demographischen Wandels mit der Zunahme der älteren Bevölkerung und der Veränderung des Krankheitspanoramas in Richtung auf chronische Krankheiten sowie der Finanzierungsprobleme im Gesundheitswesen nimmt die Bedeutung von Public Health zur Lösung der Probleme in Bezug auf eine angemessene und finanzierbare Versorgung immer mehr zu.

Cornelia Bormann, Bremen im Juni 2012

Zielgruppe des Lehrbuchs

Dieses Buch wendet sich

- an Studierende, die sich im Rahmen eines Bachelor- oder Masterstudiums mit den Gesundheitswissenschaften beschäftigen und
- an alle im Gesundheitswesen Tätige.

Es soll sie ermutigen, bei der Lösung der aktuellen Probleme mitzuwirken.

Service für Dozenten

Das vorliegende Buch ist in vier Abschnitte mit insgesamt 17 Kapiteln aufgeteilt. Im ersten Abschnitt werden die Grundzüge der Gesundheitswissenschaften vorgestellt, indem Entwicklungslinien dargestellt, Definitionen bzw. begriffliche Abklärungen gegeben und methodische Aspekte bei der Beschreibung und Messung von Gesundheit diskutiert werden. Der zweite Abschnitt umfasst eine Beschreibung der wichtigsten, in den Gesundheitswissenschaften beteiligten Disziplinen mit den jeweiligen thematischen Schwerpunkten. Damit wird der interdisziplinäre Ansatz von Public Health verdeutlicht. Im dritten Abschnitt werden die Anwendungs- und Handlungsfelder der Gesundheitswissenschaften dargestellt. Das Spektrum reicht von der Prävention und Gesundheitsförderung bis zu den verschiedenen Versorgungsbereichen, wie die ambulante und stationäre Versorgung, die Rehabilitation, die Pflege, die Zahnmedizin sowie die Versorgung mit Arzneimitteln und Heil- und Hilfsmitteln. Neben der Ist-Situation werden Entwicklungsperspektiven, Probleme und Defizite sowie Aufgaben, die in dem jeweiligen Bereich die Gesundheitswissenschaften übernehmen, beschrieben. Im vierten Abschnitt werden kurz Zielgruppen der Gesundheitswissenschaften angesprochen.

Jedes Kapitel enthält neben der Beschreibung der inhaltlichen Themen die Formulierung von Lernzielen, die Benennung von wichtigen Schlagwörtern, die im Glossar zum leichteren Verständnis noch einmal erläutert werden, eine Zusammenfassung und Wiederholungsfragen zur Überprüfung des Erlernten.

Hilfreiche Zusatzmaterialien für Dozenten

Dozenten können Materialien zum Buch als Foliensatz herunterladen. Hierfür müssen Sie sich allerdings einmalig freischalten lassen. Details dazu finden Sie online unter http://www.uvk-lucius.de/service. Geben Sie dort bitte den Code 37882 ein.

Rückfragen zu weiteren Materialien

Sie haben weitere Wünsche zu diesem Buch oder möchten uns Lob oder Kritik mitteilen. Dann wenden Sie sich unter wirtschaft@uvk.de direkt an den Verlag.

http://www.uvk-lucius.de/service

Web-Service für Studierende

Zu diesem Buch wird ein Web-Service angeboten. Dort finden Studierende Lösungshinweise zu den Wiederholungsfragen sowie hilfreiche Links.

Schritt 1: Service-Website aufrufen

http://www.uvk-lucius.de/service

Schritt 2: Code eingeben

Studenten-Code: 37881

Schritt 3: Materialien herunterladen

Service-Website!

Inhalt

Abschnitt III:

Abschnitt I:
Grundzüge der Gesundheitswissenschaften

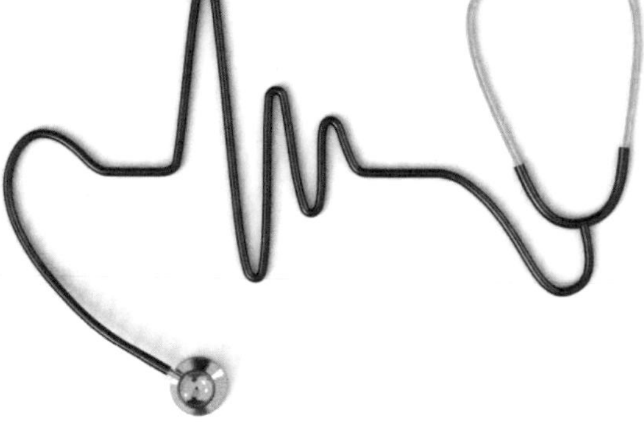

1 Grundzüge der Gesundheitswissenschaften: Definitionen, Entwicklungstendenzen und Prinzipien

☐ Lernziele

In diesem Kapitel erfahren Sie,

- warum und mit welchen inhaltlichen Schwerpunkten sich die Gesundheitswissenschaften entwickelt haben,
- wie Gesundheitswissenschaften im Vergleich zur Medizin definiert werden,
- nach welchen Prinzipien sich die gesundheitswissenschaftliche Arbeit gestaltet.

1.1 Definitionen und gesundheitswissenschaftliche Inhalte

Die Etablierung der Gesundheitswissenschaften (**Public Health**) ist in Deutschland erst in den letzten 30–40 Jahren forciert worden, obwohl bereits im 18. Jahrhundert in wissenschaftlichen Publikationen über Notwendigkeiten und Möglichkeiten der Förderung und Erhaltung der Gesundheit geschrieben worden ist. Aus diesen Ansätzen entwickelte sich später das Konzept der „Öffentlichen Gesundheitspflege“, bei der es vorwiegend um die Verbesserung der Hygiene und Wohnbedingungen in Städten, der Sorge für Sterbende und der Vorbeugung von Infektionskrankheiten in den ärmeren Bevölkerungsgruppen ging (Hurrelmann & Laaser, 1993).

Wie definieren sich Public Health/Gesundheitswissenschaften nun heute?

Bisher werden alle Fragen der Gesundheit von der Medizin dominiert. Die Medizin ist stark von einem naturwissenschaftlichen, biomedizinischen Selbstverständnis geprägt, so dass man von einer Krankheitswissenschaft sprechen könnte. Public Health zielt demgegenüber auf gesellschaftlich organisierte Maßnahmen, die die gesundheitliche Lage der Bevölkerung verbessern und die Lebenserwartung verlängern soll (Kolip, 2002). Mit „Gesundheitswissenschaften“ werden diejenigen Wissenschaftsdisziplinen zusammengefasst, die sich aus jeweils unterschiedlicher Perspektive mit Gesundheit beschäftigen. Winslow bietet folgende Definition für Public Health an (Winslow, 1920, p. 30):

„Public Health is the science and the art of preventing disease, prolonging life, and promoting physical health and efficiency through organized community efforts for the sanitation of the environment, the control of community infections, the education of the individual in principles of personal hygiene, the organization of medical and nursing services for the early diagnosis and preventive treatment for disease, and the development of the social machinery which will ensure to every individual in the community a standard of living adequate for the maintenance of health."

Public Health und Gesundheitswissenschaften beschäftigen sich also im Gegensatz zur Medizin hauptsächlich mit ganzen Bevölkerungen oder Bevölkerungsgruppen und zielen auf die Erhaltung der Gesundheit ab. Hurrelmann & Laaser charakterisieren die Gesundheitswissenschaften weitergehend.

„Zentrales Ziel der Gesundheitswissenschaften sollte es … sein, in Abgrenzung und als Gegenpol zur biomedizinischen und klinischen Forschung, die sich schwerpunktmäßig auf die Entstehung von Krankheiten und ihre Heilung konzentriert, den Blick auf die somatischen, psychischen, sozialen und ökologischen Bedingungen der Gesunderhaltung und der Vermeidung von Krankheit zu richten. Die zentralen Fragen der Gesundheitswissenschaften sind, unter welchen Bedingungen Menschen gesund bleiben, wie sich die Auftretenshäufigkeit von Krankheiten zurückdrängen lässt und welche Möglichkeiten ergriffen werden können, um diese Bedingungen für so viele Menschen wie irgend möglich herzustellen. Die zentralen Leitfragen der naturwissenschaftlichen Medizin und der biomedizinischen Grundlagenforschung als Krankheitswissenschaften sind demgegenüber, auf welche Weise möglichst früh erkannt werden kann, dass ein Individuum erkrankt und welche Maßnahmen ergriffen werden können, um den Krankheitsprozess anzuhalten oder umzukehren. Der Schwerpunkt des Erkenntnisinteresses liegt dabei auf dem einzelnen Individuum. In den Gesundheitswissenschaften richtet sich das Erkenntnisinteresse stärker auf ganze Bevölkerungsgruppen und ihre gesundheitsrelevanten Lebensbedingungen einschließlich der medizinischen Versorgungsstrukturen." (Hurrelmann & Laaser, 1993, S. 9f)

Hatten bei Winslow noch die Hygiene- und Umweltbedingungen einen zentralen Stellenwert, wird in den neueren Definitionen stärker auf die Versorgungsstrukturen eingegangen. Diese Veränderung hat auch die EU vollzogen, indem sie Public Health folgendermaßen definiert:

„Public Health deals with the structures, processes and competencies required to monitor, protect and promote the health of defined populations. Whereas public health used to rely heavily on legislation and concentrated on programmes for disease control the new HFA-based public health is more strategic. It draws on the contribution of many sectors, disciplines and actors; it operates in policy-making spheres as well as at technical levels; it encourages community participation and it places strong emphasis on the social, economic and environmental determinants of health." (EUR/RC 48/13, 18 May 1998, zit. nach Brieskorn-Zinke, 2007, S. 14)

http://www.uvk-lucius.de/service

Danach können die Gesundheitswissenschaften im Sinne einer **Querschnittsaufgabe** angesehen werden, in der verschiedene Disziplinen und Politikbereiche beteiligt sind. Neben der weiterhin starken Bedeutung der Prävention und Gesundheitsförderung ist in der jüngeren Vergangenheit zunehmend das System der psychosozialen und medizinischen Versorgung als Analysefeld der Gesundheitswissenschaften hinzugekommen.

1.2 Entwicklungstendenzen der Gesundheitswissenschaften

Durch die Alterung der Bevölkerung – Stichwort Demographischer Wandel – und der damit verbundenen Zunahme von chronischen Krankheiten mit einem wachsenden Versorgungs- und Pflegebedarf ist die Finanzierbarkeit des Gesundheitssystems in Deutschland in den letzten Jahren häufig in Frage gestellt worden. In den Diskussionen ist auch klar geworden, dass Lösungsversuche für diese Problematik nicht alleine aus der Medizin heraus entwickelt werden können, sondern dass andere Disziplinen, wie Soziologie, Psychologie, Ökonomie, Politik etc., die in den Gesundheitswissenschaften zusammenarbeiten, beteiligt werden müssen.

Die Vorläufer der heute wieder erstarkenden Gesundheitswissenschaften gehen auf das 18. und 19. Jahrhundert zurück und sind mit den Namen Hufeland, Virchow, Neumann und Grotjahn verbunden. Damals stellten die Infektionskrankheiten ein großes Problem dar. Durch Studien konnte gezeigt werden, dass Wohn- und Hygienebedingungen ursächlich für die Verbreitung der Infektionskrankheiten verantwortlich sind und dass schlechte Wohn- und Arbeitsbedingungen besonders in den ärmeren Bevölkerungsgruppen zu finden sind. Aus diesen Erkenntnissen wurde das Konzept der „Öffentlichen Gesundheitspflege" als Ansatzpunkt zur Vermeidung von Krankheiten und der Verbesserung des öffentlichen Gesundheitswesens entwickelt. Schon im Jahre 1925 wurde der Begriff „Gesundheitswissenschaft" in dem „Handbuch der Sozialen Hygiene und Gesundheitsfürsorge" verwandt (Hurrelmann & Laaser, 1993, S. VII). Durch den Nationalsozialismus wurde eine weitere wissenschaftliche Entwicklung abrupt unterbrochen und Deutschland verlor seine führende Rolle in diesem Fachgebiet. Die bis dahin entwickelten Ansätze wurden im Namen der Rassenhygiene missbraucht (Waller, 1995), so dass nach Ende des Zweiten Weltkrieges eine große Skepsis in Bezug auf die Einflussnahme des Staates auf die öffentliche Gesundheit bestand, was die Wiederaufnahme der wissenschaftlichen Tradition behinderte. Erst in den 1980er Jahren kam es angeregt durch Entwicklungen im Ausland und durch die Zunahme der Probleme im Gesundheitssystem zu einer Neuorientierung der Gesundheitswissenschaften in Deutschland, so dass der Bund eine finanzielle Unterstützung entsprechender Forschung und Ausbildungsgänge übernahm, die die isoliert betriebene individuell-kurative Medizin überwinden sollten.

1.3 Prinzipien der Gesundheitswissenschaften

Nach Kolip (2002) sind für die Arbeit in den Gesundheitswissenschaften folgende Prinzipien kennzeichnend:

Bevölkerungs- und Systembezug sowie Soziallagenbezug

Während sich die Medizin auf das Individuum konzentriert, betrachten die Gesundheitswissenschaften/Public Health ganze Bevölkerungen oder Bevölkerungsgruppen. Dabei interessieren u.a. Fragen nach der Verteilung gesundheitlicher Belastungen, Risiken und gesundheitlicher Ressourcen auf verschiedene Bevölkerungsgruppen, nach den Gründen und Einflussfaktoren für sozial ungleich verteilte Gesundheitschancen, nach den Ansatzpunkten und Chancen für die Gesunderhaltung. Ein weiteres Erkenntnisinteresse der Gesundheitswissenschaften richtet sich auf das System der gesundheitlichen und pflegerischen Versorgung. Dabei geht es darum, das System zu beschreiben, mögliche Schwachstellen und Defizite zu eruieren und Ansatzpunkte für deren Behebung auch unter Kostengesichtspunkten zu entwickeln.

Multidisziplinarität

Durch die Beschreibung des Bevölkerungs- und Systembezugs ist deutlich geworden, dass die (Sozial-)Epidemiologie einen großen Stellenwert innerhalb den Gesundheitswissenschaften einnimmt. Aber auch die Gesundheitsökonomie und Gesundheitspolitik sind wichtige Teildisziplinen. Schon bei der Definition von Gesundheitswissenschaften war ersichtlich, dass vielfältige Problembereiche des Gesundheitssystems in der Zukunft bearbeitet werden müssen, die durch eine einzige Disziplin, wie z.B. die Medizin, nicht alleine gelöst werden können. Deshalb zielen die Gesundheitswissenschaften auf die Zusammenarbeit von mehreren Disziplinen ab, die durch ihre jeweiligen fachwissenschaftlichen Zugänge zur Lösung der Probleme beitragen sollen (s. Abschnitt II). Eine solche Kooperation gestaltet sich aber in der Praxis aufgrund unterschiedlicher wissenschaftlicher Traditionen, Ansatzpunkte und Denkmuster sowie unterschiedlicher Kommunikationsstile und -kulturen oft als schwierig.

Anwendungsorientierung

Im Rahmen von Public Health sollen zentrale Probleme im Gesundheitswesen analysiert, Lösungsmöglichkeiten beschrieben und Strategien zur Umsetzung der Lösungsmöglichkeiten in die Praxis entwickelt werden. Damit ist Public Health als eine anwendungsorientierte Disziplin zu verstehen, die einen praktischen Beitrag zur Verbesserung der dringlichsten Gesundheitsprobleme und des Gesundheitssystems leisten will. Themen können reichen von der Beurteilung der Effektivität der HPV-Impfung, über die Entwicklung von Präventionsmaßnahmen für Arbeitslose, die Auswirkungen von Zuzahlungen im Gesundheitswesen auf einzelne Bevölkerungsgruppen, die Evaluation von neueren Versorgungskonzepten, wie die Disease Management Programme, auf Versicherte, die Erhebung von Präferenzen von einzelnen Bevölkerungsgruppen in Bezug auf Patienteninformationen oder die Ermittlung des Bedarfs von pflegerischen Innovationen.

□ Zusammenfassung

- Gesundheitswissenschaften/Public Health nehmen ganze Bevölkerungen oder Bevölkerungsgruppen in den Mittelpunkt ihrer Betrachtung und nicht das Individuum.
- In Deutschland haben sich die Gesundheitswissenschaften erst in den letzten 30–40 Jahren etablieren können, da durch die Erfahrungen im Nationalsozialismus eine große Skepsis bezüglich der Einflussnahme des Staates auf die Gesundheit der Bevölkerung bestand.
- Die Gesundheitswissenschaften basieren auf den Prinzipien Bevölkerungs- und Systembezug, Soziallagenbezug, Multidisziplinarität sowie Anwendungsorientierung.

□ Wichtige Schlagwörter

▶ Anwendungsorientierung ▶ Bevölkerungsbezug ▶ Multidisziplinarität ▶ Public Health ▶ Soziallagenbezug ▶ Systembezug

Wichtige Schlagwörter sind im Glossar am Buchende erklärt.

http://www.uvk-lucius.de/service

☐ Wiederholungsfragen

[1] Welche Inhalte sind in den Gesundheitswissenschaften im Vergleich zur Medizin am wichtigsten?

[2] Wie haben sich die Gesundheitswissenschaften in Deutschland entwickelt?

[3] Welche Prinzipien sind für die Gesundheitswissenschaften kennzeichnend?

Lösungshinweise finden Sie im Web-Service.

☐ Literatur

Brieskorn-Zinke. M. (2007). Public Health Nursing. Der Beitrag der Pflege zur Bevölkerungsgesundheit. Stuttgart: Kohlhammer

Hurrelmann, K./ Laaser, U. (Hrg.) (1993). Gesundheitswissenschaften. Handbuch für Lehre, Forschung und Praxis. Weinheim und Basel: Beltz

Klemperer, D. (2010). Sozialmedizin – Public Health. Lehrbuch für Gesundheits- und Sozialberufe. Bern: Verlag Hans Huber

Kolip, P. (Hrg.) (2002). Gesundheitswissenschaften. Eine Einführung. Weinheim und München: Juventa Verlag

Waller, H. (1995). Gesundheitswissenschaften. Eine Einführung in Grundlagen und Praxis. Stuttgart: Kohlhammer

Winslow, C.-E.A. (1920). The untilled fields of Public Health. Science, 51, 23–33

2 Gesundheit und Gesundheitskonzepte

☐ Lernziele

In diesem Kapitel erfahren Sie,

- wie Gesundheit von Experten und von Laien definiert wird,
- welche unterschiedlichen Modelle und Theorien zur Definition von Gesundheit und Krankheit existieren,
- welche Rolle die einzelnen Theorien in der gesundheitlichen Versorgung spielen und welche Schwächen bzw. Grenzen bestehen.

2.1 Definitionen von Gesundheit

Eine allgemeingültige Definition der **Gesundheit** fällt schwer, da jeder Mensch ein anderes Verständnis davon hat. Und dieses Verständnis hängt stark von der persönlichen Lebenssituation jedes Einzelnen ab, aber auch davon, welche Sichtweise und welchen Ansatzpunkt einzelne Fachdisziplinen vertreten. Generell können wir somit Laien- und wissenschaftliche Konzepte unterscheiden.

2.2 Laienkonzepte von Gesundheit

Fast jeden Tag liest man in Zeitungen oder Zeitschriften, „dass die Gesundheit unser höchstes Gut sei". Aber es wird auch von dem „eingebildeten Kranken" (Molière) gesprochen oder Schopenhauer wird mit der Aussage zitiert: „Die Gesundheit ist zwar nicht alles, aber ohne Gesundheit ist alles nichts".

In einer Befragung von Studierenden wurden folgende Begriffe mit Gesundheit assoziiert:

- Sich fit und aktiv fühlen
- Wohlbefinden, Zufriedenheit, Glück und gute Laune
- Keine Einschränkungen im Bereich von Körper und Psyche
- Freisein von Krankheiten, Schmerzen, Sorgen
- Körperliches und seelisches Gleichgewicht

- Leistungsfähig und belastbar sein
- Selbst bestimmt leben
- Sozial eingebunden sein.

Diese wenigen Aussagen zu Gesundheit machen bereits die Schwierigkeit einer allgemeinverbindlichen, pauschalen Definition und das weite Spektrum von Gesundheit und Krankheit deutlich.

Bevor im nächsten Abschnitt die verschiedenen Modelle und Theorien zu Gesundheit und Krankheit besprochen werden, möchte ich Sie bitten, folgende Frage zu beantworten:

> Was bedeutet es für Sie, gesund oder krank zu sein? Stellen Sie diese Frage auch in Ihrem Bekannten- und Kollegenkreis oder denken Sie an Vorstellungen, die Sie von Ihren Bekannten und Kollegen erfahren haben, damit Sie verschiedene Auffassungen kennen lernen. Schreiben Sie bitte die Antworten auf! Ergänzen Sie diese Angaben mit Definitionen, die z.B. im Lexikon oder im Internet gegeben werden!

2.3 Wissenschaftliche Konzepte von Gesundheit

Sowohl Gesundheit als auch Krankheit sind komplexe Konstrukte, die hier nicht in der vollen Breite behandelt werden können. Zu den wichtigsten, die in der Praxis des Gesundheitswesens eine Rolle spielen, zählen:

- die medizinische Sichtweise auf Gesundheit und Krankheit (Krankheitsmodelle),
- psychologische Modelle inkl. Stress-, salutogenetische und subjektive Gesundheitsmodelle,
- soziologische Erklärungsansätze,
- die juristische Perspektive insbesondere in Bezug zu Krankheit.

2.3.1 Die medizinische Sichtweise auf Krankheit und Gesundheit

Das **medizinische** oder **biologische Krankheitsmodell** ist heute in der Medizin und in fast allen Bereichen der gesundheitlichen Versorgung der westlichen Welt vorherrschend (Franke, 2006). Dabei steht die Frage nach den Ursachen und der Behandlung einer Krankheit im Mittelpunkt des Denkens und Handelns. Im Rahmen des biomedizinischen Modells wird von einer einfachen

Kausalität ausgegangen, indem gefragt wird: Welcher Keim, welches Virus oder Bakterium löst die Krankheit aus? (Pathogenese). Es wird also ein eindeutiger Zusammenhang zwischen einem krankheitsauslösenden, ursächlichen Faktor und der Erkrankung angenommen. Dieses Verständnis geht historisch betrachtet auf die starke Ausbreitung und Notwendigkeit der Behandlung von Infektionskrankheiten in der 2. Hälfte des 19. Jahrhunderts zurück. Störungen und Defekte der Körperfunktionen sind demnach durch biochemische und physikalische Vorgänge verursacht und können dementsprechend behandelt werden. Nach Ortmann gründet sich das biomedizinische Denken und Handeln auf folgende Annahmen (Ortmann, 2004, S. 104 f):

- „Jede Erkrankung besitzt eine spezifische Ursache.
- Jede Krankheit zeichnet sich durch eine bestimmte Grundschädigung aus, die entweder in der Zelle oder im Gewebe lokalisiert ist oder in der Fehlsteuerung von mechanischen oder biochemischen Abläufen besteht.
- Krankheiten haben typische äußere Zeichen (Symptome) und können daher durch medizinisch geschultes Personal erkannt werden.
- Krankheiten haben beschreibbare und vorhersagbare Verläufe, die sich ohne medizinische Intervention verschlimmern können.“

Das biomedizinische Modell beschränkt sich auf die Betrachtung von Krankheiten. Aspekte von Gesundheit, aber auch der kranke Mensch selbst stehen nicht im Zentrum der Beschäftigung. Bei der Behandlung von akuten Krankheiten hat sich dieses Modell als angemessen und hilfreich erwiesen und hat zu den Erfolgen der Medizin in Diagnostik und Therapie beigetragen.

Die wesentlichen Inhalte des biomedizinischen Modells können folgendermaßen zusammengefasst werden (Franke, 2006, S. 122 f):

- Krankheit ist eine Abweichung vom natürlichen Zustand des Organismus.
- Jede Krankheit hat eine spezifische Ursache (Ätiologie) und nimmt einen bestimmten Verlauf.
- Die Einteilung (Klassifizierung) von Krankheiten erfolgt ausschließlich aufgrund von biochemischen und physikalischen Faktoren; der soziale Kontext wird nicht oder nur sehr begrenzt einbezogen.
- Die Krankheitsbehandlung ist eine medizinische Aufgabe. Ärzte gelten als die Experten für die Behandlung von Krankheiten.
- Die Heilung ist nur bei kausaler Behandlung, d.h. bei Behandlung der zu Grunde liegenden Ursachen, möglich.
- Kranke sind für ihre Krankheit nicht verantwortlich.

- Kranke befinden sich in der sozialen Rolle von Patienten und Patientinnen und sind damit verpflichtet, alles zu tun, was medizinische Fachkräfte für ihre Heilung als erforderlich ansehen.
- Krankheit wird als Gegensatz zu Gesundheit gesehen; es wird also von einer Dichotomie zwischen Gesundheit und Krankheit ausgegangen. Entsprechend diesem Verständnis gibt es keinen kontinuierlichen Verlauf zwischen gesund und krank. Man ist also entweder gesund oder krank.

Der Erfolg des biomedizinischen Modells gründet sich auf die starke rationale und naturwissenschaftliche Orientierung. Dies hat dazu beigetragen, dass akute Krankheiten erfolgreich behandelt werden können. Bei chronischen Krankheiten, die eine multifaktorielle Entstehung aufweisen – also nicht auf eine einzelne, sondern auf mehrere Ursachen zurückzuführen sind –, erweist sich das biomedizinische Modell als zu eng, da mit ihm nur ein Teil der Krankheitsursachen erfasst und bearbeitet werden kann. Besonders deutlich werden z.B. die Grenzen des biomedizinischen Modells bei der Diagnostik und Behandlung somatoformer Störungen, für die keine Ursachen für die Störungen der Körperfunktion nachweisbar sind.

Bis heute erfährt jedoch das biomedizinische Modell eine große Unterstützung sowohl in der gesundheitlichen Versorgung, in der Gesundheitspolitik als auch in der Gesundheitsforschung.

In den vergangenen 30 Jahren hat das biomedizinische Modell eine Erweiterung durch das **Risikofaktorenmodell** erfahren. Als Risikofaktoren werden alle die Variablen bezeichnet, die das Risiko für das Auftreten bestimmter Krankheiten erhöhen (Franke, 2006, S. 125). Im Risikofaktorenmodell geht man also nicht von einer einzigen Ursache für eine Krankheit aus, sondern viele Ursachen werden berücksichtigt, die Risikofaktoren genannt werden. Am bekanntesten und am besten untersucht sind die Risikofaktoren in Bezug auf Herz-/Kreislaufkrankheiten. Zu den kardiovaskulären Risikofaktoren zählen Bluthochdruck, ein erhöhter Blutfettspiegel (Hypercholesterinämie), Diabetes mellitus, Zigarettenrauchen, Übergewicht, mangelnde sportliche Aktivität, aber auch Stress bzw. starke Beanspruchung und Belastung wird als ein Risikofaktor für die Entstehung eines Herzinfarktes diskutiert. Bei den Risikofaktoren kann es sich also um körperliche Fehlfunktionen (z.B. Bluthochdruck), um belastende soziale Faktoren (z.B. Stress oder Arbeitslosigkeit) oder um gesundheitsschädigende Verhaltensweisen (z.B. Rauchen) handeln. Die Erforschung der Risikofaktoren ist durch die Hoffnung geprägt, Ansatzpunkte für die Prävention durch die Identifizierung der Risikofaktoren zu erhalten. Das Risikofaktorenmodell öffnet also den Blick für Zusammenhänge zwischen sozialen Faktoren und Krankheitsrisiken (Ortmann, 2004, S. 105).

Im Vergleich mit dem biomedizinischen Modell können für das Risikofaktorenmodell folgende Unterschiede festgestellt werden:

- Das Risikofaktorenmodell konzentriert sich auf die Erforschung chronischer Krankheiten (wie z.B. Herz-/Kreislaufkrankheiten), während das biomedizinische Modell von vorübergehenden Krankheitszuständen ausgeht.
- Das Risikofaktorenmodell geht von einer Erhöhung der Wahrscheinlichkeit für eine bestimmte Krankheit und von einem Geschehen aus, bei dem mehrere Faktoren eine Rolle spielen, während das biomedizinische Modell eine kausale Beziehung zwischen einem Erreger und einer bestimmten Erkrankung annimmt.
- Im biomedizinischen Krankheitsmodell gilt der auslösende Erreger als alleinige Ursache der Krankheit; dagegen wird bei einem Risikofaktor angenommen, dass er in Kombination mit anderen Faktoren entscheidend zu dem Krankheitsgeschehen beiträgt. Er alleine wird also nicht als ein ursächlicher Faktor für die Krankheit betrachtet. (Franke, 2006, S. 126)

Beiden Modellen gemeinsam ist die Annahme, dass ein oder mehrere Faktoren in einer einfachen Ursache-Wirkungs-Beziehung zu einer bestimmten Krankheit führen.

2.3.2 Psychologische Modelle

Im Rahmen der Gesundheitsversorgung werden zurzeit viele psychologische Krankheits- und Gesundheitsmodelle diskutiert, von denen hier nur die wichtigsten dargestellt werden sollen.

2.3.2.1 Das psychodynamische, psychoanalytische Modell

Das psychodynamische oder psychoanalytische Modell geht davon aus, dass psychische Störungen und körperliche Symptome Ausdruck von intrapsychischen Konflikten und Schädigungen sind, die z.B. auf Traumata in der frühen Kindheit zurückgeführt werden können. Die Annahmen über die Ursachen einer Erkrankung werden im Gegensatz zum biomedizinischen Modell nicht auf bakterielle Erreger oder physiologische Faktoren, sondern auf unbewusste Vorgänge zurückgeführt. Psychoanalytische und psychotherapeutische Behandlungsansätze konzentrieren sich innerhalb dieses Modells darauf, dass dem Patienten oder der Patientin unbewusste Konflikte bewusst gemacht werden, so dass diese angemessen verarbeitet werden können. Dieses Modell hat einen hohen Erklärungswert für die Entstehung sexueller Störungen, da es die Triebstruktur des Menschen mit berücksichtigt. Aber auch bei der Erklärung von rational schwer verständlichen Verhaltensweisen, wie z.B. bei autoaggressivem oder suizidalem Verhalten, kann dieses Modell anderen Theorieansätzen überlegen sein (Franke, 2006, S. 128–134).

2.3.2.2 Das kognitiv-behaviorale Modell (verhaltenstheoretisches Modell)

Dieses Modell geht von der Verhaltenstheorie aus, die sich besonders in den 1960er Jahren herausgebildet hat, und konzentriert sich auf die Annahme, dass psychische Störungen und körperliche Symptome erlerntes Verhalten darstellen. Das bedeutet, dass psychopathologische Erkrankungen nicht von der Geburt an bestehen, sondern sich erst im Laufe des Lebens herausbilden. Krankes, abweichendes Verhalten ist also erlernt worden und muss entsprechend dieser Annahme ver- und umgelernt werden. Gesundung wird also über eine Änderung des Verhaltens angestrebt, für die die Verhaltenstherapie zur Verfügung steht.

Im Vergleich mit dem biomedizinischen Krankheitsmodell unterscheiden sich verhaltenstheoretische Ansätze dadurch, dass sie die Entstehung und Aufrechterhaltung einer Krankheit oder Störung nicht in einem kausalen Zusammenhang mit einem Erreger sehen, sondern dass Störungen gelernte Reaktionen in der Auseinandersetzung mit äußeren Bedingungen darstellen. Das subjektive Empfinden der Person spielt dabei in der Diagnostik und Behandlung eine entscheidende Rolle. In der Verhaltensmedizin und Psychotherapie konnte sich dieses Modell durchsetzen, aber auch in der Prävention und Gesundheitsförderung werden Erkenntnisse der Lern- und Verhaltenstheorien aufgegriffen.

2.3.3 Das Stressmodell

Dass Stress mit Gesundheit und Krankheit in Verbindung steht, wird immer wieder – auch im alltäglichen Leben – betont. So spielen Stress und Belastung/Beanspruchung in unterschiedlichen wissenschaftlichen Krankheits- und Gesundheitsmodellen eine Rolle. Die Literatur zu den Stresstheorien ist sehr umfangreich. Die meisten Forscher haben sich mit den negativen Auswirkungen von Stress auf die Gesundheit bzw. Krankheitsentstehung (Disstress) beschäftigt, während die positiven, gesundheitsförderlichen Aspekte von Stress (Eustress) seltener untersucht worden sind. Nach dem Stressforscher Selye stellt Stress einen Anpassungsversuch des Organismus gegenüber physischen, psychischen und sozialen Belastungen dar. Stress ist also eine Reaktion des Körpers auf Belastungen, die sich in 3 Schritten vollzieht:

[1] Alarmstadium,

[2] Abwehrreaktion und

[3] Erschöpfungsstadium.

Die Steuerung der Abwehrreaktionen erfolgt durch körpereigene hormonähnliche Stoffe (Katecholamine und Corticoide). Werden diese andauernd oder in einem zu hohen Maße ausgeschüttet, kommt es mit einer hohen Wahrscheinlichkeit zu Gesundheitsschäden. Gerade in neueren Studien wurde nachgewiesen, dass durch lang andauernden Stress auch das Immunsystem geschwächt werden kann. Es wurde aber auch nachgewiesen, dass Belastungssituationen zu gesundheitsschädlichen Verhaltensweisen, wie Alkoholkonsum, Rauchen und ungesunder Ernährungsweise, führen kann. Dann hat der Stress eine indirekte Wirkung auf die Gesundheit bzw. auf das Erkrankungsrisiko.

Das oben dargestellte Stressmodell hat eine Erweiterung im Rahmen der transaktionalen Stresstheorie von Lazarus erfahren. Dort kommt der kognitiven Bewertung eines Ereignisses als belastend und der Einschätzung der zur Verfügung stehenden Ressourcen bzw. Möglichkeiten zur Bewältigung eine zentrale Rolle zu.

In der medizinischen und psychotherapeutischen Behandlung finden Entspannungsverfahren, wie z.B. das autogene Training oder die progressive Muskelentspannung nach Jacobsen, zur Erlernung eines besseren Umgangs mit belastenden Ereignissen Anwendung.

2.3.4 Der salutogenetische Ansatz und subjektive Gesundheitsmodelle

In den 1990er Jahren hat sich ausgehend von der Kritik am vorherrschenden System der Gesundheitsversorgung ein neues Modell, die **Salutogenese**, etabliert, das vor allem in den Gesundheitswissenschaften und in der Gesundheitsförderung diskutiert wird. Antonovsky, der Begründer dieses Modells (1997), entwickelte im Gegensatz zu der starken Konzentration auf die Beseitigung von Krankheiten, Symptomen, Risikofaktoren und Schmerzen und der Vernachlässigung einer ganzheitlichen Betrachtungsweise im biomedizinischen, pathogenetischen Krankheitsmodell ein Gegenmodell, das von der Frage ‚Warum bleiben Menschen trotz Risiken und Belastungen gesund?' ausgeht. Dieses Modell lenkt den Blick auf die Schutzfaktoren und Ressourcen, die ein Mensch besitzt, um gesund zu bleiben und/oder gesundheitliche Problemlagen erfolgreich zu bearbeiten und zu bewältigen. Dabei erhalten biologische und psychosoziale Faktoren einen gleichen Stellenwert. Nach Antonovsky gibt es keine klare Grenzlinie zwischen gesund und krank, sondern es handelt sich um ein Kontinuum mit den beiden Endpunkten Gesundheit und Krankheit. An welcher Stelle sich eine Person in diesem Kontinuum einordnet, ist das Ergebnis eines Prozesses, in dem eine Abwägung zwischen belastenden Faktoren (Stressoren) und schützenden Faktoren (Widerstandsressourcen) im Kontext der Lebenssituationen und Lebenserfahrungen erfolgt. Bei den schützenden Faktoren werden soziale Ressourcen und personale Ressourcen unterschieden. Zu den sozialen Ressourcen zählen z.B. Rahmenbedingungen, die die Teilhabe am gesellschaftlichen Leben ermöglichen, und soziale Netzwerke und soziale Unterstützungssysteme. Bei den personalen Ressourcen spielen kognitive Fähigkeiten, die somatische und psychische Disposition, Problembewältigungsfähigkeiten sowie Persönlichkeitsmerkmale eine wichtige Rolle. Als zentrale Widerstandsressource gilt das sog. Kohärenzgefühl. Nach Antonovsky (1997) ist das **Kohärenzgefühl** eine globale Orientierung oder Grundhaltung eines Individuums gegenüber der Welt und dem Leben. Es stellt ein Gefühl des Zusammenhalts, des Verankertseins, der Verstehbarkeit, der Handhabbarkeit und der Sinnhaftigkeit des Lebens dar. Es meint die Überzeugung eines Menschen, dass Schwierigkeiten lösbar sind, dass man das Leben als sinnvoll erachtet, dass es sich lohnt, Energien in die Lösung von Problemen zu investieren. „Je mehr es einer Person gelingt, die Welt als zusammenhängend und sinnvoll zu erleben und Krisen zu meistern, desto mehr Gesundheit und Gesundung wird möglich" (Ortmann, 2004, S. 107). Um dies zu erreichen, müssen die kognitiven Ressourcen z.B. durch Wissen und Problemlösungsfähigkeit, die psychischen Ressourcen z.B. durch Selbstvertrauen und Selbstsicherheit, die physiologischen Ressourcen z.B. durch körperliche Stärken und die materiellen Ressourcen z.B. durch finanzielle Unabhängigkeit gestärkt werden.

Im Vergleich mit dem biomedizinischen, pathogenetischen Modell hat das Salutogenese-Konzept den Vorteil, dass es die Betrachtung von Gesundheit und Krankheit als zwei gegensätzliche Pole aufhebt und stattdessen Gesundheit und Krankheit als Kontinuum thematisiert, was dem realen Leben stärker entspricht. Für die Prävention hat das salutogenetische Modell neue Perspektiven eröffnet, indem der präventive Ansatzpunkt nicht nur in der Verhinderung des Auftretens von Risikofaktoren und Krankheiten gesehen wird, sondern die Entwicklung und Stärkung von Schutzfaktoren und Potenzialen als wichtiges Ziel der Prävention betont wird. Ein weiterer Vorteil des Salutogenese-Modells wird darin gesehen, dass soziale Werte als wichtige Aspekte für die Gesundheit thematisiert werden. Auch wenn die Ausführungen zum salutogenetischen Modell an dieser Stelle vielleicht sehr theoretisch klingen, sind sie im Verlauf des Buches wichtig, wenn über Vorgehensweisen in der gesundheitlichen und präventiven Versorgung oder auch über die Behandlung von einzelnen Krankheiten und Behinderungen gesprochen wird.

2.3.5 Soziologische Erklärungsansätze

Der bedeutendste Erklärungsansatz zu der Beziehung zwischen dem gesellschaftlichen System und Krankheit/Gesundheit stammt von Talcott Parsons aus den 1950er Jahren (Parsons, 1951). Es wird dabei davon ausgegangen, dass die Gesellschaft eine starke Bedeutung für das Leben des einzelnen Menschen hat. Damit das gesellschaftliche System funktionieren kann, stellt es hohe Anforderungen an das Individuum. „Die gesunde Persönlichkeit bildet sich nach Parsons dadurch aus, dass sie ihre inneren Bedürfnisse mit den gesellschaftlichen Normen und Kontrollsystemen in Übereinstimmung bringt. … Körperlich und psychisch gesund kann nach Parsons nur der Mensch sein, der seine Bedürfnisse so an die Anforderungen der Gesellschaft angeglichen hat, dass er selbst aus seinem tiefen Inneren möchte, was die gesellschaftlichen Regeln von ihm erwarten. Gesundheit ist… damit ein Gleichgewichtszustand zwischen den biologisch-organischen und psychischen Grundstrukturen der Persönlichkeit auf der einen und dem sozialen System Gesellschaft auf der anderen Seite“ (Franke, 2006, S. 151).

In diesem Modell ist somit Gesundheit gleichgesetzt mit der optimalen Leistungsfähigkeit und Erfüllung der sozialen Rollen, die ein Individuum in der Gesellschaft einnimmt, z.B. die Rolle als Mutter oder als Erwerbstätiger. Krankheit gilt dementsprechend als Unfähigkeit, die relevanten Rollen und Aufgaben zu erfüllen, und wird als sozial abweichendes Verhalten interpretiert. Wer krank ist, kann also den übernommenen Aufgaben nicht mehr gerecht werden und nimmt somit eine **Krankenrolle** ein. Der Medizin kommt in diesem Modell eine wichtige Aufgabe zu: sie legitimiert durch die Krankschreibung die Nichteinhaltung der normalen Rollenverpflichtung. Die Krankenrolle entbindet den kranken Menschen von seinen üblichen Verpflichtungen; er ist damit für seine Krankheit nicht verantwortlich. Gleichzeitig hat aber der Kranke die Verpflichtung, möglichst schnell wieder gesund zu werden und dafür fachkundige Hilfe aufzusuchen.

An diesem Modell wurde vielfach kritisiert, dass die Krankenrolle nur für einen Teil der Gesellschaft anwendbar ist, da z.B. Kinder und ältere Menschen nicht einbezogen werden, aber auch für chronisch kranke Menschen kann es nur bedingt angewendet werden, da viele ihre Rollen trotz Erkrankung erfüllen. Dieses Modell ist jedoch heute noch sehr relevant, weil es die wichtige Rolle der Medizin im Prozess des Krankwerdens und Krankseins als Kontrollsystem bei der Definition von Krankheit deutlich macht. Nur der Arzt kann mit seinem Expertenwissen (z.B. durch eine Krankschreibung) festlegen, ob jemand mit den Anforderungen der Gesellschaft (noch) zu Recht kommt. Die subjektive Befindlichkeit findet dabei keine maßgebliche Berücksichtigung.

2.3.6 Die juristische Perspektive auf Gesundheit und Krankheit

Die juristische Sichtweise auf Gesundheit und Krankheit tritt dann in Erscheinung, wenn sozialrechtliche Fragen diskutiert werden. Dies ist z.B. der Fall, wenn medizinische Leistungen für Versicherte durch die Krankenkassen oder die Rentenversicherung finanziert werden sollen. Dann geht es also darum zu beurteilen, welche Leistungen gemäß den Regelungen der Sozialgesetzbücher für Versicherte bezahlt werden können bzw. dürfen. Dafür müsste eigentlich in den **Sozialgesetzbüchern** – insbesondere im SGB V, das die Aufgaben der gesetzlichen Krankenversicherung festlegt – definiert sein, ob ein Versicherungsfall aufgrund einer Krankheit vorliegt. Es müsste also eine Definition von Krankheit vorliegen. Obwohl eine solche Definition wichtig wäre und auch die Begriffe Gesundheit und Krankheit häufig im SGB V angewendet werden, ist an keiner Stelle ausgeführt, was darunter zu verstehen ist. In der alltäglichen Praxis sind es vor allem die Ärzte und Psychologen sowie die Gutachter der Medizinischen Dienste der Krankenkassen, die festlegen, ob eine Krankheit vorliegt, für die von den Kassen zu bezahlende Leistungen in Anspruch genommen werden dürfen. Kommt es hier zu einem Streitfall zwischen dem sich krank fühlenden Patienten und dem Arzt/Psychologen, werden die Sozialgerichte beauftragt, zu klären, ob das Vorliegen einer Krankheit die Leistungspflicht der Krankenkasse auslöst. Das war z.B. in der Vergangenheit der Fall bei der Frage, ob die Einnahme von Immunglobulinen bei einer Multiplen Sklerose eine von den Krankenkassen zu bezahlende Behandlung darstellt. Ein weiteres Beispiel stellen Suchterkrankungen dar. Erst im Jahre 1968 wurde Sucht als Krankheit durch einen Beschluss des Bundessozialgerichtes anerkannt (Ortmann, 2004, S.108). Das hatte zur Folge, dass ab dem Zeitpunkt die Kosten für eine Suchttherapie von den verschiedenen Sozialversicherungszweigen getragen werden mussten. Ähnliches gilt für die Anerkennung von Berufskrankheiten. So hat die Diskussion um die Anerkennung der Asbestose als Berufskrankheit einen regelrechten ideologischen Streit von verschiedenen Denkansätzen und Schulen in der Medizin ausgelöst.

Die Frage nach der Klärung der Leistungspflicht durch die Krankenkasse wird hauptsächlich von medizinischen und psychologischen Gutachtern bearbeitet. Das hat zur Konsequenz, dass eine starke Orientierung an medizinischen und psychologischen Krankheitsmodellen zu beobachten ist. Verstärkt wird diese Orientierung in der Zukunft vermutlich dadurch, dass eine immer stärkere Evidenzbasierung in der medizinischen Behandlung gefordert wird. D.h. es sollen nur noch solche medizinischen Maßnahmen in den Gegenstandskatalog der Gesetzlichen Krankenversicherung aufgenommen werden oder darin verbleiben, für die durch klinische Studien die Wirksamkeit und der Nutzen belegt sind.

☐ Zusammenfassung

In den Abschnitten 2.2 bis 2.3.6 wurde dargestellt, dass es ein Nebeneinander von verschiedenen Modellen gibt, die unterschiedliche Aspekte von Gesundheit und Krankheit aus unterschiedlichen Perspektiven beleuchten. Damit wird deutlich, dass Gesundheit und Krankheit komplexe Phänomene sind, die im Gesundheitssystem durch unterschiedliche Versorgungsangebote in den Bereichen Prävention, Kuration, Rehabilitation und Pflege angesprochen werden.

Bereits im Jahre 1948 hat die Weltgesundheitsorganisation eine Definition von Gesundheit als Leitlinie für ihr Handeln formuliert: „Gesundheit ist ein Zustand vollkommenen körperlichen, geistigen und sozialen Wohlbefindens und nicht allein das Fehlen von Krankheit und Gebrechen." (WHO, 1948)

Diese (idealistische) Definition weist darauf hin, dass somatische, psychische und soziale Dimensionen des Wohlbefindens integrale Bestandteile von Gesundheit sind. Sie legt auch nahe, dass Krankheit und Gesundheit kein feststehender Zustand ist. Abhängig von Alter, Geschlecht, sozialem Status, soziokultureller, religiöser Orientierung (Siegrist, 1995) treten unterschiedliche Aspekte eines Kontinuums von gesund bis krank in den Vordergrund. Dies wird im Laufe der weiteren Kapitel verdeutlicht.

- Es gibt keine allgemeinverbindliche Definition von Gesundheit, sondern ein Nebeneinander von verschiedenen Erklärungsansätzen, die unterschiedliche Auswirkungen auf das Gesundheitssystem haben.
- Krankheit oder Gesundheit ist kein statischer Zustand, sondern stellt ein Kontinuum dar, das sich im Laufe des Lebens entsprechend der Lebenssituation verändert.
- In den Gesundheitswissenschaften sind das Risikofaktorenmodell und die Theorie der Salutogenese besonders bedeutend.

☐ Wichtige Schlagwörter

▶ Biomedizinisches Krankheitsmodell ▶ Gesundheit ▶ Risikofaktorenmodell ▶ Kohärenzgefühl ▶ Krankenrolle ▶ Salutogenese ▶ Sozialgesetzbuch

Wichtige Schlagwörter sind im Glossar am Buchende erklärt.

☐ Wiederholungsfragen

[1] Fassen Sie bitte die wichtigsten Aspekte des medizinischen und des Risikofaktorenmodells zusammen und überlegen Sie, in welchen Situationen Ihres beruflichen Alltags diese besonders relevant werden und Ihr Handeln beeinflussen.

[2] Fassen Sie bitte die wichtigsten Aspekte des soziologischen Modells der Krankenrolle zusammen und schreiben Sie auf, in welchen Zusammenhängen dieses Modell Anwendung findet. Geben Sie bitte auch eine kritische Einschätzung über die Begrenztheit des Modells ab.

[3] Legen Sie bitte dar, in welchen Situationen die juristische Perspektive auf Gesundheit und Krankheit zur Anwendung kommt.

[4] Wer hat das Definitionsmonopol über Krankheit?

Lösungshinweise finden Sie im Web-Service.

☐ Literatur

Antonovsky, A. (1997). Salutogenese. Zur Entmystifizierung der Gesundheit. Tübingen: dgvt-Verlag

Bengel, J., Strittmatter, R., Willmann, H. (1998). Was erhält Menschen gesund? Antonovskys Modell der Salutogenese – Diskussionsstand und Stellenwert. Expertise im Auftrag der BZgA Köln. Köln: BZgA (Forschung und Praxis der Gesundheitsförderung, Band 6)

Faltermaier, T., Kühnlein, I., Burda-Viering, M. (1998). Gesundheit im Alltag. Laienkompetenz in Gesundheitshandeln und Gesundheitsförderung. Weinheim, München: Juventa-Verlag

Flick, U. (Hrsg.) (1998). Wann fühlen wir uns gesund? Subjektive Vorstellungen von Gesundheit und Krankheit. Weinheim, München: Juventa-Verlag

Franke, A. (2006). Modelle von Gesundheit und Krankheit. Bern: Hans-Huber Verlag

Kolip, P. (Hrsg.) (2002). Gesundheitswissenschaften. Eine Einführung. Weinheim, München: Juventa-Verlag

Ortmann, K. (2004). Soziale und medizinische Determinanten von Krankheit und Gesundheit. In: Brennecke, R. (Hrsg.). Lehrbuch Sozialmedizin (S. 103 – 110). Bern: Hans-Huber Verlag

Parsons, T. (1951). The social system. Glencoe: The Free Press

Schwartz, F.W., Siegrist, J., Troschke, J.v. (1998). Wer ist gesund? Wer ist krank? Wie gesund bzw. krank sind Bevölkerungen? In: Schwartz, F.W., Badura, B., Leidl, R., Raspe, H., Siegrist, J. (Hrsg.) Das Public Health Buch. Gesundheit und Gesundheitswesen (S. 8 – 31). München, Wien, Baltimore: Verlag Urban und Schwarzenberg

Siegrist, J. (1995). Medizinische Soziologie. München, Wien, Baltimore: Urban und Schwarzenberg

3 Der Gesundheitszustand der Bevölkerung

□ Lernziele

In diesem Kapitel erfahren Sie,

- wie die Gesundheit und der Gesundheitszustand von Bevölkerungen gemessen werden kann und welche Schwierigkeiten dabei bestehen,
- welche Fragebögen zur Messung von Gesundheit und Krankheit zur Verfügung stehen,
- welche Datenquellen in Deutschland im Rahmen der Gesundheitsberichterstattung existieren,
- warum die Indikatoren Lebenserwartung, subjektive Gesundheit und Gesundheitszufriedenheit zur Bestimmung der Gesundheit häufig angewendet werden.

3.1 Messung von Gesundheit

Wie aus Kapitel 2 ersichtlich wurde, ist es unmöglich, eine allgemeinverbindliche Definition von Gesundheit zu geben. Das macht auch die Messung des Gesundheitszustandes der Bevölkerung in empirischen Studien schwierig, so dass auch hier unterschiedliche Aspekte von dem, was Forscher als Gesundheit ansehen würden, abgebildet werden. Häufig wird auch das Gegenteil von Gesundheit – nämlich die Existenz bzw. das Fehlen von Krankheiten und Beschwerden – zur Beschreibung des Gesundheitszustandes herangezogen (siehe z.B. die Veröffentlichungen zur Gesundheitsberichterstattung vom Robert-Koch-Institut). Damit können jedoch nur Aussagen für einen kleinen Teil der Bevölkerung gemacht werden, nämlich nur die kranke Bevölkerung. Und ob der Umkehrschluss, dass diejenigen, die keine Beschwerden oder Krankheiten angeben, tatsächlich gesund sind, richtig ist, wird kontrovers in der wissenschaftlichen Öffentlichkeit diskutiert. Denn man kann davon ausgehen, dass sich ein Teil von Befragten, die in einer Beschwerdenliste Angaben machen, trotzdem gesund fühlen. Umgekehrt können auch Personen, die sich als gesund definieren, aufgrund unentdeckter Krankheiten medizinisch krank sein.

Generell kann man konstatieren, dass Gesundheit häufig „negativ" erfasst wird im Sinne des Fehlens von Krankheiten. Zur Erfassung von Krankheiten stehen Klassifikationsschemata, wie die **International Classification of Diseases –**

ICD, die **International Classification of Functioning – ICF** (Internationale Klassifikation der Funktionsfähigkeit, Behinderung und Gesundheit), die Beschwerdenliste von v. Zerssen und andere, zur Verfügung (Franke, 2006).

> Als ein Indikator für die Gesundheit, der häufig im internationalen Vergleich herangezogen wird, gilt die Lebenserwartung. Mit der Angabe zur Lebenserwartung wird geschlossen, dass je höher die Lebenserwartung ist, desto besser die Gesundheit einer Bevölkerung sein muss.

Versuche, Gesundheit „positiv" zu bestimmen, sind in den Jahren nach Veröffentlichung der WHO-Definition, in der Gesundheit als körperliches, psychisches und soziales Wohlbefinden festgelegt wurde, vielfach unternommen worden. Dabei treten jedoch vielfältige Probleme auf, die sich u.a. darauf beziehen, dass

- Gesundheit stark von persönlichen und kulturellen Bedingungen abhängig ist,
- Gesundheit vom Alter abhängig und wenig stabil über die Zeit ist,
- die sprachlichen Fähigkeiten, Gesundheit zu beschreiben, entsprechend der sozialen Lage begrenzt sein können.

Eine Frage, die sich als besonders valide in Bezug auf mögliche Konsequenzen für die Inanspruchnahme von medizinischen Leistungen und die Sterblichkeit erwiesen hat (Idler & Benyamini, 1997), ist die Frage: „Wie würden Sie Ihren gegenwärtigen Gesundheitszustand beschreiben?" mit den Antwortkategorien „Sehr gut", „Gut", „Zufriedenstellend", „Weniger gut", „Schlecht".

Bowling hat in dem Buch „Measuring Health" (1991) verschiedene Skalen zur Erfassung von Gesundheit dargestellt. Beispiele dafür sind:

- The Index of Activities of Daily Living (ADL) als Skala für die Messung funktioneller Fähigkeiten,
- The Nottingham Health Profile zur Messung von Gesundheit,
- The General Health Questionnaire zur Messung psychischer Gesundheit,
- Social Support Scale zur Messung der sozialen Unterstützung,
- The Life Satisfaction Index zur Messung von Lebenszufriedenheit.

Für die Gesundheitswissenschaften als besonders wichtig hat sich das von Antonovsky entwickelte Instrument zur Bestimmung des Kohärenzgefühls (SOC – Sense of Coherence), das ein zentrales Element der Salutogenese-Theorie darstellt, herausgestellt. Entsprechend dem theoretischen Modell von Antonovsky enthält der Kohärenzsinn drei Aspekte – die Verstehbarkeit, die Handhabbarkeit und die Sinnhaftigkeit –, die in dem Instrument abgebildet sind (Antonovsky, 1997). Die Langfassung enthält 29 Items oder Fragen, die Kurzfassung 13. Der

Fragebogen zur Lebensorientierung dient sowohl als ein anamnestisches Instrument als auch als Evaluationsinstrument für präventive bzw. gesundheitsförderliche Maßnahmen.

Fragebogen zur Lebensorientierung (SOC-Skala) von Antonovsky (Antonovsky, 1997, S. 192–196)

Die folgenden Fragen beziehen sich auf verschiedene Aspekte Ihres Lebens. Auf jede Frage gibt es sieben mögliche Antworten. Bitte kreuzen Sie jeweils die Zahl an, die Ihre Antwort ausdrückt. Geben Sie auf jede Frage nur eine Antwort.

1. Wenn Sie mit anderen Leuten sprechen, haben Sie das Gefühl, dass diese Sie nicht verstehen?

habe nie das Gefühl	□ □ □ □ □ □ □ □	habe immer das Gefühl

2. Wenn Sie in der Vergangenheit etwas machen mussten, das von der Zusammenarbeit mit anderen abhing, hatten Sie das Gefühl, dass die Sache

keinesfalls erledigt werden würde	□ □ □ □ □ □ □ □	sicher erledigt werden würde

3. Abgesehen von denjenigen, denen Sie sich am nächsten fühlen – wie gut kennen Sie die meisten Menschen, mit denen Sie täglich zu tun haben?

sie sind Ihnen völlig fremd	□ □ □ □ □ □ □ □	sie kennen sie sehr gut

4. Haben Sie das Gefühl, dass es Ihnen ziemlich gleichgültig ist, was um Sie herum passiert?

äußerst selten oder nie	□ □ □ □ □ □ □ □	sehr oft

5. Waren Sie schon überrascht vom Verhalten von Menschen, die Sie gut zu kennen glaubten?

das ist nie passiert	□ □ □ □ □ □ □ □	das kommt immer wieder vor

6. Haben Menschen, auf die Sie gezählt haben, Sie enttäuscht?

das ist nie passiert	□ □ □ □ □ □ □ □	das kommt immer wieder vor

7. Das Leben ist

ausgesprochen interessant	□ □ □ □ □ □ □ □	reine Routine

8. bis jetzt hatte Ihr Leben

überhaupt keine Ziele	□ □ □ □ □ □ □ □	sehr klare Ziele

9. Haben Sie das Gefühl, ungerecht behandelt worden zu sein?

Sehr oft	□ □ □ □ □ □ □ □	äußerst selten oder nie

10. In den letzten zehn Jahren war Ihr Leben

voller Veränderung, ohne dass Sie wussten, was als nächstes passieren wird	□ □ □ □ □ □ □ □	ganz klar und beständig

11. Das meiste, was Sie in Zukunft tun werden, wird wahrscheinlich

völlig faszinierend sein	□ □ □ □ □ □ □ □	todlangweilig sein

12. Haben Sie das Gefühl, in einer ungewohnten Situation zu sein und nicht zu wissen, was Sie tun sollen?

äußerst selten oder nie	□ □ □ □ □ □ □ □	was beschreibt am Besten, wie Sie das Leben sehen?

13. Was beschreibt am besten, wie Sie das Leben sehen?

man kann für schmerzliche Dinge im Leben eine Lösung finden	□ □ □ □ □ □ □ □	es gibt keine Lösung für schmerzliche Dinge im Leben

14. Wenn Sie über Ihr Leben nachdenken, passiert es sehr häufig, dass Sie

fühlen, wie schön es ist	□ □ □ □ □ □ □ □	sich fragen, warum Sie überhaupt da sind

15. Wenn Sie vor einem schwierigen Problem stehen, ist die Wahl einer Lösung

immer verwirrend und schwierig	□ □ □ □ □ □ □ □	immer völlig klar

16. Das, was Sie täglich tun, ist für Sie eine Quelle

tiefer Freude und Zufriedenheit	□ □ □ □ □ □ □ □	von Schmerz und Langeweile

17. Das Leben wird in Zukunft wahrscheinlich

voller Veränderungen sein, ohne dass Sie wissen, was als nächstes passieren wird	□ □ □ □ □ □ □ □	ganz klar und beständig sein

18. Wenn in der Vergangenheit etwas Unangenehmes geschah, neigen Sie dazu,

sich daran zu verzehren	□ □ □ □ □ □ □ □	zu sagen: „Sei es drum, ich muss damit leben" und weiterzumachen

19. Wie oft sind Ihre Gefühle und Ideen ganz durcheinander?

sehr oft	□ □ □ □ □ □ □ □	äußerst selten oder nie

20. Wenn Sie etwas machen, das Ihnen ein gutes Gefühl gibt,

werden Sie sich sicher auch weiterhin gut fühlen	□ □ □ □ □ □ □ □	wird sicher etwas geschehen, das das Gefühl verdirbt

21. Kommt es vor, dass Sie Gefühle haben, die Sie lieber nicht hätten?

sehr oft	□ □ □ □ □ □ □ □	äußerst selten oder nie

22. Sie nehmen an, dass Ihr zukünftiges Leben

ohne Sinn und Zweck sein wird	□ □ □ □ □ □ □ □	voller Sinn und Zweck sein wird

23. Glauben Sie, dass es in Zukunft immer Personen geben wird, auf die Sie zählen können?

sie sind sich dessen ganz sicher	□ □ □ □ □ □ □ □	sie zweifeln daran

24. Kommt es vor, dass Sie das Gefühl haben, nicht genau zu wissen, was gerade passiert?

sehr oft	□ □ □ □ □ □ □ □	äußerst selten oder nie

25. Viele Menschen – auch solche mit einem starken Charakter – fühlen sich in bestimmten Situationen wie ein Pechvogel. Wie oft haben Sie sich in der Vergangenheit so gefühlt?

äußerst selten oder nie	□ □ □ □ □ □ □ □	sehr oft

26. Wenn etwas passierte, fanden Sie im Allgemeinen, dass Sie dessen Bedeutung

unter- oder überschätzten	□ □ □ □ □ □ □ □	richtig einschätzten

27. Wenn Sie an Schwierigkeiten denken, mit denen Sie in wichtigen Lebensbereichen wahrscheinlich konfrontiert werden, haben Sie das Gefühl, dass

es Ihnen gelingen wird, die Schwierigkeiten zu meistern	□ □ □ □ □ □ □ □	sie die Schwierigkeiten nicht werden meistern können

28. Wie oft haben Sie das Gefühl, dass die Dinge, die Sie täglich tun, wenig Sinn machen?

sehr oft	□ □ □ □ □ □ □ □	äußerst selten oder nie

29. Wie oft haben Sie Gefühle, bei denen Sie nicht sicher sind, ob Sie sie kontrollieren können?

sehr oft	□ □ □ □ □ □ □ □	äußerst selten oder nie

Kritisch wird zu dem Fragebogen angemerkt, dass er sehr stark auf (psychische) Beeinträchtigungen (Angst und Depressivität) und nicht auf Gesundheit abzielt und dass er sehr subjektiv ist, so dass eine empirische Überprüfung schwer fällt und insbesondere im Längsschnitt für Deutschland noch aussteht (Geyer, 2002, S. 68).

3.2 Daten zum Gesundheitszustand der Bevölkerung

Im Rahmen der **Gesundheitsberichterstattung** des Bundes wird regelmäßig über den Gesundheitszustand der Bevölkerung informiert. Neben vielen Angaben zu der **Prävalenz** oder Vorkommenshäufigkeit von Krankheiten, Beschwerden und Risikofaktoren, der Inanspruchnahme von medizinischen Leistungen, Gesundheitsverhaltensweisen und Lebensbedingungen sind auch Angaben zur **Lebenserwartung** und zur **subjektiven Gesundheit** zu finden.

Seit 1990 hat sich die Lebenserwartung in Deutschland erhöht. Bei Frauen ist ein Anstieg von durchschnittlich 2,8 und bei Männern um 3,8 Jahren festzustellen. Daraus wird eine Verbesserung der Gesundheit abgeleitet (RKI, 2006). Heute beträgt die Lebenserwartung für Frauen 81,6 Jahre und für Männer 76 Jahre. Trotz einer Angleichung bei beiden Geschlechtern leben Frauen demnach noch knapp 6 Jahre länger als Männer. Der Zugewinn an Lebenserwartung wird besonders einer Verminderung der Alterssterblichkeit und einer Reduzierung der Säuglingssterblichkeit zugeschrieben. Die Höhe der Lebenserwartung ist nicht für alle Regionen in Deutschland und alle Bevölkerungsgruppen gleich. Unterschiede treten zwischen den alten und den neuen Bundesländern, aber auch zwischen einzelnen Bundesländern auf. Die höchste Lebenserwartung ist in Baden-Württemberg, die niedrigste bei Männern in Mecklenburg-Vorpommern und bei Frauen in Sachsen-Anhalt festzustellen (Statistisches Bundesamt, 1998). Auch die soziale Lage hat einen Einfluss auf die Lebenserwartung. So kann man generell konstatieren, dass Menschen aus sozial benachteiligten, bildungsfernen Bevölkerungsgruppen eine geringere Lebenserwartung aufweisen (RKI, 2006) als besser gestellte Bevölkerungsgruppen.

Die subjektive Einschätzung des Gesundheitszustandes ist ein Indikator für die Gesundheit, der für Deutschland mit Hilfe der Daten aus dem Bundesgesundheitssurvey abgebildet werden kann. Auch hier ergibt sich ein positives Bild für Deutschland. Jeder fünfte Deutsche im Alter von über 18 Jahren schätzt seine Gesundheit im Jahre 2003 als sehr gut ein und nur jeder Hundertste als schlecht (RKI, 2006, S. 18). Nimmt man die Antwortkategorien ‚sehr gut' und ‚gut' zusammen, so empfinden drei Viertel der Befragten ihre Gesundheit positiv. Erwartungsgemäß nimmt der Anteil mit zunehmendem Alter ab, aber im Alter ab 65 Jahren sind es immer noch 54,1% der Männer und 44,0% der Frauen, die ihre Gesundheit als gut oder sehr gut erleben (ebd.). Diese Raten sind in den letzten 10 Jahren annähernd stabil geblieben.

Ähnliche Ergebnisse zeigen sich, wenn man die Gesundheitszufriedenheit erfragt.

Die **Gesundheitszufriedenheit** wird im Allgemeinen auf einer Skala von 0 bis 10 abgefragt. Für Männer ergibt sich dabei ein Durchschnittswert von 6,5, für Frauen 6,2. Männer sind also etwas zufriedener mit ihrer Gesundheit als Frauen. Dieser Unterschied und damit auch das Ausmaß der Gesundheit sind in den letzten 10 Jahren relativ stabil geblieben.

Zusammenfassend kann man feststellen, dass die Lebenserwartung in den letzten Jahren angestiegen ist und dass sich die Zufriedenheit mit der Gesundheit sowie der subjektive Gesundheitszustand in Deutschland auf einem hohen, stabilen Niveau befinden. Regionale Differenzen und Unterschiede aufgrund unterschiedlicher Lebenslagen beeinflussen dieses positive Bild (s. Abschnitt IV).

□ Zusammenfassung

- Die Messung von Gesundheit in empirischen Studien ist schwierig, da Gesundheit sehr stark subjektiv geprägt ist und damit die empirische Überprüfung schwer fällt.
- Der von Antonovsky entwickelte Fragebogen zur Lebensorientierung weist Defizite auf, so dass er zurzeit nur bedingt zur empirischen Erfassung von Gesundheit genutzt werden kann.
- Im Rahmen der Gesundheitsberichtserstattung werden die Parameter Lebenserwartung, Einschätzung der Gesundheitszufriedenheit sowie des subjektiven Gesundheitszustandes zur Beschreibung der Gesundheit der Bevölkerung herangezogen; im Wesentlichen thematisiert die Gesundheitsberichtserstattung aber die Prävalenz von Krankheiten, Sterbefällen, Beschwerden und Risikofaktoren.
- Insgesamt geben drei Viertel der deutschen Bevölkerung einen sehr guten oder guten Gesundheitszustand an; Unterschiede können aber aufgrund des Alters und der sozialen Lebenssituation vorkommen.

☐ Wichtige Schlagwörter

▶ Gesundheitsberichterstattung ▶ Gesundheitszufriedenheit ▶ ICD ▶ ICF ▶ Kohärenzsinn ▶ Lebenserwartung ▶ Prävalenz ▶ subjektive Gesundheit

Wichtige Schlagwörter sind im Glossar am Buchende erklärt.

☐ Wiederholungsfragen

[1] Welche Indikatoren benutzt man, um Gesundheit in empirischen Studien zu erfassen?

[2] Welche Schwächen weisen einzelne Indikatoren auf?

[3] Welche Ergebnisse gibt es aus der Gesundheitsberichterstattung des Bundes in Bezug auf den subjektiven Gesundheitszustand?

[4] Auf welche Schwerpunkte konzentriert sich die Gesundheitsberichterstattung in Deutschland?

Lösungshinweise finden Sie im Web-Service.

☐ Literatur

Antonovsky, A. (1997). Salutogenese. Zur Entmystifizierung der Gesundheit. Tübingen: dgvt-Verlag

Bowling, A. (2004). Measuring Health. A review of quality of life measurement scales. 3rd ed. Philadelphia: Open University Press

Geyer, S. (2002). Sozialwissenschaftliche Grundlagen. In: Kolip, P. (Hrg.). Gesundheitswissenschaften. Eine Einführung (S. 53–77). Weinheim und München: Juventa Verlag

Franke, A. (2006). Modelle von Gesundheit und Krankheit. Bern: Hans Huber

Idler, E.L., Benyamini, Y. (1997). Self-Rated Health and Mortality: A Review of Twenty-Seven Community Studies. Journal of Health and Social Behavior, 38, 21 – 37

Robert-Koch-Institut (RKI) (2006). Gesundheit in Deutschland. Gesundheitsberichterstattung des Bundes. Berlin

Statistisches Bundesamt (1998). Gesundheitsbericht für Deutschland. Gesundheitsberichterstattung des Bundes. Stuttgart: Metzeler-Poeschel

Abschnitt II:
An den Gesundheitswissenschaften beteiligte Disziplinen

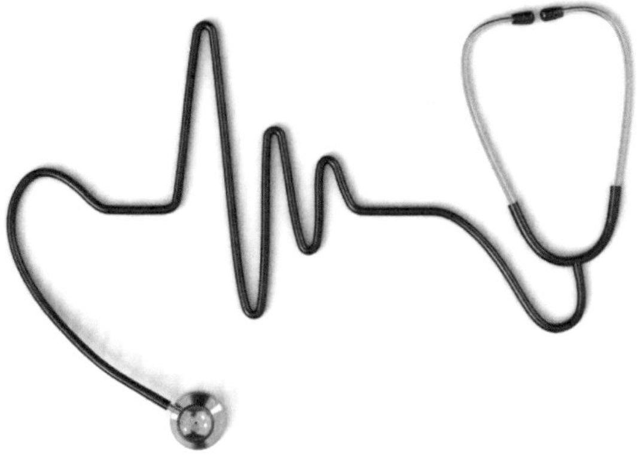

4 Medizin und Epidemiologie

☐ Lernziele

In diesem Kapitel erfahren Sie,

- warum die Medizin eine wichtige Disziplin der Gesundheitswissenschaften ist,
- welche Aufgaben ärztliche und nicht-ärztliche Gesundheitsberufe im Rahmen der Gesundheitswissenschaften wahrnehmen,
- warum die Epidemiologie eine wichtige Subdisziplin der Medizin ist und warum sie für Public Health besonders relevant ist,
- welche inhaltlichen Schwerpunkte in der Gesundheitsberichterstattung des Bundes mit welchen Datenquellen gesetzt werden,
- welche Daten durch den Bundesgesundheitssurvey erhoben werden.

Die **Medizin** stellt eine der Grundlagenwissenschaften für die Gesundheitswissenschaften dar. Sie hat einen wichtigen Anteil an der Erhaltung und Verbesserung der Gesundheit der Bevölkerung. Auch die vielfältigen, manchmal spektakulären Ergebnisse aus der medizinischen Forschung verdeutlichen ihren hohen Stellenwert für die Gesellschaft. Dagegen sehen Gesundheitswissenschaftler häufig den Stellenwert der Medizin als weniger bedeutend an, da sich in der Vergangenheit gezeigt hat, dass Erfolge bei der Zurückdrängung von Krankheiten nicht unbedingt bzw. nur zu einem kleinen Teil auf die Medizin zurückzuführen sind. Das ist z.B. bei der Tuberkulose der Atmungsorgane der Fall. Dort konnte gezeigt werden, dass der Rückgang der Tuberkulose-Sterberaten Ende des 19. Jahrhunderts nicht auf Erfolge der Medizin durch die Bereitstellung von Impfungen (die wurden erst später entwickelt), sondern durch die Verbesserung der Hygiene- und Wohnverhältnisse bedingt war (McKeown, 1981). Generell wird konstatiert, dass die Medizin eine große Bedeutung bei der Ausrottung von Infektionskrankheiten hatte und noch hat, bei der Bewältigung der zunehmend häufiger auftretenden chronischen Krankheiten aber an ihre Grenzen stößt. Häufig sind dabei die medizinischen Möglichkeiten ausgeschöpft und es geht stärker um die Frage nach der Bewältigung des Lebens mit einer chronischen Krankheit. Hier können die Gesundheitswissenschaften vielfältige Hilfestellungen geben (Schaeffer, 2009 und 2004).

http://www.uvk-lucius.de/service

4.1 Individual- und Bevölkerungsmedizin bzw. -gesundheit

Während die Medizin die kranke Person im Mittelpunkt ihrer Bemühungen sieht, fokussieren die Gesundheitswissenschaften auf die Gesundheit und die Gesunderhaltung ganzer Bevölkerungen und einzelner Bevölkerungsgruppen. Die Medizin beschäftigt sich somit „mit kranken Funktionszuständen des menschlichen (...) Organismus, insbesondere (...) den Ursachen und Erscheinungsformen von Krankheiten (Pathologie), deren Erkennung (Diagnose) und Behandlung (Therapie) sowie deren Verhütung (Prophylaxe).“ (Brockhaus, 1991, S.381). Es geht bei der Medizin also um die Umsetzung medizinischer Erkenntnisse und die Anwendung medizinischen Erfahrungswissens in die medizinische Versorgungspraxis; damit sind sowohl Aspekte von Wissenschaft und Versorgung, als auch von Theorie und Praxis angesprochen.

4.2 Praxisfelder der Medizin und des ärztlichen Handelns

Wie bereits oben dargestellt wurde, kann sich die Tätigkeit eines Mediziners/einer Medizinerin auf die Bereiche

- Diagnose,
- Behandlung/Therapie,
- **Prävention**,
- Ausbildung/Lehre und
- Forschung

beziehen. Die Betätigungsfelder können sich sehr vielfältig gestalten. Neben den sehr häufig anzutreffenden Institutionen, wie dem ambulanten Sektor (Praxis) und dem stationären Sektor (Krankenhaus), kommen Einrichtungen, wie Krankenkassen, psychosoziale Organisationen, Träger der Renten- und Pflegeversicherungen, Gesundheitsämter, Standesorganisationen der Ärzteschaft, pharmazeutische Industrie, Universitäten, Hochschulen etc. in Frage. Nach dem Studium der Medizin erfolgt in der Regel eine Spezialisierung durch Weiterbildung in einer Fachdisziplin, wie z.B. Innere Medizin, Chirurgie oder Orthopädie. Entsprechend der offiziellen Statistik kann zwischen 52 **Gebietsbezeichnungen** gewählt werden. Es kann aber auch eine Spezialisierung zu einem Facharzt für Allgemeinmedizin oder zu einem Arzt für Öffentliches Gesundheitswesen erfolgen.

4.3 Die Aufgabe von ärztlichen und nicht-ärztlichen Gesundheitsberufen im Rahmen von Public Health

Wie bereits im ersten Abschnitt deutlich wurde, ist die Gesundheitsförderung und Prävention ein wichtiges Feld der Gesundheitswissenschaften. Für die Durchführung von gesundheitsförderlichen und präventiven Maßnahmen sind grundlegende Kenntnisse der Medizin, Pflege, Physio- und Ergotherapie unerlässlich, um Informationen über den Krankheits- und Gesundungsprozess sowie deren Beeinflussbarkeit zu gewinnen.

Als Beispiele können dabei folgende genannt werden:

- Die Eruierung von Zusammenhängen zwischen der Krankheitsentstehung und der Exposition in Bezug auf Risiken, z.B. Umweltparameter wie Verkehrslärm, oder Arbeitsbedingungen in Zusammenhang mit der Entstehung von Krankheiten, um diese Risiken zu minimieren oder gänzlich auszuschalten.
- Die Identifizierung von Risikofaktoren, die Ansatzpunkte für die Entwicklung von Maßnahmen der **Verhaltens- und Verhältnisprävention** sein können, z.B. Antiraucher- oder Bewegungsprogramme in Betrieben.
- Entwicklung von neuen Impfprogrammen, z.B. HPV, und Aufklärung der Bevölkerung über den Nutzen und mögliche Risiken von Impfungen.

Neben diesen eher präventiv-orientierten Ansatzpunkten wirken die **Gesundheitsberufe** im Rahmen der Gesundheitswissenschaften bei der Entwicklung von Ansätzen zur Gestaltung und Qualitätssicherung des Gesundheitsversorgungssystems mit. Dabei stehen Fragen nach der Angemessenheit, der Eruierung der Bedarfslage (subjektive Bedürfnisse und objektive Bedarfe), der **Effektivität** und **Effizienz** der Versorgungsangebote sowie nach den notwendigen Kompetenzen für die Gesundheitsberufe im Vordergrund. Aber auch die Entwicklung und Gestaltung von neutralen Informationen für Patienten und Patientinnen sowie deren Angehörige, damit sie mit einer Erkrankung besser umgehen können, kann ohne die Unterstützung der Gesundheitsberufe nicht erfolgen.

Zusammenfassend kann man feststellen, dass sich die medizinische Expertise, die in den Gesundheitswissenschaften relevant ist, im Wesentlichen auf folgende Bereiche bezieht:

- Information und Beratung,
- Gesundheitsförderung, Prävention und Rehabilitation
- Gesundheitliche Versorgung und Qualitätsmanagement.

http://www.uvk-lucius.de/service

4.4 Epidemiologie als Subdisziplin der Medizin

Für die Entwicklung von Programmen und Maßnahmen zur Prävention und Gesundheitsförderung in der Bevölkerung und für die Gestaltung von Gesundheitsversorgungsansätzen ist es notwendig, den Gesundheitszustand der Bevölkerung zu kennen, um daraus Prioritäten ableiten zu können. Diese Informationen werden mit Hilfe von epidemiologischen Methoden gesammelt. Damit stellt die **Epidemiologie** eine Basisdisziplin für die Gesundheitswissenschaften dar (Brand, 2002, S. 100). „ Epidemiologie ist das Studium der Verteilung und der Determinanten von Krankheitshäufigkeiten in menschlichen Populationen. (…). Epidemiologie ist die Bearbeitung von Fragen aus dem Bereich der Medizin, der Gesundheitssystemforschung und der Gesundheitswissenschaften mit Methoden der empirischen Sozialforschung und Statistik" (ebd. S. 101).

Die Epidemiologie kann bereits auf eine längere Geschichte zurückblicken. So ist es mit Hilfe epidemiologischer Methoden gelungen, die Ursachen der Choleraepidemie 1848 in London herauszufinden, indem verunreinigtes Trinkwasser an einer Pumpe des betroffenen Stadtteils in Kombination mit den Todesfällen analysiert und mit anderen Todesfällen verglichen wurde. Auch der Zusammenhang von Typhus, Scorbut oder Beri-Beri mit Umwelt- und Lebensbedingungen der Bevölkerung konnte auf ähnliche Weise bewiesen werden.

Pflanz, einer der Begründer der Epidemiologie in Deutschland, formulierte 1973 sieben Aufgabengebiete der Epidemiologie, die auch heute noch Gültigkeit besitzen:

„1. Untersuchung physiologischer Variablen in Beziehung zu anderen Variablen in den verschiedenen Bevölkerungsgruppen.

2. Ermittlung und Untersuchung von Faktoren, die ursächlich oder mitursächlich sind für die Entstehung und den Verlauf weit verbreiteter Erkrankungen (sog. „Kausalforschung"). Man kann durch epidemiologische Beobachtungen Zusammenhänge aufdecken, die wesentliche Hinweise auf kausale Beziehungen geben. Der Nachweis kausaler Beziehungen ist jedoch nur auf experimentellem Wege möglich.

3. Untersuchung und Beschreibung des natürlichen Verlaufs von Krankheiten durch Langzeitbeobachtungen.

4. Untersuchung der Effizienz (Wirksamkeit unter Berücksichtigung der Kosten) und Effektivität (Wirksamkeit alternativer Wege zum Erreichen eines Ziels) von Maßnahmen der Prävention (Krankheitsverhütung und Krankheitsfrüherkennung sowie Rückfallverhütung).

5. Beschreibung von räumlichen und zeitlichen Unterschieden der Krankheitshäufigkeit und Ermittlung der Ursachen hierfür.

6. Untersuchung der Folgen von Krankheiten (z.B. Arbeitsunfähigkeit, sozialer Abstieg, Invalidität, Tod).

7. Lieferung von Daten über die Krankheitshäufigkeit und –dauer für Zwecke der Gesundheitsverwaltung, der Sozialpolitik und der Planung" (Pflanz, 1973)

Nach Gordis kann man die folgenden sechs Schlüsselfragen, die epidemiologisches Arbeiten und damit epidemiologische Studien bestimmen, zusammenfassen (Gordis, 1996):

- Was für ein Gesundheitsproblem liegt vor?
- Warum tritt dieses Problem auf?
- Zu welchem Zeitpunkt oder in welchem Zeitraum tritt dieses Problem auf?
- Wie ist die Dynamik des Problems?
- An welchen Orten tritt dieses Problem auf?
- Wer ist von dem Problem betroffen?

Folgende methodischen Schritte für das epidemiologische Arbeiten lassen sich unterscheiden (nach Brand, 2002, S. 108 ff):

1. Schritt: Formulierung des Untersuchungsziels (Erkennen eines Problems und von Fragestellungen, Definition des Ziels, Entwicklung eines Modells über den zu bearbeitenden Sachverhalt im Sinne eines Ursache-Wirkungsmodells inkl. Formulierung von Hypothesen)

2. Schritt: Festlegung der zu untersuchenden Größen (Präzisierung und Operationalisierung der Größen, Ziehung der Stichprobe inkl. verlässlicher Schätzungen über die Beteiligungsquote und möglicher Drop-Outs bzw. Ausfälle)

3. Schritt: Wahl des Studiendesigns (in Abhängigkeit von der Fragestellung und den zeitlichen und finanziellen Ressourcen Querschnitts-, Längsschnitt-, Fall-Kontroll-, Interventionsstudien)

4. Schritt: Erhebung der Daten (Analyse aller bereits vorliegender Informationen, Festlegung eines Plans für die Datenerhebung/Feldarbeit, Aufbereitung der Daten)

5. Schritt: Berechnung der Zielgrößen (Definition von Maßzahlen, wie **Inzidenz**, Prävalenz, Assoziationsmaße, Interaktionsmaße, Definition von möglichen Störgrößen, Auswahl des Berechnungsmodells, wie z.B. Regressionsmodell, Durchführung der statistischen Berechnung)

6. Schritt: Bewertung der Ergebnisse (unter Berücksichtigung der im Modell formulierten Hypothesen, Prüfung der inhaltlich-fachlichen und statistischen

Qualität der Ergebnisse in Bezug auf Validität und Reliabilität der Messung und Vergleichbarkeit und Vollständigkeit, Ableitung von Schlussfolgerungen über die bearbeitete Fragestellung)

Werden nun epidemiologische Studien entsprechend den in den sechs Schritten formulierten Anforderungen durchgeführt, sollte es möglich sein, Ansatzpunkte für ein besseres Verständnis der Krankheitsentstehung und des Krankheitsverlaufs, für präventive Strategien und Behandlungsansätze sowie für die Bewertung der Wirksamkeit von Interventionen und die Planung von gesundheitspolitischen Prioritäten zu gewinnen.

4.5 Gesundheitsberichterstattung

Ein wichtiges Instrument für die Aufarbeitung und Bewertung von Daten über den Gesundheitszustand und die gesundheitliche Versorgung der Bevölkerung stellt die Gesundheitsberichterstattung dar.

Die Gesundheitsberichterstattung des Bundes ist vor mehreren Jahren mit Unterstützung des Bundes beim **Robert-Koch-Institut**, Berlin und dem Statistischen Bundesamt, Bonn aufgebaut worden. Die Lieferung von daten- und indikatorengestützten Beschreibungen und Analysen zu allen Bereichen des Gesundheitssystems auf Bundesebene ist ihre Hauptaufgabe. Thematisch werden folgende Themenfelder abgehandelt:

- Rahmenbedingungen des Gesundheitswesens
- Gesundheitliche Lage
- Gesundheitsverhalten und -gefährdung
- Krankheiten
- Ressourcen der Gesundheitsversorgung
- Leistungen und Inanspruchnahme des Systems
- Ausgaben, Kosten und Finanzierung des Systems
- (Ausgewählte OECD- und WHO-Daten)

> Die Resultate der Gesundheitsberichterstattung werden durch ein Online-Informationssystem sowie durch regelmäßig erscheinende Themenhefte publiziert (http://www.gbe-bund.de).

Bei dem Online-Informationssystem, das seit dem Jahre 1999 besteht, erhält man zu einer Suchanfrage Tabellen, Grafiken und Texte, die dann für wissenschaftliche Analysen weiter genutzt werden können. Das Informationssystem basiert auf über 650 Millionen Indikatoren, die regelmäßig aktualisiert werden

(Böhm, 2004). Von diesen Indikatoren sind einige kompatibel mit den Gesundheitsberichterstattungen der Länder sowie der OECD und WHO.

Seit 1998 sind mehr als 50 Themenhefte erstellt worden, die ein weites Spektrum von Themenfeldern umfassen. So findet man dort z.B. die Themen Schutzimpfungen, Dekubitus, Sterbebegleitung, Arbeitslosigkeit und Gesundheit, Gesundheitsprobleme bei Fernreisen, allein erziehende Eltern, Armut bei Kindern und Jugendlichen, Hepatitis C, Medizinische Behandlungsfehler, Übergewicht, Lebensmittelbedingte Erkrankungen, Organtransplantation, Chronische Schmerzen, neue Infektionskrankheiten, Nosokomiale Infektionen, Heimtierhaltung, Alternative medizinische Methoden, ungewollte Kinderlosigkeit, Gesundheit im Alter, Angststörungen, Schuppenflechte oder Hautkrebs, oder Sterblichkeit.

Die Themenhefte sind kostenlos über das Robert-Koch-Institut zu beziehen oder können als PDF aus dem Internet heruntergeladen werden: http://www.rki.de/GBE/GBE.htm. Ergänzt werden die Themenhefte durch Spezialberichte. So erschien z.B. ein Spezialbericht zu Allergien oder vom Bundesministerium für Familie, Senioren, Frauen und Jugend wurde ein Bericht zur gesundheitlichen Situation von Frauen in Deutschland in Auftrag gegeben.

Ausgangspunkt für die stetig wachsende Zahl von Gesundheitsberichten war in den 1990er Jahren die Kritik an der Verfügbarkeit von Informationen zu den wichtigsten Krankheiten, die unzureichende Verknüpfung des Datenmaterials, die geringe Validität der Daten und der mangelnde Datenzugang für Wissenschaft und Politik. Diese Situation hat sich zwar in den vergangenen Jahren verbessert, trotzdem bestehen Defizite, die sich z.B. auf die geringen Informationen über das Leistungsgeschehen im ambulanten Sektor, auf das unzureichende Wissen über Schnittstellen zwischen den einzelnen Versorgungs- und Leistungsbereichen oder auf nicht einheitliche Klassifizierungssysteme beziehen. Hier besteht weiter ein Bedarf nach inhaltlicher und methodischer Weiterentwicklung der Gesundheitsberichterstattung.

4.6 Datenquellen für die Epidemiologie in Deutschland

Wie in dem Kapitel über die Gesundheitsberichterstattung deutlich geworden ist, sind vielfältige Informationen notwendig, um ein ausreichendes Bild über die gesundheitliche Lage und die Versorgungssituation der Bevölkerung in Deutschland zu erhalten. Häufig werden dafür neue Daten erhoben, in vielen Fällen kann man aber auch auf Daten, die für einen anderen, spezifischen Zweck erhoben wurden, als Sekundärdaten zurückgreifen. Dafür ist es jedoch wichtig, dass diese Daten methodische Anforderungen hinsichtlich Relevanz, **Validität**, **Reliabilität**, Aktualität und Verfügbarkeit erfüllen. Das Statistische Bundesamt als Mitgestalter der Gesundheitsberichterstattung verfügt zusammen mit den Statistischen Landesämtern u.a. über folgende Datenquellen mit (direktem oder indirektem) Gesundheitsbezug:

- Bevölkerungsstatistik
- Todesursachenstatistik
- Krankenhausstatistik – Diagnosen, Kosten
- Gesundheitspersonalrechnung
- Gesundheitsausgabenrechnung
- Kostenstrukturrechnung – Praxen von Ärzten, Zahnärzten, Psychotherapeuten, Heilpraktikern
- Mikrozensus – Fragen zur Gesundheit
- Pflegestatistik – ambulante und stationäre Einrichtungen, Empfänger von Pflegegeldleistungen
- Statistik über meldepflichtige Krankheiten
- Statistik über Schwangerschaftsabbrüche
- Statistik der schwer behinderten Menschen

Diese Datensätze umfassen nur zum Teil die gesamte Bevölkerung (z.B. die Bevölkerungsstatistik), größtenteils ist jedoch nur ein Ausschnitt der Bevölkerung einbezogen, wie z.B. nur die Personen, die in dem jeweiligen Jahr im Krankenhaus waren, bei der Krankenhausstatistik, oder es ist eine Stichprobe gezogen worden, wie bei dem Mikrozensus. Es ist also mit Hilfe dieser Datenquellen schwer, einen gesamten Überblick über den Gesundheitszustand der ganzen Bevölkerung zu erhalten, der auch subjektive Aspekte der Gesundheit umfasst. Dafür müssen weitere Datenquellen herangezogen werden.

Außerhalb der Statistischen Ämter des Bundes und der Länder existieren folgende Datenquellen (Böhm, 2004, S. 460 f) (die Aufzählung ist nicht vollständig):

- Aids-Fallregister
- Apotheken- und Personalstatistik
- Arzneimittelindex der GKV
- Ärztestatistik
- Bundes-Gesundheitssurvey (s. Kap. 4.7)
- Bundesarztregister

- Routinestatistiken der GKV (Abrechnungen ärztlicher und zahnärztlicher Behandlungsfälle, Arbeitsunfähigkeitsstatistik, Mutterschaftsvorsorgefälle, abgerechnete Maßnahmen zur Früherkennung und Prävention, Kuren, Bestand an Mitgliedern und mitversicherten Familienangehörigen, Personal der Krankenkassen
- Statistiken der anderen gesetzlichen Sozialversicherungen (Rentenversicherung, Berufsgenossenschaften, soziale Pflegeversicherung, Unfallversicherung)
- Ergebnisse der Schuleingangs- und Musterungsuntersuchungen
- Erlanger Schlaganfallregister
- MONICA/KORA- Herzinfarktregister Augsburg
- Berliner Herzinfarktregister
- Deutsches Kinderkrebsregister Mainz
- Kerndokumentation Rheuma
- Statistiken zu Organspende und Transplantation
- Drogenaffinität Jugendlicher
- Leistungen des Rettungsdienstes

Auch diese Datensätze sind nicht immer vollständig in Bezug auf die gesamte Bevölkerung. Sie umfassen zum Teil nur einzelne Krankheitsbilder oder Bevölkerungsgruppen, besitzen eine räumliche Eingrenzung oder werden in unregelmäßigen Zeitabständen erhoben bzw. ausgewertet. Und selbst wenn es zu einem Thema mehrere Datenquellen gibt, fällt es schwer, die umfassendste Quelle herauszufinden. Als Problem für die Nutzung kommt hinzu, dass die Datensätze bei vielen Datenhaltern zu finden sind, wie z.B. den einzelnen Krankenkassen mit ihren wissenschaftlichen Einrichtungen, dem Bundesministerium für Gesundheit, der Kassenärztlichen Bundesvereinigung, der Bundeszentrale für gesundheitliche Aufklärung (BZgA) oder bei einzelnen Registerstellen. Das macht den Zugang schwierig und zeitaufwändig.

4.7 Der Bundes-Gesundheitssurvey

Ein sehr wichtiges Instrument der Gesundheitsberichterstattung und für die Nutzung im Rahmen der Gesundheitswissenschaften stellt der **Bundes-Gesundheitssurvey** dar. Im Gegensatz zu den oben dargestellten Datenquellen ist es mit den Daten aus dem Bundes-Gesundheitssurvey möglich, Informationen über die Gesundheit und das Gesundheitsverhalten zu erhalten und diese Informationen in Beziehung zu sozio-demographischen Variablen zu setzen, so dass z.B. Aussagen über die gesundheitlichen Ressourcen für vulnerable, bildungsferne Gruppen gemacht werden können, die dann wiederum für die Planung gesundheitspolitischer Maßnahmen genutzt werden können. Ein weiterer Vorteil eines Gesundheitssurvey ist, dass Informationen zur Häufigkeit, mit der bestimmte Krankheiten, Risikofaktoren, Beschwerden und gesundheitsrelevante Lebensbedingungen vorkommen, sowie über die Inanspruchnahme von gesundheitlichen Versorgungsleistungen in Abhängigkeit von Alter, Geschlecht und weiteren Einflussgrößen dargestellt werden können. Eine subjektive Perspektive eines Betroffenen ist also mit Hilfe eines Survey abbildbar, während es bei den oben genannten Datenquellen häufig die Sichtweise eines Professionellen zur Abrechnung von Leistungen ist. Gerade unter dem Gesichtspunkt, dass im Gesundheitswesen zukünftig eine stärkere Patienten- oder Nutzerorientierung umgesetzt werden soll, ist die subjektive Perspektive sehr wichtig.

Der Bundes-Gesundheitssurvey wurde 1998 zum ersten Mal als gesamtdeutsche Erhebung durchgeführt. Unter der Bezeichnung „Nationaler Gesundheitssurvey“ waren bereits in den Jahren 1984–86, 1987–1989 und 1990–1991 im Rahmen der Deutschen Herz-/Kreislauf-Präventionsstudie (DHP) erstmals repräsentative Stichproben der bundesdeutschen Bevölkerung einer standardisierten medizinischen Untersuchung und ausführlichen Befragung unterzogen worden. In den Jahren 1997–1999 wurde dann unter dem Namen „Bundes-Gesundheitssurvey 1998“ eine Neu-Konzeption vorgenommen und eine Erhebung in den alten und neuen Bundesländern als repräsentative Querschnittsstudie bei den 18- bis unter 80-Jährigen der Wohnbevölkerung durchgeführt (Robert-Koch-Institut, 1998 und 1999). Das Studiendesign beinhaltet einen modularen Aufbau, bei dem neben einem Kernmodul Zusatzmodule an Unterstichproben zu Ernährung, Arzneimittel, Umwelt, Folsäure und psychische Störungen vorgesehen sind. Das Kernmodul enthält folgende Bestandteile, die zur Beschreibung der gesundheitlichen Lage herangezogen werden:

- Fragebogen zu Leben und Gesundheit des Probanden zu den Themenbereichen Soziodemographie, Ernährungsverhalten, Arbeitsplatzbelastungen, körperliche Aktivität, allgemeiner Gesundheitszustand, Gesundheitsrisiken, Krankheiten und Beschwerden sowie Inanspruchnahme medizinischer Leistungen
- Medizinisch-physikalische und klinisch-chemische Untersuchungen, wie Körpermaße, Blutdruck und 40 Blut- und Urinwerte
- Ärztliches Interview zur Prävalenz und Inzidenz von Krankheiten, Impfstatus, Gesundheitsvorsorge und Arzneimittelanwendungen

Insgesamt wurden 7.124 Personen im Alter von 18 bis 79 Jahren untersucht und befragt. Damit wurde eine Response-Rate von 61,4% erzielt.

Die Daten des Bundes-Gesundheitssurvey 1998 sind als Public-Use-File beim Robert-Koch-Institut für die wissenschaftliche Öffentlichkeit verfügbar.

Neben diesem Bundes-Gesundheitssurvey für Erwachsene ist in der Zwischenzeit vom Robert-Koch-Institut ein Survey für Kinder und Jugendliche (KIGGS) durchgeführt worden. Zudem ist für die nächsten Jahre die Durchführung eines weiteren Erwachsenensurvey geplant, der neben dem Querschnittsdesign auch einen Längsschnittansatz enthalten soll. Damit wäre es u.a. möglich, Verläufe von Krankheiten, Chronifizierungsprozesse und ursächliche Fragestellungen zur Krankheitsentstehung zu analysieren.

□ Zusammenfassung

- Die Medizin ist eine Grundlagenwissenschaft der Gesundheitswissenschaften. Sie beschäftigt sich mit kranken Funktionszuständen des menschlichen Organismus, mit den Ursachen und Erscheinungsformen von Krankheiten, deren Erkennung und Behandlung sowie deren Verhütung.
- Sie hat ihre größte Bedeutung bei der Ausrottung von Infektionskrankheiten, stößt aber bei der Bewältigung chronischer Krankheiten an ihre Grenzen.
- Die Epidemiologie als Subdisziplin der Medizin stellt für die Gesundheitswissenschaften ein wichtiges Gebiet dar, da darüber Daten zur Beschreibung der gesundheitlichen Lage und Versorgungssituation der Bevölkerung gewonnen werden. Diese Daten werden im Rahmen der Gesundheitsberichterstattung zusammengestellt und der Öffentlichkeit verfügbar gemacht.
- Es gibt eine Menge unterschiedlicher Datensätze in Deutschland, um ein genaues Bild über die gesundheitliche Situation der Bevölkerung zu erhalten, die jedoch zum Teil nur einzelne Krankheitsbilder oder Bevölkerungsgruppen umfassen, in einigen Fällen eine räumliche Eingrenzung besitzen, in unregelmäßigen Zeitabständen erhoben bzw. ausgewertet werden oder nur mit großen Schwierigkeiten zugänglich sind, so dass es schwer fällt, einen umfassenden Überblick zu erhalten.

☐ Wichtige Schlagwörter

▶ Bundes-Gesundheitssurvey (BGS) ▶ Effektivität ▶ Effizienz ▶ Epidemiologie ▶ Gesundheitsberufe ▶ Inzidenz ▶ Medizin ▶ Prävention ▶ Robert-Koch-Institut ▶ Reliabilität ▶ Validität ▶ Verhältnisprävention ▶ Verhaltensprävention

🕮 Wichtige Schlagwörter sind im Glossar am Buchende erklärt.

☐ Wiederholungsfragen

[1] Welche Aufgaben übernimmt die Medizin im Rahmen der Gesundheitswissenschaften?

[2] Was unterscheidet das Vorgehen in der Medizin von dem der Gesundheitswissenschaften?

[3] Auf welche Datenquellen kann die Gesundheitsberichterstattung zur Beschreibung des Gesundheitszustandes der Bevölkerung zurückgreifen?

[4] Welche Vorteile besitzt ein Gesundheitssurvey im Vergleich zu der Routinestatistik der GKV?

[5] Welche Anforderungen müssen sog. Sekundärdaten erfüllen, damit sie für die gesundheitswissenschaftliche Forschung genutzt werden können?

Lösungshinweise finden Sie im Web-Service.

☐ Literatur

Böhm, K., Taubmann, D. (2004). Das Informationssystem der Gesundheitsberichterstattung des Bundes. Eine strukturierte Datensammlung für vielfältige gesundheitsrelevante Informationen. In: Bundesgesundheitsblatt, Gesundheitsforschung, Gesundheitsschutz, 47, S. 457–463

Brand A., Brand, H. (2002). Epidemiologische Grundlagen. In: Kolip, P. (Hrsg.). Gesundheitswissenschaften – Eine Einführung (S. 99–123). Weinheim und München: Juventa Verlag

Brockhaus (1991). 19. Auflage. Stichwort: Medizin

Gordis, L. (1996). Epidemiology. Philadelphia: W.B. Saunders

McKeown, T. (1976). The role of medicine: Dream, mirage or nemesis? Oxford: Maxwell. **Auf deutsch: Die Bedeutung der Medizin.** Frankfurt: Suhrkamp (1981)

Pflanz, M. (1973). Allgemeine Epidemiologie. Stuttgart: Thieme

Robert-Koch-Institut (1998). Schwerpunktheft: Bundes-Gesundheitssurvey 1997/98. Ziele, Aufbau, Kooperationspartner. Sonderheft 2 Das Gesundheitswesen, 60, Seite S59–114, Stuttgart: Thieme

Robert-Koch-Institut (1999). Schwerpunktheft: Bundes-Gesundheitssurvey 1998. Erfahrungen, Ergebnisse, Perspektiven. Sonderheft 2 Das Gesundheitswesen, 61, Seite S55–222, Stuttgart: Thieme

Schaeffer, D. (2009). Bewältigung chronischer Krankheit im Lebenslauf. Bern: Huber

Schaeffer, D. (2004), Der Patient als Nutzer. Krankheitsbewältigung und Versorgungsnutzung im Verlauf chronischer Krankheit. Bern: Huber

Troschke, J.v. (2002), Der Beitrag der Medizin zur Public Health. In: P. Kolip (Hrsg.). Gesundheitswissenschaften – Eine Einführung (S. 23–51). Weinheim und München: Juventa

http://www.gbe-bund.de

http://www.rki.de/GBE/GBE.htm

5 Sozialwissenschaften

□ Lernziele

In diesem Kapitel erfahren Sie,

- warum sozialwissenschaftliche Fragestellungen in den Gesundheitswissenschaften wichtig sind,
- welche sozialen Determinanten die Gesundheit bestimmen,
- warum das Thema der sozial ungleich verteilten Gesundheitschancen für die Gesundheitswissenschaften von großer Bedeutung ist,
- welche Rolle die soziale Unterstützung bei dem Gesundungsprozess spielt.

Wie bereits häufiger konstatiert worden ist, liegt der Fokus der Gesundheitswissenschaften auf der Betrachtung der gesamten Bevölkerung oder einzelner Bevölkerungsgruppen. Nach Geyer konzentrieren sich aus der sozialwissenschaftlichen Perspektive „die zentralen Fragen auf die ungleiche Verteilung von Gesundheit und Krankheit, auf soziale Faktoren bei Ausbruch und Verlauf von Krankheiten, auf die Verbindung zwischen sozialer Unterstützung und Krankheit sowie schließlich auf die Untersuchung struktureller und individueller Determinanten des Krankheits- und Gesundheitsverhaltens“ (Geyer, 2002, S. 53).

5.1 Sozial ungleich verteilte Gesundheitschancen

An die Frage, wie die gesundheitliche Situation in der Bevölkerung ist, stellt sich oft als zweite Frage folgende: ‚Gibt es Unterschiede in dem Gesundheitszustand zwischen verschiedenen sozialen Gruppen?' Damit ist eines der wichtigsten Themen der Sozialepidemiologie im Rahmen der Gesundheitswissenschaften angesprochen.

> Es geht also um den Zusammenhang zwischen der sozialen Lebenssituation und dem Gesundheitsstatus, wobei nicht nur die Prävalenz von Krankheiten, sondern auch die Inanspruchnahme von gesundheitlichen und präventiven Leistungen und das Vorhandensein von Ressourcen zur Bewältigung von gesundheitlichen Risiken und Krankheiten gemeint sind.

Sehr große Unterschiede im Gesundheitszustand der Bevölkerung treten in Bezug zum Grad der sozialen und ökonomischen Benachteiligung auf. Der Vergleich zwischen Ländern mit einem unterschiedlichen Wohlstandsniveau und zwischen Angehörigen unterschiedlicher **Sozialschichten** innerhalb eines Landes belegt diese Aussage (Mielck, 2000).

Das Schichtkonzept, das im Rahmen der Soziologie in den 1950er und 1960er Jahren entwickelt wurde (z.B. Hradil, 1999), liefert dafür das theoretische Konzept und hat eine Operationalisierung der sozialen Ungleichheit mit Hilfe der Dimensionen Einkommen, berufliche Stellung und Qualifikation durch Bildung vorgenommen. Diese Dimensionen werden manchmal alleine, manchmal in Kombination als Schichtindex dargestellt. Insbesondere bei der Anwendung des Schichtindexes bleibt oft unklar, durch welche Faktoren die Unterschiede bedingt sind, weil eine große Zahl von Merkmalen in die Analyse einfließt. D.h. es bleibt häufig unklar, ob die gefundenen Unterschiede im Gesundheitszustand von Bevölkerungsgruppen durch den Bildungsstand, die Höhe des Einkommens, die Art der Arbeit, die ökologischen Bedingungen des Wohnens oder durch spezifische Kombinationen aller dieser Merkmale bedingt sind.

Welche Wirkmechanismen liegen nun sozialer Benachteiligung zu Grunde? Konkreter gesprochen geht es um die Frage, ob die schlechte Gesundheit die Ursache oder die Folge einer ungünstigen sozialen Lage ist.

Allgemein unterscheidet man drei Erklärungsansätze (Siegrist, Marmot, 2008):

1. Biologische oder soziale Selektionsprozesse sind für die Unterschiede verantwortlich.

Unterschiede im Gesundheitszustand durch Selektionsprozesse zu erklären, hat eine lange Tradition. Dabei wird davon ausgegangen, dass Krankheitsanfälligkeiten, Behinderungen, chronische Krankheiten bei den Betroffenen zu sozialen Benachteiligungen in der Ausbildung, im Beruf und letztendlich auch beim Einkommen führen und dass damit die Betroffenen in die untere soziale Schicht wandern. Man spricht in diesem Zusammenhang von der „Drift-Hypothese“.

Eng verbunden mit der Hypothese ist die Erklärung zum „Cycle of Deprivation“. Dabei geht man von der Annahme aus, dass bei Menschen, die unter ökonomisch, sozial und ökologisch benachteiligten Bedingungen leben, während der Schwangerschaft oder bei der Geburt genetische oder konstitutionelle Prädispositionen bestehen und stärker zum Ausbruch kommen, die Startbedingungen für diese Kinder somit verschlechtern, was dann wiederum in benachteiligte Ausbildungs- und Berufspositionen – dem Kreislauf der Benachteiligung – einmündet.

2. Unterschiedliche gesundheitsbezogene Verhaltensweisen erklären die Unterschiede.

Die These, dass die Unterschiede im Gesundheitszustand auf schichtenspezifische Unterschiede im **Gesundheitsverhalten** zurückzuführen sind, geht auf viele empirische Studien zurück, die eine höhere Raucherquote, ein schlechteres Ernährungsverhalten oder eine geringere sportliche Aktivität in den unteren sozialen Schichten belegen (z.B. Forschungsverbund DHP, 1998). Diese Ergebnisse lassen sich noch auf den Alkoholkonsum, Teilnahme an präventiven Maßnahmen oder den Impfstatus ausweiten (Statistisches Bundesamt, 1998).

3. Die Unterschiede entstehen durch ökonomische Verursachungsprozesse.

Die dritte These, dass sozioökonomische Bedingungen Unterschiede im Gesundheitszustand zwischen den Sozialschichten erklären können, wird unter dem Schlagwort „Armut macht krank“ zusammengefasst. Um diesen Zusammenhang genau zu untersuchen, müssen vielfältige Faktoren aus der sozioökonomisch bestimmten Lebenswelt berücksichtigt werden, die Ausdrucksformen besonderer gesellschaftlicher Benachteiligung sein können. Das können z.B. die Arbeitswelt – die Arbeitsbedingungen, aber auch der Verlust einer Beschäftigung, also Arbeitslosigkeit –, die Wohnbedingungen, Obdachlosigkeit oder Migration sein. Eine ausführlichere Diskussion dieser Problemfelder mit Präsentation der wichtigsten Ergebnisse zum Gesundheitszustand und zu Gesundheitsverhaltensweisen befindet sich in Abschnitt IV.

Im Folgenden sind nun die wesentlichen Befunde zu dem Zusammenhang zwischen Gesundheit/Krankheit und sozialer Lage für Deutschland dargestellt. Generell kann man feststellen, dass sich eine gesellschaftliche Ungleichheit mit einer stärkeren Benachteiligung der unteren Sozialschichten bei der Lebenserwartung, bei der Prävalenz der meisten Krankheiten (Ausnahme z.B. Allergien, Neurodermitis), bei Gesundheitsverhaltensweisen und bei der Inanspruchnahme von präventiven und medizinischen Leistungen (Mielck, 2000) zeigt. Diese gesundheitlichen Ungleichheiten manifestieren sich in allen Altersklassen. Bereits mit der Geburt treten sie auf und entwickeln sich bis zum höchsten Lebensalter; die stärkste Ausprägung erreichen sie im Erwachsenenalter von 45 bis 55 Jahren (Geyer, 2002, S. 54). In den unteren sozialen Schichten sind nicht nur die sozialen Stressoren und die gesundheitlichen Risiken stärker ausgeprägt als in den oberen, sondern auch das Ausmaß sozialer und personaler Ressourcen ist niedriger. So zeigt Waltz (1981), dass adäquate personale Ressourcen, wie Selbstwertgefühl oder das Gefühl, schwierige Situationen und Probleme meistern zu können, sowie effiziente **Coping**strategien seltener in den unteren sozialen Schichten zu finden sind.

Neben der sozialen Schichtzugehörigkeit wird auch durch das Geschlecht gesundheitliche Ungleichheit abgebildet. Generell kann man konstatieren, dass der soziale Gradient bei Männern stärker ausgeprägt ist als bei Frauen (s. Abschnitt IV).

In der aktuellen Debatte zur Bedeutung der materiellen Lage für die Gesundheit wird festgestellt, dass zurzeit eine Verschlechterung der materiellen Lage mit einer Verschlechterung der gesundheitlichen Situation einhergeht. Die soziale Schere vergrößert sich also.

Es wird häufig Kritik an dem Schichtkonzept geäußert, da es zu statisch sei und zu viel Aufmerksamkeit auf die materielle Situation lege und dabei die gegenseitige Abhängigkeit der Schichtindikatoren unberücksichtigt ließe. Zudem würden mit dem Schichtkonzept Veränderungen, die sich z.B. in den letzten Jahrzehnten in der beruflichen Statuszuschreibung durch Veränderung des Berufsspektrums ergeben haben, nicht abgebildet.

Darum wurde das „**Lebenslagenkonzept**" entwickelt, das versucht, alle möglichen Einflussfaktoren auf die Gesundheit, die durch die Lebenssituation bestimmt sind, einzubeziehen. Bei der Operationalisierung dieses Konzeptes, um es durch empirische Studien abzusichern, hat sich jedoch gezeigt, dass die Berücksichtigung aller möglicher Einflussfaktoren auf die Gesundheit unmöglich ist, so dass genau so viele Lebenslagen definiert werden müssten, wie es Menschen gibt. Darum greift man heute in der Sozialepidemiologie wieder häufiger auf das Schichtkonzept zurück.

Die Thematisierung von sozialen Ungleichverteilungen von Gesundheit und Krankheit in Deutschland in den letzten Jahren hat dazu geführt, dass bei der Etablierung von gesundheitlichen Maßnahmen die Reduzierung von sozial ungleich verteilten Gesundheitschancen als Ziel erklärt worden ist, so z.B. bei primär präventiven Maßnahmen nach § 20 SGB V.

Die Debatte hat aber auch deutlich gemacht, dass sehr viel mehr wissenschaftliche Studien notwendig sind, um die Komplexität der Zusammenhänge zu erforschen. So ist es bis heute nicht möglich, die Frage ob Armut krank macht oder Krankheit arm macht, zu beantworten. Das wäre aber bei dem sektoralen Politikverständnis in Deutschland notwendig, um für politische Konsequenzen die richtigen Zuständigkeiten anzusprechen, d.h. ist die Gesundheitspolitik für eine Veränderung verantwortlich oder ist es die Arbeitsmarkt-, Sozial-, Bildungs- oder Umweltpolitik etc.

5.2 Soziale Determinanten von Krankheit und Gesundheit

Eng verbunden mit der Frage zum Zusammenhang zwischen sozioökonomischer Situation und der Häufigkeit von Krankheiten in der Bevölkerung steht die Frage nach den sozialen Bedingungen, die eine Erkrankung auslösen können. Bei der ersten Frage geht es um die Deskription von sozial ungleich verteilten Gesundheitschancen, bei der zweiten steht ein **ätiologischer Ansatz**, d.h. die Frage, ob soziale Belastungen Krankheiten verursachen können, im Vordergrund. Hier hat sich die Stress-Theorie durchgesetzt, bei der es um die Untersuchung der Bedeutung von Stressoren insbesondere aus dem Arbeitsbereich für die Entstehung von Krankheiten geht. Karasek und Theorell (1990) konnten in ihrem Arbeitsbelastungsmodell aufzeigen, dass hohe Arbeitsanforderungen als Risikofaktoren für Herz-/Kreislaufkrankheiten anzusehen sind. Das hat dazu geführt, dass koronare Herzkrankheiten lange Zeit als Managerkrankheit betrachtet wurden, da bei ihnen eine besonders hohe Arbeitsbelastung angenommen wurde. Auch in der erst kürzlich abgeschlossenen INTERHEART-Studie (Yusuf et al., 2004) konnte gezeigt werden, dass permanenter Stress am Arbeitsplatz eine 2,14-fache Erhöhung für ein Herzinfarktrisiko bedeutet, aber auch permanenter Stress im privaten Bereich führt zu einer 2,17-fachen Erhöhung.

Das Arbeitsbelastungsmodell wurde von Siegrist mit dem **Gratifikationsmodell** weiter entwickelt (Siegrist, 1996). Er geht in seinem Konzept davon aus, dass ein Zusammenhang besteht zwischen dem Risiko für das Auftreten einer Herz-/Kreislaufkrankheit und der Kombination aus hohen Anforderungen (Aufwänden) und niedrigen Belohnungen (Erträgen). Unter Anforderung oder Aufwand werden nicht nur Arbeitsbelastungen verstanden, sondern auch die individuelle Bereitschaft, sich zu verausgaben bzw. mit anderen zu konkurrieren. Erträge oder Belohnungen umfassen nicht nur materielle Faktoren, sondern auch Anerkennung durch Andere oder Verbesserungen in der beruflichen Situation. In empirischen Studien konnte Siegrist für beide Geschlechter eine Bestätigung seines Modells finden.

Als weitere Konzepte, die eine Bedeutung für den Ausbruch und den Verlauf einer Erkrankung haben, werden kritische Lebensereignisse, **Lebensstile** und die soziale Unterstützung (s. Kap. 5.3) diskutiert. Die Bedeutung von Lebensereignissen wurde für eine Menge von Krankheiten erforscht (Geyer, 1999), wobei sich die stärksten Zusammenhänge für Verlustereignisse zeigen, d.h. der Verlust eines Partners oder wichtiger Lebensziele ist sehr häufig mit dem Ausbruch einer Krankheit und hier besonders mit einer Depression verbunden.

Die Betrachtung von Lebensstilen, also regelmäßig wiederkehrende Verhaltensweisen, Interaktionsmuster oder Einstellungen, ist als Ergänzung der Forschung zur sozialen Schichtung um Verhaltensaspekte zu verstehen. „Lebensstile sind das Produkt des komplexen Zusammenwirkens von Verhaltensweisen, Einstellungen und sozialstrukturellen Bedingungen. Nicht die Ausprägung einzelner Lebensstilelemente steht im Vordergrund des Lebensstilkonzeptes, sondern spezifische Muster, die sich aus den komplexen Interaktionen der Elemente ergeben. Als soziologische Kategorie umfasst Lebensstil mehr als die Lebensführung einzelner Individuen. Die Herausbildung von gruppentypischen Mustern der Lebensführung ist Voraussetzung für die Entwicklung von spezifischen Lebensstilen. Lebensstile sind damit kollektive Phänomene. Die Bildung von Lebensstilen wird von individuellen Präferenzen und sozialstrukturellen Bedingungen beeinflusst. Im Konzept des Lebensstils sind somit individuelle als auch soziale Faktoren sowie die Interaktion dieser beiden zu berücksichtigen" (Abel, 1992, S. 124).

Das Konzept geht also davon aus, dass unterschiedliche Lebensstile die Möglichkeit freier Wahlhandlungen voraussetzt. „In den Gesundheitswissenschaften hat das Lebensstilkonzept in Gestalt der gesundheitsbezogenen Lebensstile Eingang gefunden" (Geyer, 2002, S. 62). Es werden drei Elemente unterschieden: gesundheitsrelevantes Verhalten, gesundheitsbezogene Orientierungen und soziale Ressourcen (Abel, 1997).

Mit Hilfe von empirischen Befunden über individuelle Ausprägungen von Lebensweisen hat man dieses wissenschaftliche Konstrukt der Lebensstile entwickelt. Für ein Individuum setzt es voraus, dass bei gegebenen Lebensbedingungen eine Entscheidungsmöglichkeit in Bezug auf gesundheitsförderliche Lebensstile besteht und dass nicht z.B. ungünstige Arbeitszeiten oder ungenügende finanzielle Ressourcen die Einhaltung von gesundheitsförderlichen Verhaltensweisen unmöglich machen. Damit wird die enge Beziehung zwischen dem Lebensstilkonzept und dem Schichtkonzept deutlich.

5.3 Die Bedeutung sozialer Unterstützung und sozialer Netzwerke bei Krankheit

In den beiden vorherigen Abschnitten wurden Risiken für die Entstehung von Krankheiten behandelt, mit dem Thema der sozialen Unterstützung werden Ressourcen zur Erhaltung der Gesundheit angesprochen. Die These, dass Art, Umfang und Qualität der sozialen Beziehungen eines Menschen für seine Gesundheit relevant sind, wird durch vielfältige Studien gestützt (z.B. durch die Alameda County Study von Berkman und Syme, 1979). Es wird angenommen, dass soziale Beziehungen einerseits einen direkten positiven Einfluss auf das Wohlbefinden und damit auf die Gesundheit haben, andererseits sie bei der Bewältigung von Krankheiten und belastenden Lebensumständen unterstützend im Sinne einer sozialen Ressource wirken.

Die Intensität sozialer Unterstützung wird von Badura in einem Modell mit 4 Stufen dargestellt:

> *„1. Confidantbeziehung: Als Confidant bezeichnen wir einen Menschen, mit dem auch die persönlichsten Probleme besprochen werden können, dem man unbedingt vertraut und dessen Hilfe jederzeit in Anspruch genommen werden kann. … Eltern, Freunde bzw. Freundinnen, Ehepartner, Geschwister oder Kinder kommen als die vermutlich häufigsten Confidantkandidaten in Betracht.*
>
> *2. Enge Beziehungen: Hier konkurrieren zwei unterschiedliche Kriterien miteinander. Die Enge der Beziehung kann einmal von der Häufigkeit der Interaktion und der dadurch bedingten Wahrscheinlichkeit gemeinsamer Werte und Interessen abhängen. Sie kann aber auch abhängen von der Intensität positiver gegenseitiger Gefühle bzw. positiver sozialer Wertschätzung, bedingt etwa durch prägende – möglicherweise schon eine geraume Zeit zurückliegende – gemeinsame Erfahrungen und Erlebnisse … Kandidaten für enge Beziehungen sind Familienmitglieder, Freunde, Arbeitskollegen. Einer der wichtigsten Indikatoren für die Enge der Beziehung ist möglicherweise ihre Dauer.*
>
> *3. Eher oberflächliche Bekanntschaften: Bei dieser dritten Gruppe sozialer Beziehungen besteht nur ein geringes Maß gegenseitiger Verpflichtungen, die Dauer der Beziehung kann kurz, der Inhalt durch Abwesenheit von Emotionen gekennzeichnet sein. Dennoch: man kennt und anerkennt einander … Gemeinsamer Arbeitsplatz, gemeinsamer Wohnort, gemeinsame Interessen, gemeinsame Mitgliedschaft in Organisationen, Vereinen, Religionsgemeinschaften, politischen Gruppierungen, gemeinsame Probleme bilden den Anlass oder den äußeren Rahmen solcher Beziehungen. Weniger enge Beziehungen bilden zugleich auch ein Potenzial zur Knüpfung neuer sozialer Netzwerke oder zur Entstehung neuer enger Beziehungen.*
>
> *4. Keine informellen Beziehungen: Dies ist der möglicherweise gar nicht so seltene Grenzfall sozialer Marginalität oder völliger sozialer Isolation. Er impliziert zugleich auch den Wegfall informeller Unterstützung. Soziale Isolation kann selbst gewählt, kann unfreiwillig oder durch äußere Umstände erzwungen, sie kann kurzfristig oder definitiv sein" (Badura, 1981, S. 30f).*

Enge Bindungen als bedeutsamer Indikator für die Lebenserwartung und als Schutzfaktor vor dem Verlust an Lebensjahren konnten z.B. in der Alameda County Study nachgewiesen werden. Die lebensverlängernde und gesundheitsförderliche Wirkung von sozialen Bindungen wird dabei auf einen disziplinierenden und einen kontrollierenden Einfluss für das eigene Verhalten zurückgeführt (Berkman & Syme, 1979). Enge soziale Bindungen erhöhen auf der emotionalen Seite das Selbstwertgefühl, wirken Angst reduzierend und bieten Unterstützung durch das Bereitstellen von Informationen oder materielle Hilfe (Selbsthilfegruppen). Auf der anderen Seite kann ein zu starker Zusammenhalt auch eine soziale Überregulierung im Sinne einer sozialen Kontrolle zur Folge haben, was wiederum mit einem erhöhten Risiko psychischer Erkrankung verbunden sein kann. Das optimale Maß des sozialen Rückhalts wird individuell und kulturell sehr unterschiedlich bewertet. Zudem weisen Frauen ein größeres Netzwerk sozialer Unterstützung auf als Männer und das Maß sozialer Unterstützung nimmt mit einem steigenden sozialen Status zu. Will man das Konzept der sozialen Unterstützung für die Planung von präventiven und gesundheitsförderlichen Maßnahmen nutzen, muss man diese Aspekte berücksichtigen.

□ Zusammenfassung

Zusammenfassend kann die Bedeutung der Sozialwissenschaften für Public Health/Gesundheitswissenschaften folgendermaßen charakterisiert werden: Die Betrachtung von sozialen Determinanten und Strukturen von Gesundheit und Krankheit, die Beschreibung sozial ungleich verteilter Gesundheitschancen und die Eruierung von sozialen Elementen der Ursachenkonstellationen für Gesundheit und Krankheiten dienen den Gesundheitswissenschaften zur Entwicklung, Implementation und Evaluation von gesundheitsbezogenen Interventionsmaßnahmen und gesundheitspolitischen Handlungsoptionen.

- Fragen nach den sozial ungleich verteilten Gesundheitschancen in der Bevölkerung, nach den sozialen Faktoren als Ursachen für die Krankheitsentstehung und nach sozialen Bindungen und sozialen Netzwerken als Ressourcen für die Krankheitsbewältigung sind aus sozialwissenschaftlicher Perspektive wichtige Themen der Gesundheitswissenschaften.
- Bei Bevölkerungsgruppen mit einer schlechteren sozialen Lage treten häufiger eine kürzere Lebenserwartung, eine höhere Prävalenz der meisten Krankheiten, schlechtere Gesundheitsverhaltensweisen sowie eine geringere Inanspruchnahme von präventiven und medizinischen Leistungen als bei besser gestellten Gruppen auf.
- Zur empirischen Überprüfung des Zusammenhangs zwischen sozialer und gesundheitlicher Lage werden häufig das Schicht-, das Lebenslagen- und Lebensstilkonzept herangezogen.

http://www.uvk-lucius.de/service

■ Neben der Betrachtung der gesundheitlichen und sozialen Risiken ist aus sozialwissenschaftlicher Sicht die Analyse der sozialen Ressourcen zur Vermeidung und Bewältigung von Erkrankungen wichtig. Dies geschieht mit Hilfe des Konzepts der sozialen Unterstützung.

□ Wichtige Schlagwörter

▶ Ätiologie ▶ Coping ▶ Gesundheitsverhalten ▶ Gratifikationsmodell ▶ Lebenslage ▶ Lebensstile ▶ Soziale Selektion ▶ Soziale Schicht ▶ soziale Unterstützung

Wichtige Schlagwörter sind im Glossar am Buchende erklärt.

□ Wiederholungsfragen

[1] Wie wird das Konzept der sozialen Schichtung operationalisiert? Welche Dimensionen werden dafür herangezogen?

[2] Welche Vor- und Nachteile bietet das Schichtkonzept bei der Anwendung in den Gesundheitswissenschaften?

[3] Welche Wirkmechanismen/Kausalpfade werden bei dem Zusammenhang zwischen sozialer und gesundheitlicher Ungleichheit angenommen?

[4] Skizzieren Sie die Bedeutung der „sozialen Unterstützung" als gesundheitliche Ressource.

Lösungshinweise finden Sie im Web-Service.

□ Literatur

Abel. T. (1992). Konzept und Messung gesundheitsrelevanter Lebensstile. In: Prävention, 15, S. 123–128

Abel, T. (1997). Gesundheitsverhaltensforschung und Public Health: paradigmatische Anforderungen und ihre Umsetzung am Beispiel gesundheitsrelevanter Lebensstile. In: Weitkunat, R., Kessler, M. (Hrsg.). Public Health und Gesundheitspsychologie (S. 56–61). Bern: Huber

Badura, B. (Hrsg.) (1981). Soziale Unterstützung und chronische Krankheit. Frankfurt/Main: Suhrkamp

Badura, B. (1993). Soziologische Grundlagen der Gesundheitswissenschaften. In: Hurrelmann, K., Laaser, U. (Hrsg.). Gesundheitswissenschaften. Handbuch für Lehre, Forschung und Praxis (S. 63–87). Basel: Beltz

Berkman, L.F., Syme, L. (1979). Social networks, host resistance and mortality. A nine-year follow-up of Alameda County residents. In: American Journal of Epidemiology, 109, p. 186–204

Forschungsverbund DHP (Hrsg.) (1998). Die Deutsche Herz-Kreislauf-Präventionsstudie. Design und Ergebnisse. Bern: Verlag Hans Huber

Geyer, S. (1999). Macht Unglück krank? Die Konsequenzen belastender Lebensereignisse. Weinheim: Juventa Verlag

Geyer, S. (2002). Sozialwissenschaftliche Grundlagen. In: Kolip, P. (Hrsg.). Gesundheitswissenschaften – Eine Einführung (S. 53–77). Weinheim und München: Juventa Verlag

Hradil, S. (1999). Soziale Ungleichheit in Deutschland. Opladen: Leske + Budrich

Karasek, R., Theorell, T. (1990). Healthy work. New York: Basic Books

Mielck, A. (2000). Soziale Ungleichheit und Gesundheit. Bern: Huber

Siegrist, J., Marmot, M. (Hrsg.) (2008). Soziale Ungleichheit und Gesundheit: Erklärungsansätze und gesundheitliche Folgerungen. Bern: Huber

Siegrist, J. (1996). Soziale Krisen und Gesundheit. Göttingen: Hogrefe

Statistisches Bundesamt (Hrsg.) (1998). Gesundheitsbericht für Deutschland.: Gesundheitsberichterstattung des Bundes. Stuttgart: Metzler-Poeschel

Waltz, E.M. (1981). Soziale Faktoren bei der Entstehung und Bewältigung von Krankheit – ein Überblick über die empirische Literatur. In: Badura, B. (Hrsg.). Soziale Unterstützung und chronische Krankheit (S. 40–119). Frankfurt/Main: Suhrkamp

Yusuf, S. et al. (2004). Effects of potentially modifiable risk factors associated with myocardial infarction in 52 countries (the INTERHEART study): case-control study. In: The Lancet, 364, 9438, p. 937–952

6 Verhaltenswissenschaften/Psychologie

□ Lernziele

In diesem Kapitel erfahren Sie,

- warum die Verhaltenswissenschaften eine wichtige Disziplin der Gesundheitswissenschaften sind,
- welche Erklärungsansätze/Theorien aus den Verhaltenswissenschaften für die Gesundheitswissenschaften im Rahmen der Erklärung von Gesundheitsverhalten herangezogen werden,
- welche Stärken und Schwächen diese Erklärungsansätze haben.

Zur Erklärung von gesundheits- und krankheitsrelevanten Prozessen und Verhaltensweisen spielt die Psychologie und hier besonders die medizinische und Gesundheitspsychologie eine wichtige Rolle im Rahmen der Gesundheitswissenschaften. Bei der Gesundheitspsychologie geht es um das „Wahrnehmen, Erleben, Denken und Handeln von Menschen hinsichtlich der Phänomene Gesundheit und Krankheit. ... Gesundheitspsychologie ist ein wissenschaftlicher Beitrag der Psychologie zur

[1] Förderung und Erhaltung von Gesundheit,
[2] Verhütung und Behandlung von Krankheiten,
[3] Bestimmung von Risikoverhaltensweisen,
[4] Diagnose und Ursachenbestimmung von gesundheitlichen Störungen,
[5] Rehabilitation und
[6] Verbesserung des Systems gesundheitlicher Versorgung.“
(Hornung & Dauwalder, 1996, S. 146).

Die psychosozialen Grundlagen von Krankheit und Krankheitsbewältigung sowie die Beeinflussung gesundheitsbezogener Verhaltensweisen des individuellen Menschen sind somit Grundlage der Gesundheitspsychologie. Zur Erklärung des Krankheits- und Gesundheitsverhaltens stehen verschiedene Theorien zur Verfügung. Exemplarisch werden im Folgenden folgende Theorien dargestellt:

- das Health-Belief-Modell,
- das Transtheoretische Modell,

- das Konzept des Locus of Control,
- das Modell der Selbstwirksamkeit sowie
- das Typ-A-Verhaltensmuster.

6.1 Das Health-Belief-Modell

Das **Health-Belief-Modell** wurde 1966 von Rosenberg entwickelt und von Becker und Kollegen in den 1970er und 1980er Jahren weiterentwickelt. Es geht von der Annahme aus, dass die Wahrscheinlichkeit, eine Krankheit zu bekommen, von Verhaltensweisen beeinflusst wird, die sowohl das Risiko erhöhen oder reduzieren können. Schwarzer unterscheidet folgende Faktoren für die Motivation zur Inanspruchnahme des Gesundheitswesens und für die Bereitschaft zur Durchführung krankheitspräventiver Maßnahmen (Schwarzer, 2004):

- Die Erkennbarkeit des Nutzens und der Effektivität des eigenen präventiven Verhaltens;
- Die Bewertung der Gefährlichkeit der Erkrankung und des objektiven Schweregrades der Erkrankung auf der Basis von Schmerzen, Arbeitsunfähigkeit, Kosten, ökonomischen Schwierigkeiten etc.;
- Die subjektive Bewertung der persönlichen Gefährdung und Krankheitsanfälligkeit;
- Die Wahrnehmung eigener Einschränkungen und Barrieren, die durch das präventive Verhalten bedingt sind;
- Der Glaube an den Nutzen und die Wirksamkeit einer bestimmten Handlung, der das Individuum zur Verhaltensänderung führt.

In dem Modell wird konstatiert, dass demographische, sozio-ökonomische und motivationale Faktoren als Einflussgrößen auf das Gesundheitsverhalten wirken. Kognitive Faktoren einer Person, die die Bewertung der Wirksamkeit einer Verhaltensmaßnahme zum Ziel hat, haben somit einen großen Stellenwert in diesem Modell. Die Überzeugung, dass eine bestimmte Aktivität die Krankheit vermeiden hilft, ist für die angenommene Wahrscheinlichkeit der Zielerreichung entscheidend. Man geht also von einem weitgehend rational bestimmten Verhalten aus. Obwohl die Vorhersagekraft dieses Modells angezweifelt wird bzw. in Studien nur bedingt belegt werden konnte, wird dieses Modell häufig im Bereich der Gesundheitserziehung und der Änderung von Gesundheitsverhaltensmaßnahmen angewendet.

6.2 Das Transtheoretische Modell zur Verhaltensänderung

Als Erweiterung des Health-Belief Modells wurde in den 1990er Jahren das **transtheoretische Modell (TTM)** über die Stadien der Verhaltensänderung von Prochaska entwickelt. Es stellt ein Konzept zur Beschreibung, Erklärung, Vorhersage und Beeinflussung von Verhaltensänderungen dar und wurde bei der Beeinflussung von unterschiedlichen Gesundheitsverhaltensweisen, wie Rauchen, Alkoholkonsum oder Ernährung, angewendet. Dabei hat es sich als effektives Modell erwiesen, da es ausführlich auf die Phasen der Verhaltensänderung eingeht und den Entscheidungsprozess eines Individuums beschreibt. Emotionen, Kognitionen und Verhaltensweisen werden in das Modell einbezogen.

Sechs Stadien der Verhaltensänderung werden unterschieden:

[1] **„Precontemplation“:** In diesem Stadium der Absichtslosigkeit haben Personen keine Absicht, ihr Verhalten zu ändern.

[2] **„Contemplation“:** Im Stadium der Absichtsbildung oder Bewusstwerdung wird eine Verhaltensänderung in einem bestimmten Zeitraum durchzuführen in Erwägung gezogen.

[3] **„Preparation“:** Im Vorbereitungsstadium werden konkrete Schritte zur Verhaltensänderung geplant und eingeleitet.

[4] **„Action“:** In diesem Stadium wird die Verhaltensänderung über einen kürzeren Zeitraum vollzogen.

[5] **„Maintenance“:** Im Stadium der Aufrechterhaltung wird das riskante Verhalten über einen längeren Zeitraum aufgegeben und das neue, gesundheitsförderliche Verhalten beibehalten.

[6] **„Termination“:** Hier wird die Phase der Aufrechterhaltung und der Stabilisierung des neuen Verhaltens thematisiert. Es geht also um die Vermeidung von Rückfällen (Prochaska et al., 1986).

Um diesen Veränderungsprozess genauer beschreiben und verstehen zu können, werden kognitiv-affektive Prozesse und verhaltensorientierte Prozesse unterschieden. Zu den kognitiv-affektiven Prozessen zählen:

- Steigern des Problembewusstseins („consciousness raising“) – aktives Aufnehmen von Informationen,
- Emotionales Erleben („dramatic relief“) – bewusstes Erleben und Ausdrücken der Gefühle bezüglich des Problemverhaltens,

- Neubewertung der persönlichen Umwelt („environmental reevaluation") – wahrnehmen und bewerten, inwiefern das Problemverhalten die persönliche Umwelt und andere Personen betrifft,
- Selbstneubewertung („self-reevaluation") – emotionale Analyse, wie das Problemverhalten oder die Verhaltensänderung die eigene Person betrifft,
- Wahrnehmen förderlicher Umweltbedingungen („social liberation") – wahrnehmen von Umweltbedingungen, die die Verhaltensänderung erleichtern.

Die verhaltensorientierten Prozesse umfassen

- Gegenkonditionierung („counterconditioning") – Ersetzen ungünstiger Verhaltensweisen,
- Kontrolle der Umwelt („stimulus control") – Kontrolle von Situationen oder Personen zur Verringerung des Auftretens des Problemverhaltens,
- Nutzen hilfreicher Beziehungen („helping relationships") – aktives Nutzen von sozialer Unterstützung,
- (Selbst-)Verstärkung („reinforcement management") – gezieltes Nutzen von Belohnungsstrategien zur Erreichung des Zielverhaltens,
- Selbstverpflichtung – Fassen eines festen Vorsatzes zur Verhaltensänderung („self-liberation") (Keller, 1999).

Für die Entwicklung und Begleitung von Interventionsmaßnahmen zur Beeinflussung von Gesundheitsverhaltensweisen wird das Transtheoretische Modell häufig benutzt und hat dabei seine Nützlichkeit und Praktikabilität bewiesen, so dass es als wichtiges, empirisch gestütztes Modell zu Prozessen der Verhaltensveränderung angesehen wird, das besonders die motivationalen Aspekte betont.

Kritisch angemerkt wird besonders, dass die Abgrenzung der einzelnen Stadien der Verhaltensänderung nicht immer klar ist. Damit wird die Validität der Stufeneinteilung in Frage gestellt. Zudem wird angemerkt, dass ein **Selektionsbias** in den durchgeführten Studien vorherrschen könnte, so dass eher die Veränderungsbereiten einbezogen sind. Ferner wird kritisiert, dass die Veränderungsstrategien in der Realität nicht so konsistent sind, wie in dem Modell angenommen wird. Ein weiterer Kritikpunkt bezieht sich darauf, dass der Bezug der Verhaltensänderungen zu Änderungen der physiologischen Parameter, wie Höhe des Cholesteringehaltes im Blut oder Body-Mass-Index, oder sogar zu Krankheiten, wie kardiovaskulären Krankheiten, noch aussteht.

6.3 Konzept des locus of control

Das Konzept des locus of control oder der internen und externen Kontrollerwartungen wurde im Rahmen der sozialen Lerntheorie von Rotter präzisiert. In den Gesundheitswissenschaften wird es besonders bei der Diskussion von personalen Ressourcen thematisiert. In dem Konzept der internen/externen Kontrollerwartungen werden Menschen danach unterschieden, ob sie ein Ereignis als Folge des eigenen Verhaltens, also als internen Faktor, wie Fähigkeit oder Anstrengung, betrachten oder als Folge nicht kontrollierbarer Faktoren, wie Schicksal oder Glück.

In vielen Untersuchungen konnte ein Zusammenhang zwischen Gesundheitsverhalten und Kontrollerwartungen festgestellt werden. Personen mit einer hohen internen Kontrollerwartung gelten als effektiver bei der aktiven Suche nach Informationen oder Hilfestellungen, um ein Problem zu lösen. So konnte in einer Studie nachgewiesen werden, dass Frauen, die regelmäßig an Krebsfrüherkennungsuntersuchungen teilnehmen, die Erhaltung der Gesundheit weniger von Glück oder Zufall abhängig sehen als Frauen, die nie oder nur selten zu Krebsfrüherkennungsuntersuchungen gehen (Hornung, 1986).

Menschen mit hohen externen Kontrollerwartungen haben häufig das Gefühl, dass ihre Anstrengungen nicht Erfolg versprechend sind. „Präventive Verhaltensweisen werden oft deshalb nicht ausgeführt, weil man glaubt, dass Gesundheit das Ergebnis nicht berechenbarer und kontrollierbarer Fälle wie Zufall oder Schicksal darstellt“ (Hornung & Dauwalder, 1996, S. 148). Dies ist bei der Entwicklung und Implementation von Präventionsmaßnahmen zu bedenken.

6.4 Modell der Selbstwirksamkeit

Eng verbunden mit dem Konzept des locus of control und der Transtheoretischen Theorie ist das Modell der Selbstwirksamkeit, das von Bandura Ende der 1970'er Jahre entwickelt wurde (Bandura, 1982). Selbstwirksamkeit bezieht sich dabei auf die Fähigkeit einer Person, das gewünschte Verhalten oder die beabsichtigten Handlungen (z.B. Aufgabe des Rauchens) auch ausüben zu können. Ein starker Glaube an die eigenen Fähigkeiten und Kompetenzen führt häufig zu einer geringeren Anfälligkeit für psychische Störungen und zu mehr Erfolg im Berufsleben, wie einige Studien zeigen. Die Annahme, dass man als Person gezielt Einfluss auf die Welt nehmen kann (= interner locus of control), ist also ein Bestandteil des Selbstwirksamkeits-Modell. Bandura unterscheidet 4 Quellen als Einflussgrößen für die Selbstwirksamkeitserwartung:

- **Meisterung von schwierigen Situationen:** Kann eine schwierige Situation mit Erfolg bewältigt werden, erhöht das das Vertrauen, auch in Zukunft schwierige Situationen bewältigen zu können. Einen Menschen mit hohen Selbstwirksamkeitserwartungen beeinträchtigen auch einzelne Rückschläge nicht massiv.
- **Beobachtungen von Modellen:** Beobachtet ein Mensch Problemlösungsstrategien und vergleicht sie mit seinen eigenen, dann traut er sich die Bewältigung von Schwierigkeiten eher zu, wenn die beobachteten Strategien den eigenen gleichen.
- **Soziale Unterstützung:** Wenn ein Mensch bei der Lösung einer problematischen Situation Unterstützung durch Zureden und Zutrauen erfährt, erhöht das den Glauben an sich selbst und befähigt ihn damit zur Lösung.
- **Physiologische Reaktionen:** Ein Abbau von Stressreaktionen, die z.B. bei starken Anforderungen durch Schweißausbruch oder Herzklopfen kenntlich werden und leicht als Schwäche interpretiert werden, so dass Selbstzweifel auftreten, kann Menschen helfen, Herausforderungen entspannter anzugehen und zu meistern.

Die Selbstwirksamkeit ist kein statischer Zustand, sondern entwickelt sich über den gesamten Lebenszyklus. Dabei zeigt sich, dass Menschen mit Selbstzweifeln und einem geringen Selbstvertrauen tendenziell eher negative Emotionen und Depressionen aufweisen. Im Sinne der Prävention und Gesundheitsförderung ist es deshalb wichtig, die Selbstwirksamkeitserwartungen in allen Altersgruppen zu stärken.

So ist z.B. das höhere Lebensalter dadurch gekennzeichnet, dass Veränderungen in der Lebenssituation, wie den Eintritt in den Ruhestand, der Verlust des Partners, die Reduzierung der körperlichen Leistungsfähigkeit oder die Existenz von chronischen Krankheiten, auftreten, bei deren Bewältigung die individuelle Selbstwirksamkeitserwartung behilflich sein kann.

6.5 Typ-A-Verhalten

Das **Typ-A-Verhalten** wird als ein Persönlichkeitsfaktor definiert, der das Risiko für die Entstehung von koronaren Herzkrankheiten erhöht. Dies wurde in einer Reihe von prospektiven Studien untersucht (Matthews & Haynes, 1986). Ein Mensch, dem man das Typ-A-Verhalten zuschreibt, zeichnet sich durch Aggressivität, Ungeduld, Feindseligkeit und ausgeprägtes Konkurrenzverhalten aus. Häufig sind solche Menschen Einzelgänger und ehrgeizig. In der Zwischenzeit wird der pathogene Einfluss dieses Verhaltensmusters in Frage gestellt.

Zudem ist die Modifizierbarkeit des Typ-A-Verhaltens mit Hilfe von psychologischen Interventionsmethoden umstritten.

☐ Zusammenfassung

Zusammenfassend kann man die Bedeutung der Verhaltenswissenschaften für Public Health/Gesundheitswissenschaften folgendermaßen beschreiben: „Gemeinsam ist beiden die bevölkerungsbezogene, präventive Ausrichtung. Der Unterschied zwischen den beiden Disziplinen hingegen liegt auf der Zielebene: Während Public Health auf die externe Verhaltensregulation einer Population zielt, richtet sich die Gesundheitspsychologie auf die interne Verhaltensregulation (Motivation) von Individuen oder spezifischen Gruppen" (Hornung & Dauwalder, 1996, S. 147).

- Im Rahmen der Gesundheitswissenschaften sind psychologische Erklärungsansätze zum Verständnis von Gesundheits- und Krankheitsverhaltensweisen wichtig.
- Die psychologischen Theorien und Modelle dienen im Rahmen der Gesundheitswissenschaften dazu, Motivationen und Formen der Verhaltensregulation zu beschreiben, zu verstehen und für die Entwicklung von (präventiven) Maßnahmen zu nutzen.
- Neben dem Health-Belief-Modell wird das Transtheoretische Modell zur Verhaltensänderung besonders häufig angewendet, um Änderungsprozesse zu beschreiben und zu verstehen.

☐ Wichtige Schlagwörter

► Health Belief Modell ► Selbstwirksamkeit ► Selektionsbias ► Transtheoretisches Modell ► Typ A Verhalten

Wichtige Schlagwörter sind im Glossar am Buchende erklärt.

☐ Wiederholungsfragen

[1] Welche Rolle spielen die psychologischen Modelle und Theorieansätze im Rahmen der Gesundheitswissenschaften?

[2] Skizzieren Sie bitte kurz die Schritte der Verhaltensänderung nach dem Transtheoretischen Modell!

[3] Welche Kritikpunkte werden in Bezug auf das Transtheoretische Modell geäußert?

Lösungshinweise finden Sie im Web-Service.

☐ Literatur

Bandura, A. (1982). Self-efficacy mechanism in human agency. In: American Psychologist, 37, S. 122–147

Hornung, R. (1986). Krebs: Wissen, Einstellungen und präventives Verhalten der Bevölkerung. Bern: Huber

Hornung, R., Dauwalder, J.-P. (1996). Gesundheitspsychologie. In: Gutzwiller, F., Jeanneret, O. (Hrsg.). Sozial- und Präventivmedizin Public Health (S. 146–155). Bern: Huber

Keller, S. (Hrsg.) (1999). Motivation zur Verhaltensänderung. Das Transtheoretische Modell in Forschung und Praxis. Freiburg: Lambertus

Leppin, A. (2002). Verhaltenswissenschaftliche Grundlagen. In: Kolip, P. (Hrsg.). Gesundheitswissenschaften – Eine Einführung (S. 79–98). Weinheim und München: Juventa Verlag

Matthews, K., Haynes, S. (1986). Type A behavior pattern and coronary disease risk. Update and critical evaluation. In: American Journal of Epidemiology, 123, S. 923–960

Vogt, I. (1993). Psychologische Grundlagen der Gesundheitswissenschaften. In: Hurrelmann, K., Laaser, U. (Hrsg.). Gesundheitswissenschaften. Handbuch für Lehre, Forschung und Praxis (S. 46–62). Basel: Beltz

Prochaska, J.O., DiClemente, C.C. (1986). Toward a comprehensive model of change. In: Miller, W.R., Heather; N. (eds.). Treating addictive behaviors: process of change. New York: Plenum Press

Schwarzer, R. (Hrsg.) (1990). Gesundheitspsychologie. Göttingen: Hogrefe

Schwarzer, R. (2004). Psychologie des Gesundheitsverhaltens. Eine Einführung in die Gesundheitspsychologie. Göttingen: Hogrefe (3. Auflage)

7 Politische Wissenschaften/Gesundheitspolitik

☐ Lernziele

In diesem Kapitel erfahren Sie,

- warum die Politologie eine wichtige Disziplin der Gesundheitswissenschaften ist,
- welche Aufgaben durch die Gesundheitspolitik wahrgenommen werden,
- welche politischen Veränderungen in den letzten 20 Jahren in dem Gesundheitssystem umgesetzt worden sind,
- welche Akteure im Gesundheitssystem vorhanden sind und warum die Durchsetzung von Veränderungen so schwierig ist.

Die Notwendigkeit, das Gesundheitssystem zu reformieren, wird seit einigen Jahren immer wieder in der Öffentlichkeit angeführt und diskutiert. Viele Interessensgruppen und Akteure beteiligen sich an dieser Diskussion, so dass Reiners die **Gesundheitspolitik** als „Stammtischthema" (Reiners, 2009, S. 9) bezeichnet, bei dem jeder mitreden kann. Im Wesentlichen stehen dabei folgende Punkte im Mittelpunkt:

- Längerfristige Finanzierbarkeit des Gesundheitssystems unter Berücksichtigung der demografischen Entwicklung und der Wettbewerbsfähigkeit von Deutschland im Vergleich zu anderen Ländern;
- Kostendämpfung in der **Gesetzlichen Krankenversicherung (GKV)** durch Ausgaben- und Mengenbegrenzung;
- Sicherung und Verbesserung der Qualität der Versorgung.

Die Politikwissenschaft betrachtet dabei hauptsächlich das Zusammenwirken von Staat und Interessensverbänden bei der Lösung der angesprochenen Probleme. „Nicht die Inhalte und gesundheitlichen Wirkungen gesundheitspolitischer Entscheidungen stehen hier im Mittelpunkt, sondern die sektoral spezifischen institutionellen Strukturen und Akteursbeziehungen, die auf die Formulierung und Implementation politischer Entscheidungen Einfluss nehmen" (Rosenbrock & Gerlinger, 2004, S. 11).

7.1 Definition von Gesundheitspolitik

Die Frage nach dem Gegenstandsbereich der Gesundheitspolitik ist nicht eindeutig zu beantworten. So soll bereits Norbert Blüm bei Gesundheitspolitik von „Schwimmgymnastik im Haifischbecken“ gesprochen haben oder andere bezeichnen Gesundheitspolitik als „interessenvermintes Gelände“ (Reiners, 2009, S. 9).

Generell kann konstatiert werden, dass gesundheitspolitische Entscheidungen von vielen Interessensverbänden, Funktionären und Unternehmen bestimmt werden, die durch vielfältige Rechtsverordnungen des Bundes, der Länder, der EU, durch kartell- und wettbewerbsrechtliche Bedingungen etc. gelenkt werden. Rosenbrock und Gerlinger wollen Gesundheitspolitik analytisch verstanden wissen „als die Gesamtheit der organisierten Anstrengungen, die auf die Gesundheit von Individuen oder sozialen Gruppen Einfluss nehmen – gleich ob sie die Gesundheit fördern, erhalten, (wieder)herstellen oder auch nur die individuellen und sozialen Folgen von Krankheit lindern. Diese organisierten Anstrengungen umfassen den gesamten Politikzyklus von der Problemdefinition über die Politikformulierung (Definition von Zielen und Instrumenten) bis hin zur Implementation und Evaluation der Maßnahmen und schließen insbesondere die Bemühungen zur Gestaltung der mit Gesundheit befassten Institutionen und zur Steuerung des Handelns der entsprechenden Berufsgruppen ein“ (Rosenbrock & Gerlinger, 2004, S.12).

Damit umfasst die Gesundheitspolitik ein sehr breites Feld, das nicht bei der Kostendämpfung stehen bleibt. Im Wesentlichen geht es um politisches Handeln, das die Optimierung des gesundheitlichen Zustandes der Bevölkerung und der Lebensqualität zum Ziel hat. „Gesundheitliche Beeinträchtigungen und Funktionseinbußen, die über das normale Maß der Alterung hinausgehen, sollen soweit wie praktisch möglich und ethisch zulässig verhütet werden. Im Falle ihres Eintretens sollen sie nicht nur physisch und psychisch bekämpft werden, sondern auch subjektiv individuell im Sinne möglichst hoher Autonomie und Lebensqualität verarbeitet (bewältigt) werden können“ (Rosenbrock, 1993, S. 318). Beim politischen Handeln kommt dem Staat in Deutschland im Gegensatz zu anderen Ländern eine wichtige Rolle zu, da die im Grundgesetz festgelegten Normen von Gerechtigkeit, Gleichheit und Solidarität auch für das Gesundheitswesen gelten.

7.2 Prinzipien der Sozialen Sicherung und das System der GKV

7.2.1 Prinzipien der sozialen Sicherung

Das System der **Sozialen Sicherung** in Deutschland geht davon aus, dass jeder Mensch im Laufe seines Lebens sozialen Risiken ausgesetzt ist, die durch die Gemeinschaft abgedeckt werden müssen, um soziale Härten bei einem Einzelnen zu vermeiden. Die Politik hat dabei die Aufgabe, solche sozialen Risiken zu beseitigen oder zumindest abzumildern und damit Soziale Sicherheit zu garantieren. Im Sozialgesetzbuch I, § 1 ist das **Sozialstaatsgebot** festgeschrieben. Wörtlich heißt es dort: „Das Recht des Sozialgesetzbuches soll zur Verwirklichung sozialer Gerechtigkeit und sozialer Sicherheit Sozialleistungen einschließlich sozialer und erzieherischer Hilfen gestalten. Es soll dazu beitragen, ein menschenwürdiges Dasein zu sichern, gleiche Voraussetzungen für die freie Entfaltung der Persönlichkeit, insbesondere auch für junge Menschen, zu schaffen, die Familie zu schützen und zu fördern, den Erwerb des Lebensunterhaltes durch eine frei gewählte Tätigkeit zu ermöglichen und besondere Belastungen des Lebens, auch durch Hilfe zur Selbsthilfe, abzuwenden und auszugleichen.“ (SGB I, § 1, Abs. 1). Die Erfüllung dieser Anliegen ist in den weiteren Gesetzbüchern geregelt. Für das Gesundheitswesen bedeutsam sind dabei folgende Sozialgesetzbücher:

- SGB V: Gesetzliche Krankenversicherung (GKV)
- SGB VII: Gesetzliche Unfallversicherung
- SGB IX: Rehabilitation und Teilhabe behinderter Menschen
- SGB XI: Soziale Pflegeversicherung

Innerhalb des Systems der Sozialen Sicherung unterscheidet man 3 **Gestaltungsprinzipien**:

- Das **Versicherungsprinzip** geht davon aus, dass ein abschätzbares Risiko, das jedes Mitglied der Gemeinschaft treffen kann, von dieser gemeinsam getragen wird. Das Versicherungsprinzip beinhaltet einen Beitrag, der von allen Mitgliedern der Gemeinschaft zu zahlen ist und der die Leistung begründet. Ohne Beitragszahlung gibt es keine Leistung. Dieses Prinzip gilt z.B. bei einer Reise-Unfallversicherung.
- Durch das **Versorgungsprinzip** wird geregelt, dass ein Anspruch auf Leistungen durch besondere Tätigkeiten, z.B. als Beamter, besteht. Hier gibt es keine Beitragszahlungen.
- Das **Fürsorgeprinzip** sieht eine Absicherung im Notfall vor. Es gibt keine Beitragszahlung, der Anspruch auf Hilfeleistung ist nicht in Form von festge-

legten Leistungen vorhanden, sondern richtet sich nach dem individuellen Bedarf, der jedoch zuvor überprüft wird (z.B. Wohngeld).

Neben diesen Gestaltungsprinzipien existieren zusätzlich 3 **Wirkprinzipien**.

Das **Äquivalenzprinzip** ist die Grundlage jeder privaten Sicherung. Beiträge und Leistungen müssen sich dabei entsprechen; je höher das Risiko, desto höher ist der Beitrag. Dieses Prinzip ist z.B. in der privaten Krankenversicherung oder bei einer Hausratsversicherung zu finden.

Das **Solidaritätsprinzip** geht davon aus, dass jeder Bürger Beiträge zur Versicherung nach seinem persönlichen Vermögen zahlt und Leistungen nach seinem Bedarf erhält. Als Kriterium zur Beurteilung des persönlichen Vermögens wird zurzeit noch das Arbeitseinkommen herangezogen, eine Ausweitung auf Einkommen aus Kapitalerträgen und Mieteinnahmen wird diskutiert. Je mehr eine Person verdient, desto höhere Beiträge müssen gezahlt werden. Dies ist sowohl in der gesetzlichen Kranken- als auch in der Rentenversicherung der Fall. Grundsätzliches Ziel ist es, dass jede Person die notwendige Versorgung unabhängig vom Einkommen erhalten soll. Niemand soll wegen eines geringen Einkommens unbehandelt oder unterversorgt sein. In der gesetzlichen Krankenversicherung werden drei Formen des Solidarausgleichs unterschieden: Es gibt einen Ausgleich zwischen gesunden und kranken Personen, indem sowohl gesunde als auch kranke Personen den gleichen Prozentsatz ihres Arbeitseinkommens als Beitrag bezahlen. Dabei ist zu bedenken, dass ca. 10% der Versicherten etwa 80% der gesamten Kosten in der GKV verursachen (Simon, 2007). Es gibt einen Solidarausgleich zwischen höheren und niedrigeren Einkommen durch die Abhängigkeit des Beitrages vom beitragspflichtigen Einkommen, was als Leistungsfähigkeitsprinzip bezeichnet wird. Und es existiert ein Solidarausgleich zwischen Beitrag zahlenden Mitgliedern und beitragsfrei mitversicherten Familienangehörigen. Im Jahre 2000 waren in den alten Bundesländern etwa 30% und in den neuen Ländern 20% der Versicherten beitragsfrei mitversicherte Familienangehörige. Anders sieht es in der privaten Krankenversicherung aus. Dort wird für jede Person ein Beitrag erhoben.

Das **Subsidiaritätsprinzip** geht von der Annahme aus, dass jede soziale Sicherung nicht vollständig durch den Staat getragen werden kann, sondern dass sich zunächst jede Einheit (Familie, Gemeinde, Bundesland, Bundesregierung) selbst helfen muss, bevor die Ressourcen der übergeordneten Einheit in Anspruch genommen werden können. Damit soll die Eigenverantwortung und Selbsthilfemöglichkeit des Einzelnen angesprochen werden. In der gesetzlichen Krankenversicherung sind deshalb Bagatellarzneimittel aus der Erstattungsfähigkeit durch die GKV herausgenommen worden, aber es wurden auch Härtefall- und Überforderungsregelungen eingeführt, um eine Belastungsgrenze bei der Einführung von Zuzahlungen zu gewährleisten (2% des jährlichen Bruttoeinkommens bzw. 1% bei chronisch Kranken).

Gerade in solchen Fällen kann die Gesundheitswissenschaft dazu beitragen, auf die Konsequenzen für die Versicherten hinzuweisen und mögliche soziale Härten zu vermeiden.

7.2.2 Das System der Gesetzlichen Krankenversicherung (GKV)

Die oben dargestellten Wirk- und Gestaltungsprinzipien der sozialen Sicherungssysteme gelten auch für die gesetzliche Krankenversicherung. Zusätzlich gibt es einige Besonderheiten:

In der gesetzlichen Krankenversicherung sind alle Arbeiter und Angestellten versichert, deren Einkommen unterhalb der gesetzlich festgelegten Einkommensgrenze (Versicherungspflichtgrenze) liegen, sowie Arbeitslose, Künstler, Studierende und Rentner. Gesetzliche Krankenkassen müssen alle der Versicherungspflicht unterworfenen Personen aufnehmen (**Kontrahierungszwang**). Seit 1996 besteht eine Wahlfreiheit zwischen allen gesetzlichen Krankenkassen. Leistungen der gesetzlichen Krankenkassen werden überwiegend als **Sachleistung** gewährt.

Dafür schließen Krankenkassen mit den Leistungserbringern Verträge ab. Gegen Vorlage der Versichertenkarte erhalten die Versicherten die Leistungen von Vertragsärzten, Krankenhäusern, Apotheken etc. In der privaten Krankenversicherung besteht das **Kostenerstattungsprinzip**. Nach § 12, Abs. 1 des SGB V müssen gesetzliche Krankenkassen Sach- und Dienstleistungen im Rahmen der Krankenbehandlung gewähren, die ausreichend und zweckmäßig sind und das Maß des Notwendigen nicht übersteigen dürfen (§ 12 SGB V – **Wirtschaftlichkeitsgebot**).

Grundsätzlich beschränken sich die staatlichen Aktivitäten im Rahmen der gesetzlichen Krankenversicherung auf die Rahmensetzung und Rechtsaufsicht. Die direkte Ausführung und Durchführung von Gesetzen erfolgt durch die Selbstverwaltungsorgane (Verwaltungsrat und Vorstand). Diese waren auch bis Dezember 2008 für die Festlegung der Höhe des Beitragssatzes zuständig. Erst seit 2009 wird dieser durch das Bundesgesundheitsministerium (BMG) mit Unterstützung durch einen Beraterkreis für alle Krankenkassen einheitlich festgelegt und beträgt zurzeit 15,5%.

Zu Beginn des letzten Jahrhunderts gab es über 20.000 Krankenkassen. Diese Zahl hat sich bis heute auf weniger als 200 reduziert und wird sich in Zukunft nach dem Wunsch der Politik weiter verringern. Insgesamt sind etwa 90% der Bevölkerung in der GKV versichert. Im Jahre 2009 verteilen sich 33,9% der Versicherten auf die Allgemeinen Ortskrankenkassen (AOK), 35,2% auf die

Ersatzkassen (EK), 19,3% auf die Betriebskrankenkassen (BKK) und 7,9% auf die Innungskrankenkassen (IKK). Unterteilt man die Versicherten nach ihrem Status als Mitglieder, mitversicherte Familienangehörige und Rentner ergibt sich im Jahre 2009 folgendes Bild.

	Anzahl	Ø Beitrags-satz** in %	Versicherte insgesamt	Pflicht-mitglieder		Freiwillige Mitglieder		RentnerInnen		Mitversicherte Familien-angehörige	
			in 1.000	abs.	in %	abs.	in %	abs.	in %	abs.	in %
GKV	202	14,9	70.011	29.912	42,7	4.448	6,4	16.876	24,1	18.775	26,8
Ortskranken-kassen	15	14,9	23.729	9.605	40,5	869	3,7	7.026	29,6	6.229	26,3
Betriebs-krankenkassen	155	14,9	13.533	6.272	46,3	936	6,9	2.354	17,4	3.971	29,3
Innungs-krankenkassen	14	14,9	5.560	2.886	51,9	298	5,4	798	14,4	1.577	28,4
Ersatz-krankenkassen	8	14,9	24.665	10.535	42,7	2.243	9,1	5.472	22,2	6.415	26,0
Sonstige	10	14,9	2.526	614	24,3	102	4,0	1.227	48,6	583	23,1

*Krankenkassen, Kassenarten, Versicherte und Mitglieder 2009**

** Jahresdurchschnitt ** einschließlich des Sonderbeitrags der Versicherten in Höhe von 0,9%*

Tab. 7-1: Krankenkassen und Versicherte in der GKV (Quelle: Bundesministerium für Gesundheit: GKV-Statistik KM1/13, zit. aus: Sozialpolitik aktuell.de)

Im Jahre 2009 hat die GKV Ausgaben in Höhe von etwa 171 Mrd. Euro getätigt. Diese Ausgaben haben sich folgendermaßen auf die einzelnen Sektoren verteilt.

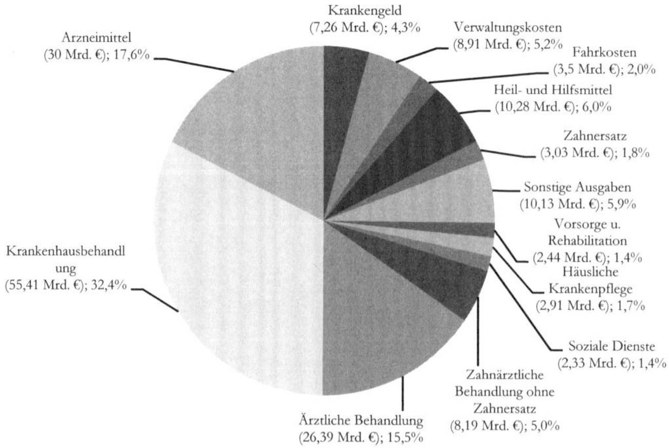

Abb. 7-1: Leistungen und Ausgaben der GKV 2009 in % aller Ausgaben und in Euro (Quelle: Bundesministerium für Gesundheit, zit. aus: Sozialpolitik aktuell.de)

http://www.uvk-lucius.de/service

Die Ausgaben beziehen sich auf die Regelleistungen, die vom Gesetzgeber verbindlich vorgeschrieben sind, und auf Sonder- oder Gestaltungsleistungen, die in der Satzung der Krankenkassen festgelegt sind. Zu den Regelleistungen zählen

- Krankenbehandlung inkl. ärztlicher Behandlung,
- Krankenhausbehandlung,
- Verhütung von Krankheiten,
- Früherkennung von Krankheiten
- Zahnärztliche Behandlung inkl. Versorgung mit Zahnersatz,
- Versorgung mit Arznei-, Verbands-, Heil- und Hilfsmitteln (teilweise Zuzahlungen durch den Versicherten)
- Häusliche Krankenpflege und Haushaltshilfe
- Palliativversorgung
- Leistungen zur geriatrischen Rehabilitation, Arbeitstherapie und
- Krankengeld (80% des Nettolohnes).

Die Sicherstellung des Erhalts von Geld- und Sachleistungen ist per Gesetz durch Verträge zwischen dem Spitzenverband Bund der Krankenkassen und den Kassenärztlichen Vereinigungen nach §§ 72 ff SGB V geregelt. Die Sicherstellung der stationären Versorgung obliegt den Bundesländern im Rahmen der Krankenhausbedarfsplanung. Einzelne Krankenkassen können nur im beschränkten Maß eigenständig Verträge mit Ärzten oder Krankenhäusern abschließen.

7.3 Felder und Instrumente der Gesundheitspolitik

Die Bereiche, in denen gesundheitspolitische Maßnahmen relevant sind, betreffen alle Segmente des Gesundheitssystems. Dazu zählen:

- Primär-, Sekundär- und Tertiärprävention sowie Gesundheitsförderung,
- System der ambulanten Versorgung
- System der stationären Versorgung
- System der pflegerischen Versorgung
- System der rehabilitativen Versorgung
- Organisation, Steuerung und Finanzierung des Gesundheitsversorgungssystems
- Steuerung der Krankenversicherung

- Vergütung innerhalb des Versorgungssystems etc.

Es handelt sich also um eine große Vielfalt von Bereichen, die durch die Gesundheitspolitik angesprochen und geregelt werden müssen. Müller unterscheidet drei Dimensionen der Politik: institutionelle, rechtliche Ordnung, normative, inhaltliche Dimensionen und prozessuale Aspekte, die im Rahmen gesundheitspolitischer Regelungen tangiert werden (Müller, 2002, S. 152). Voraussetzung für eine rationale, Ziel führende Gesundheitspolitik ist, dass die gesundheitspolitischen Empfehlungen und Interventionen auf wissenschaftlichen Daten oder Studien beruhen, die im Rahmen der Gesundheitsberichterstattung oder von Forschungsprojekten gewonnen werden, und dass eine Ziel- und Prioritätensetzung für die Steuerung der Interventionen und Akteure erfolgt, damit eine verbindliche politische Strategie erkennbar wird und nicht ein politisches Handeln „aus dem Bauch heraus aufgrund aktueller Probleme und Interessenswahrnehmungen" erfolgt. Informationen über den Bestand, die Verteilung und die Dynamik von Gesundheitsgefährdungen und -problemen sowie über die menschlichen, technischen, infrastrukturellen und finanziellen Ressourcen (Rosenbrock & Gerlinger, 2004, S. 47) dienen somit der Planung, der Überprüfung und Evaluierung von gesundheitspolitischen Interventionen.

7.4 Akteure der Gesundheitspolitik

Am gesundheitspolitischen Steuerungsprozess ist eine Vielzahl von unterschiedlichen Akteuren beteiligt, die auf drei Ebenen agieren:

- **Makroebene:** Hierunter fällt der nationalstaatliche und supranationale Bereich mit dem Bund, den Bundesländern, der Europäischen Union etc. Nach Rosenbrock & Gerlinger betreffen nationalstaatliche Regelungen „zum Beispiel die institutionelle Struktur der gesundheitlichen Versorgung, die Finanzierung von Gesundheitsleistungen, ihre Qualität und den Zugang von Bürgerinnen und Bürgern zu den Versorgungseinrichtungen" (Rosenbrock & Gerlinger, 2004, S. 13).
- **Mesoebene:** Regionale bzw. verbandliche Akteure der Gesundheitspolitik sind hier angesprochen, die die Konkretisierung von Rahmenvorgaben, die auf nationalstaatlicher Ebene formuliert worden sind, vornehmen. Dazu zählen Länderministerien, Kassenärztliche Vereinigungen oder Krankenkassenverbände.
- **Mikroebene:** Hierunter werden die individuellen Akteure subsumiert, die Einfluss auf die Entstehung und Behandlung von Krankheiten nehmen, wie z.B. Ärzte, Krankenhäuser, Krankenkassen oder Pflegeeinrichtungen.

Im Folgenden sind die einzelnen Akteure im deutschen Gesundheitswesen dargestellt, wobei kein Anspruch auf Vollständigkeit besteht:

- Staat
  - Bundesgesundheitsministerium (BMG)
    - → Bundeszentrale für gesundheitliche Aufklärung (BzgA)
    - → Robert Koch Institut (RKI)
    - → Sachverständigenrat zur Begutachtung der Entwicklung im Gesundheitswesen
  - Länderministerien für Gesundheit
  - Kommunale Gesundheitsämter
- Ärzte und Zahnärzte
  - Einzelpraxen, Gemeinschaftspraxen, Medizinische Versorgungszentren
  - Niedergelassene Ärztinnen und Ärzte
    - → Davon Kassenärzte, davon
      - in der hausärztlichen Versorgung tätig
      - in der fachärztlichen Versorgung tätig
  - Krankenhäuser mit insgesamt ca. 500.000 Betten und medizinischem Personal in den Kliniken
  - Kassenärztliche Vereinigung
  - Hartmannbund
  - Marburger Bund
  - Landesärztekammer und BÄK
- Anderes Gesundheitspersonal
  - Krankenpfleger/innen, Pflegepersonal in den Kliniken
  - Altenpfleger/innen
  - Helfer/innen in der Krankenpflege
  - Arzthelfer/innen in Praxen
  - Physiotherapeutinnen und -therapeuten
  - Gesundheitshandwerkerinnen und -handwerker (Optiker, Zahntechniker)
  - Medizinisch-technische Assistenten/innen (MTA)
  - Pharmazeutisch-technische Assistenten/innen (PTA)
  - Hebammen
  - Masseurinnen und Masseure, Medizinische Bademeisterinnen und -meister
  - Heilpraktiker/innen
  - Diätassistenten/innen
  - Sprach- und Ergotherapeuten/innen
  - Psychologen und Psychotherapeuten/innen

- Krankenhäuser:
  - Deutschen Krankenhausgesellschaft (DKG)
  - Krankenhausarten:
    - → Öffentliche durch Bund, Länder und Gemeinden getragen
    - → Freigemeinnützige durch Diakonie, Rotes Kreuz, Bundeswehr oder soziale Vereinigungen getragen
    - → Private
- Apotheken
  - Bundesvereinigung Deutscher Apothekerverbände (ABDA)
  - Landesapothekerkammern (BAK)
  - Apothekerinnen und Apotheker
  - Beschäftigte in Apotheken
- Rehabilitationseinrichtungen
- Kurorte und Heilbäder
- Hospize
- Pflegeeinrichtungen
  - stationär
  - ambulant
- Patienten, z. T. vertreten durch Patientenverbände und Selbsthilfeorganisationen
  - Deutscher Behindertenrat
  - Patientenberatungsstellen
  - Deutsche Arbeitsgemeinschaft Selbsthilfegruppen e.V
  - Verbraucherzentrale Bundesverband e. V
- Krankenversicherungen
  - PKV
  - GKV mit gut 70 Mio. Versicherten und 50 Mio. Einzahlern
- Renten- , Pflege- und Unfallversicherungen
- Im Gesundheitswesen tätige Interessenverbände
- Medizintechnikbetriebe
- Pharmabetriebe

Diese Aufstellung macht die Fragmentierung und die Vielfältigkeit möglicher Interessensgruppen im deutschen Gesundheitswesen deutlich und lässt vermuten, dass sich die Umsetzung von gesundheitspolitischen Interventionen als schwierig gestalten könnte.

7.5 Entwicklungslinien der Gesundheitspolitik in den letzten 30 Jahren in Deutschland

Der Staat hat im Rahmen des Sozialstaatsgebotes die Aufgabe, für soziale Gerechtigkeit zu sorgen und die Voraussetzungen für ein menschenwürdiges Dasein und die gleichberechtigte Teilhabe am gesellschaftlichen Leben (Ausgleich sozialer Gegensätze und Ungleichheiten) zu schaffen. Er ist der Letztverantwortliche für die Ausgestaltung und Weiterentwicklung der Krankenversorgung und des gesamten Gesundheitssystems und darf diese nicht den freien Kräften des Marktes überlassen, auch wenn er einige Aufgaben, z.B. an die Krankenkassen als Gebietskörperschaften des Öffentlichen Rechts, an die Kassenärztlichen Vereinigungen oder die Berufsgenossenschaften, delegieren kann. Durch seine Gesundheitspolitik nimmt der Staat Eingriffe in die Rahmenbedingungen der Gesetzlichen Krankenversicherung (GKV) vor. Diese Eingriffe werden durch Gesundheitsreformgesetze über das Parlament legitimiert. In den letzten 30 Jahren hat es etwa 20 Gesundheitsreformen gegeben, die in immer kürzeren Abständen durchgesetzt wurden. Eine Auflistung der Reformen mit einer Kurzbeschreibung der jeweiligen Inhalte ist unten stehend angefügt:

1977: Gesetz zur Dämpfung der Ausgabenentwicklung und zur Strukturverbesserung der Gesetzlichen Krankenversicherung – Krankenversicherungs-Kostendämpfungsgesetz (KVKG): das KVKG führte u.a. erstmals Zuzahlungen und Eigenbeteiligung ein, es enthielt Arzneimittel-Höchstbeträge und Leistungsbeschränkungen; Bagatell-Medikamente werden z.B. nicht mehr bezahlt

1982: Kostendämpfungs-Ergänzungsgesetz (KVEG): Erhöhung verschiedener Zuzahlungen, z.B. bei Arzneimittel und Zahnersatz

1982: Krankenhaus-Kostendämpfungsgesetz (KH-KDG)

1983: Haushaltsbegleitgesetz 1983: Krankenversicherung der Rentner nicht mehr beitragsfrei; erstmals Zuzahlungspflicht für Krankenhausbehandlung (5 DM pro Tag)

1984: Gesetz zur Neuordnung der Krankenhausfinanzierung (KHNG)

1985: Verordnung zur Regelung der Krankenhauspflegesätze (Bundespflegesatzverordnung – BPflV)

1987: Gesetz zur Verbesserung der kassenärztlichen Bedarfsplanung

1989: Gesundheitsreformgesetz (GRG): Einführung einer „Negativliste" für Medikamente, höhere Rezeptgebühren, Einführung von Eigenbeteiligungen im zahnärztlichen Bereich, Einführung der primären Prävention/Gesundheitsförderung als Kassenleistung, (GKV) Bestandteil des SGB V

1993: Gesundheitsstrukturgesetz (GSG): freie Kassenwahl für alle Versicherten ab 1997; Beginn des Wettbewerbs zwischen den Kassen; Einführung des Risikostrukturausgleichs (RSA) und der Budgetierung; erhöhte Zuzahlungen für Medikamente und Krankenhausbehandlung (11 DM pro Tag, max. 14 Tage); Fallpauschalen und Sonderentgelte und Risikostrukturausgleich ab 1995

1996: Gesetz zur Stabilisierung der Krankenhausausgaben

1996: Beitragsentlastungsgesetz: erhöhte Zuzahlungen für Arzneimittel und Heilmittel, erhöhte Eigenbeteiligung bei Fahrtkosten, erhöhter Eigenanteil je Krankenhaustag, „Krankenhaus-Notopfer" für Instandhaltungskosten, Streichung des Zuschusses zum Zahnersatz für Versicherte, die nach dem 31.12.1978 geboren sind (bis 1998), keine Erstattung von Brillengestellen, Leistungskürzungen, Absenkung des Krankengeldes, Streichung der 1989 eingeführten Gesundheitsförderungsmaßnahmen durch die GKV

1997: Gesetz zur Neuordnung von Selbstverwaltung und Eigenverantwortung (1. und 2. NOG): Einführung von Modellvorhaben und der starken Betonung von mehr Eigenverantwortung, aber auch Kündigungsrecht bei Beitragssatzerhöhung

1999: 1. und 2. GKV-Solidaritätsstärkungsgesetz (Vorschaltgesetze): Einführung von Belastungsgrenzen, Budgetierung für Arzthonorare, Krankenhäuser, Arznei- und Heilmittel, Streichung des „Krankenhaus-Notopfer"

2000: GKV-Gesundheitsreformgesetz 2000: Gesundheitsförderungsmaßnahmen wieder Kassenleistung, Budgetverschärfungen für Arzthonorare, Arzneien und Krankenhäuser, Regress bei Überschreitung des Budgets

2001: Gesetz zur Ablösung des Arznei- und Heilmittelbudgets (Arzneimittelbudget-Ablösungsgesetz – ABAG)

2002: Gesetz zur Reform des Risikostrukturausgleichs und Arzneimittelausgaben-Begrenzungsgesetz (AABG)

2003: Fallpauschalengesetz (FPG) und Beitragssatzsicherungsgesetz (BSSich): Kürzung des Sterbegeldes, Verschärfung der Budgets für Arzthonorare und Krankenhaus

2003/4: Gesetz zur Modernisierung der Gesetzlichen Krankenversicherung (GKV-Modernisierungsgesetz): von Regierung und Opposition gemeinsam erarbeitet

http://www.uvk-lucius.de/service

2007/8: GKV-Wettbewerbsstärkungsgesetz (GKV-WSG)

2010: Gesetz zur nachhaltigen und sozial ausgewogenen Finanzierung der GKV (GKV-FinG): Festlegung des Beitragssatzes auf 15,5%, Einfrierung des Beitragssatzes der Arbeitgeber auf 7,3%, Weiterentwicklung der einkommensunabhängigen Zusatzbeiträge, Sozialausgleich über Steuerzuschuss für Bundesbürger mit geringem Einkommen, Festschreibung der Verwaltungskosten der GKV 2011/2 auf das Niveau von 2010, Einsparungen bei Medizinern, Pharmaunternehmen und Krankenhäusern durch Begrenzung der Ausgabensteigerungen, Abschaffung der 3-Jahresfrist bei Wechsel in PKV

2011: Gesetz zur Verbesserung der Versorgungsstrukturen in der Gesetzlichen Krankenversicherung (GKV-Versorgungsstrukturgesetz – GKV-VStG): Sicherstellung der ambulanten ärztlichen Versorgung, Förderung mobiler Versorgungskonzepte, Reform des vertragsärztlichen und – zahnärztlichen Versorgungssystems, leichtere Einführung von innovativen Behandlungsmethoden, mehr Wettbewerb der Krankenkassen, Modifizierung der Zulassungsregelungen für Medizinische Versorgungszentren, Stärkung der ambulanten Rehabilitation, mehr Transparenz.

Die Ziele dieser Reformanstrengungen beziehen sich im Wesentlichen auf die Finanzierbarkeit des Gesundheitssystems durch Kostendämpfung der Ausgaben, so dass ein ausgewogenes Verhältnis zwischen Ausgaben und Einnahmen besteht, und auf die Stabilisierung des Beitragssatzes. Hintergrund für die Notwendigkeit von Reformen sind die demografischen Veränderungen, steigende Versorgungsansprüche sowie der medizinische und technische Fortschritt in der Medizin. An der Umsetzung von gesundheitspolitischen Reformen ist eine Vielzahl von Akteuren und Interessensgruppen (s. oben) beteiligt. Diese Akteure vertreten sehr unterschiedliche Interessen und haben häufig sehr unterschiedliche, konfligierende Problemwahrnehmungen und Handlungslogiken. Dies macht die Umsetzung von Gesundheitsreformen so schwierig bzw. „verwässert" häufig geplante Veränderungen im Laufe des Gesetzgebungsverfahrens sehr stark, so dass oft nur sehr kurzfristige Veränderungen erzielt werden können und mit der Verabschiedung eines Gesundheitsreformgesetzes bereits die Notwendigkeit weiterer Reformen deutlich wird. Die Gesundheitsreformen der letzten 30 Jahre waren nicht an Gesundheitszielen orientiert und bezogen sich im Wesentlichen auf Einschränkungen bzw. Streichungen von medizinischen, aus dem Leistungskatalog der GKV finanzierten Leistungen, Erhöhung von Zuzahlungen und Eigenbeteiligungen durch den Versicherten und Änderungen in der Bezahlung/Vergütung der Leistungserbringer. Beispielhaft sind im Folgenden die Inhalte und Ziele der beiden großen Gesundheitsreformen dargestellt: das GKV-Modernisierungsgesetz 2003/4 und das GKV-Wettbewerbsstärkungsgesetz 2007/8, die beide massive Veränderungen in den Versorgungsstrukturen bewirken sollten.

Das **GKV-Modernisierungsgesetz 2003/4** beinhaltet im Wesentlichen folgende Elemente:

- Einführung einer Patientenbeauftragten zur Weiterentwicklung der Patientenrechte auf Bundesebene,
- Etablierung eines Institutes für Qualität und Wirtschaftlichkeit im Gesundheitswesen (IQWiG), das den Nutzen medizinischer Behandlungen und Operationsverfahren untersuchen, die Bewertung des Nutzens von Arzneimitteln und Behandlungsleitlinien vornehmen, die Grundlagen für die Entwicklung neuer Disease Management Programme (DMP) erarbeiten sowie neutrale, verständliche Informationen für Versicherte erstellen soll (§ 139 SGB V),
- Einführung einer elektronischen Gesundheitskarte zwecks Verbesserung der Transparenz und der Koordination der Patientenversorgung,
- Verbesserung der integrierten Versorgung, die bereits im Jahre 2000 eingeführt worden war, um eine stärkere Verbindung der ambulanten und stationären Versorgung sowie eine interdisziplinäre, fachübergreifende Zusammenarbeit der Gesundheitsberufe sicherzustellen und letztlich damit Kosten durch Vermeidung von Doppeluntersuchungen und Versorgungsbrüchen einzusparen,
- Zulassung von medizinischen Versorgungszentren und interdisziplinärer Zusammenarbeit von ärztlichen und nicht-ärztlichen Heilberufen (Direktverträge mit Kassen),
- Einführung einer hausarztzentrierten Versorgung, in der der Hausarzt als Lotse im Gesundheitswesen fungieren soll und die der besseren Koordination zwischen Hausarzt und sonstigen Leistungserbringern dienen soll,
- Teilöffnung der Krankenhäuser für die ambulante Versorgung,
- Gewährung eines Bonus bei freiwilliger Teilnahme an besonderen Versorgungsformen (z.B. Hausarztmodell),
- Wahlmöglichkeit für alle Versicherten bei der Kostenerstattung statt Sachleistungsprinzip (Patientenquittung),
- Einführung einer Praxisgebühr, die Versicherte für die erste Inanspruchnahme eines an der ambulanten ärztlichen, zahnärztlichen oder psychotherapeutischen Versorgung beteiligten Leistungserbringers in Höhe von 10 Euro pro Quartal (§ 28 SGB V),

- Zuzahlung bei Krankenhausaufenthalt und stationären Vorsorge- und Rehabilitationsleistungen in Höhe von 10 €/Tag für max. 28 Tage,
- Preise für nicht verschreibungspflichtige Arzneien und Produkte sind nicht mehr gesetzlich vorgeschrieben, sondern unterliegen dem Wettbewerb; Erlaubnis des Versandhandels,
- Versicherungsfremde Leistungen sollen zukünftig aus Steuermitteln finanziert werden,
- Sterbegeld, Entbindungsgeld und Leistungen bei Sterilisation müssen selbst vom Patienten finanziert werden,
- Neugestaltung der Vergütung im ambulanten Bereich (Orientierung der ärztlichen Vergütung an Morbidität und nicht an der finanziellen Situation der GKV),
- Einführung einer neuen Arzneimittelpreisverordnung (Festzuschlag für verschreibungspflichtige Arzneimittel in Höhe von 8,10 € pro Packung unabhängig von der Größe),
- Zulassung von Kooperationen der gesetzlichen mit privaten Krankenversicherungen,
- Einführung der Pflicht zu einer unabhängigen Fortbildung für Ärzte und sonstige Gesundheitsberufe.

Das **GKV-Wettbewerbsstärkungsgesetz von 2007/8** beinhaltet im Wesentlichen folgende Elemente:

- Verminderung des bürokratischen Aufwands bei allen Beteiligten,
- Zukünftige Finanzierung der Gesundheitsausgaben der GKV für gesamtwirtschaftliche Aufgaben aus Steuermitteln (z.B. beitragsfreie Mitversicherung von Kindern),
- Einführung einer Krankenversicherung für alle ab 1.1.2009 (Basistarif) – Versicherungspflicht,
- Bundeseinheitliche Festlegung des Beitragssatzes für alle Krankenkassen ab 1.1.2009 15,5% seitens des BMG,
- Etablierung eines Gesundheitsfonds ab 1.1.2009, in den die Beiträge der Arbeitgeber, der Sozialversicherungsträger, der Mitglieder der Krankenkassen, Zuschüsse des Bundes fließen,
- Auflösung der 7 Spitzenverbände der Krankenkassen, so dass nur noch ein Verband auf Bundesebene agiert,
- Ermöglichung von kassenartenübergreifenden Fusionen zwecks Verschärfung des Wettbewerbs,

- Einführung des morbiditätsorientierten Risikostrukturausgleichs (MorbiRSA) zwecks Umverteilung der Mittel zwischen den Kassen nach den Risikostrukturen der Versicherten,
- Verbesserung der palliativmedizinischen Versorgung durch Zulassung von Palliative Care-Teams aus ärztlichem und pflegerischem Personal,
- Gewährung eines Rechtsanspruches auf Rehabilitation (geriatrische Rehabilitation),
- Gewährung eines Rechtsanspruches auf häusliche Krankenpflege,
- Ausweitung der Pflichtleistungen auf Impfungen und Kuren bzw. Rehabilitationsmaßnahmen,
- Verbesserung der Übergänge vom Krankenhaus in die Rehabilitation und Pflege,
- Ausweitung der ambulanten Versorgung durch Krankenhäuser,
- Einführung von Kosten-Nutzen-Bewertungen von Arzneimitteln,
- Ermöglichung der Abgabe von einzelnen Tabletten an Patienten,
- Einführung einer neuen Vergütungsordnung mit festen Euro-Preisen,
- Einführung einer Rabattgewährung von 2,30 Euro pro Medikament (bisher 2,00 Euro) durch Apotheker,
- Einholung einer Zweitmeinung durch den Arzt vor der Verordnung teurer Medikamente.

Ob diese vielen Maßnahmen aus den Gesundheitsreformen die beabsichtigte Wirkung zeigen, muss durch eine Evaluation im Sinne einer Politik- bzw. Gesetzesfolgenabschätzung belegt werden, die jedoch bis heute in Deutschland relativ selten durchgeführt wird.

Gerade hier ist u.a. der Beitrag der Gesundheitswissenschaften anzusiedeln. Die Gesundheitswissenschaften können helfen, einerseits bestehende Versorgungsstrukturen zu evaluieren, Defizite aufzuzeigen, Ansatzpunkte für neue Strukturen und Versorgungs- und Finanzierungsmodelle zu entwickeln sowie die Implementierung durch gesundheitspolitische Maßnahmen im Hinblick auf ihre Effektivität und Effizienz zu bewerten.

Leitende Frage muss dabei sein, ob die gesundheitspolitischen Reformen allen Bevölkerungsgruppen gleichermaßen zu Gute kommen, ob besondere soziale Härten und Benachteiligungen auftreten und wie diese ggf. beseitigt werden können.

☐ Zusammenfassung

- Im Rahmen von gesundheitspolitischen Entscheidungen sind vielfältige Interessensgruppen, Verbände, Unternehmungen etc. involviert, was die Formulierung und Umsetzung von Gesundheitsreformen durch den Staat erschwert.
- Gestaltungs- und Wirkprinzipien der sozialen Sicherung bilden auch in der Gesundheitsversorgung die Basis für die Gestaltung des Systems. Für die Gesetzliche Krankenversicherung ist besonders das Solidaritätsprinzip leitend, das einen Ausgleich zwischen Kranken und Gesunden, Armen und Reichen sowie Beitrag Zahlenden und nicht Beitrag Zahlenden vorsieht, so dass jeder im Krankheitsfalle die gleichen Leistungen erhält.
- In den letzten 30 Jahren hat es in Deutschland mehr als 20 Gesundheitsreformen gegeben, die jedoch nur in einem sehr begrenzten Bereich ihre Ziele erreichen konnten.
- Die Ziele der Gesundheitsreformen beziehen sich im Wesentlichen auf die langfristige Finanzierbarkeit des Systems, die Stabilität des Beitragssatzes und die Qualität der Versorgung.

☐ Wichtige Schlagwörter

► Gesetzliche Krankenversicherung (GKV) ► Gestaltungsprinzipien der sozialen Sicherung ► Gesundheitspolitik ► Kontrahierungszwang ► Kostenerstattungsprinzip ► Sachleistungsprinzip ► Soziale Sicherung ► Sozialstaatsgebot ► Wirkprinzipien der sozialen Sicherung ► Wirtschaftlichkeitsgebot

Wichtige Schlagwörter sind im Glossar am Buchende erklärt.

☐ Wiederholungsfragen

[1] Benennen und erläutern Sie bitte die Wirk- und Gestaltungsprinzipien der Sozialen Sicherung mit Bezug auf die Gesetzliche Krankenversicherung.

[2] Beschreiben und diskutieren Sie bitte die Inhalte der Gesundheitsreform von 2007/8, das GKV-Wettbewerbsstärkungsgesetz.

[3] Welche Aufgaben können die Gesundheitswissenschaften im Rahmen der Gesundheitspolitik übernehmen?

Lösungshinweise finden Sie im Web-Service.

☐ Literatur

Böcken, J., Butzlaff, M., Esche, A. (2003). Reformen im Gesundheitswesen. Ergebnisse der internationalen Recherche. Carl Bertelsmann-Preis 2000. Gütersloh: Verlag Bertelsmann Stiftung, 3. Auflage

Gerlinger, T. (2008). Gesundheitspolitik und die Frage der sozialen Ungleichheit in der gesundheitlichen Versorgung. In: Tiesmeyer, K. et al. (Hrsg.). Der blinde Fleck. Ungleichheiten in der Gesundheitsversorgung (S. 39–52). Bern: Verlag Hans Huber

Müller, R. (2002). Gesundheitspolitik. In: Kolip, P. (Hrsg.). Gesundheitswissenschaften – Eine Einführung (S. 149–172). Weinheim und München: Juventa Verlag

Reiners, H. (2009). Mythen der Gesundheitspolitik. Bern: Verlag Hans Huber

Rosenbrock, R. (1993). Gesundheitspolitik. In: Hurrelmann, K., Laaser, U. (Hrsg.). Gesundheitswissenschaften. Handbuch für Lehre, Forschung und Praxis (S. 317–346). Basel: Beltz

Rosenbrock, R., Gerlinger, T. (2004). Gesundheitspolitik. Eine systematische Einführung. Bern: Verlag Hans Huber

Schwartz, F. W., Kickbusch, I., Wismar, M. (1998). Ziele und Strategien der Gesundheitspolitik. In: Schwartz, F. W. et al. (Hrsg.). Das Public Health Buch. Gesundheit und Gesundheitswesen (S. 172–188). München, Wien, Baltimore: Urban und Schwarzenberg

Sozialgesetzbuch I und V

Simon, M. (2007). Das Gesundheitssystem in Deutschland. Eine Einführung in Struktur und Funktionsweise. 2., vollständig überarbeitete Auflage. Bern: Verlag Hans Huber

8 Wirtschaftswissenschaften/Gesundheitsökonomie

☐ Lernziele

In diesem Kapitel erfahren Sie,

- warum die Wirtschaftswissenschaft eine wichtige Disziplin der Gesundheitswissenschaften ist,
- welche Fragestellungen der Gesundheitsökonomie im Rahmen der Gesundheitswissenschaften relevant sind,
- welchen Problemen sich die Gesundheitsökonomie stellen muss.

Ökonomische und wirtschaftswissenschaftliche Fragestellungen haben in den letzten Jahren eine immer stärkere Bedeutung im Gesundheitswesen erfahren. Immer häufiger werden Fragen nach der Finanzierbarkeit des deutschen Gesundheitssystems, nach den Kosten der im GKV-Leistungskatalog enthaltenen Maßnahmen oder nach den finanziellen Folgen aus dem wissenschaftlichen Fortschritt in der Medizin gestellt. Diese Fragen sind dadurch begründet, dass die Kosten der Gesundheitsversorgung stärker gestiegen sind als die Einnahmen aus Mitgliedsbeiträgen, Arbeitgeberanteilen und Steuerzuschüssen.

Schon im Jahre 1990 hat der Sachverständigenrat zur Begutachtung der Entwicklung im Gesundheitswesen (SVR Gesundheit) in seinem Jahresgutachten festgestellt: „Begrenzte Ressourcen und der Grundsatz der Beitragssatzstabilität erfordern bei einer sich weiter entwickelnden Medizin und einer alternden Bevölkerung die Ausgrenzung unnötiger Leistungen und die Mobilisierung von Wirtschaftlichkeitsreserven. (…) Einer systematischen Beurteilung des medizinisch Erreichbaren muss die Beurteilung des medizinisch Notwendigen unter Berücksichtigung von erwünschten und unerwünschten Wirkungen und ökonomischen Auswirkungen folgen. (…) Prinzipiell sollen die Ergebnisse der Evaluation nicht Entscheidungen vorwegnehmen, sondern als Entscheidungshilfe dienen. (…) Gerade im Zeitalter der zunehmenden Spezialisierung kann der einzelne Arzt sich nicht allein auf seine persönliche ärztliche Erfahrung verlassen. Die Ergebnisse von Evaluationsstudien helfen ihm bei Entscheidungen, ohne seine Therapiefreiheit einzuschränken." (SVR Gesundheit, 1990)

8.1 Begriffsbestimmung und Fragestellungen der Gesundheitsökonomie

Bis heute gibt es keine allgemeinverbindliche Definition der Gesundheitsökonomie. Je nachdem ob Mediziner oder Wirtschaftswissenschaftler sich mit gesundheitsökonomischen Fragestellungen beschäftigen, werden unterschiedliche Schwerpunkte gesetzt. Nach Hessel et al. gibt es aber Gemeinsamkeiten aller gesundheitsökonomischen Themenbereiche, die sich auf die wissenschaftliche „Auseinandersetzung mit der Knappheit der Ressourcen und die Übertragung primär zur Lösung wirtschaftswissenschaftlicher Fragestellung entwickelter Methoden auf das Gesundheitswesen" (Hessel et al., 2002, S. 126) beziehen. Brunner sagt: „Die Gesundheitsökonomie widmet sich den ökonomischen Auswirkungen der medizinischen Dienstleistungen und beschäftigt sich mit der Frage nach dem verantwortlichen und gerechten Einsatz der knappen finanziellen Ressourcen im Gesundheitswesen. Sie ist eine Hilfswissenschaft der evidenzbasierten Medizin, wie die Mathematik für die Physik. Sie kann daher wie folgt definiert werden: Die Gesundheitsökonomie (Gesundheitsökonomik) verbindet Medizin und Wirtschaftswissenschaften. Ihre Methoden sind quantitative, vergleichende Studien zu Nutzen und Kosten medizinischer Maßnahmen mit dem Ziel, ökonomisch günstigere, qualitativ gleichwertige oder bessere Versorgungsalternativen aufzuzeigen" (Brunner, 2006, S. 20).

Damit ergeben sich auch die Fragestellungen, die von der Gesundheitsökonomie hauptsächlich bearbeitet werden:

- „Welcher Mitteleinsatz ist mindestens notwendig, um einen bestimmten Gesundheitszustand zu erhalten oder wieder herzustellen?
- Wie hoch sind die Ressourcen für bestimmte medizinische Versorgungsleistungen maximal anzusetzen?
- Wie sollen Ressourcen innerhalb des Gesundheitswesens verteilt werden?
- Welche ökonomischen Konsequenzen haben klinische Entscheidungen? (ebd., S. 21)".

8.2 Grundlegende Konzepte und Themenfelder

Die Gesundheitsökonomie ist ebenso wie die Gesundheitswissenschaft ein Fachgebiet, das sich durch interdisziplinäres Arbeiten auszeichnet. Dies wird allein schon durch das große Themenspektrum der Gesundheitsökonomie deutlich, für das im Folgenden beispielhaft einige Bereiche aufgelistet sind (nach Hessel et al., 2002):

- Beschreibung der gesamtwirtschaftlichen Bedeutung des Gesundheitssystems,
- Analyse der Finanzströme im Gesundheitswesen,
- Untersuchung der Steuerungsmechanismen,
- Organisationsformen der Systeme sozialer Absicherung und der Krankenversicherung,
- Management von Gesundheitseinrichtungen,
- Eruierung der Einflussfaktoren auf Gesundheitsmärkte,
- Ökonomische Folgen von gesundheitspolitischen Entscheidungen,
- Gesundheitsökonomische Evaluation von präventiven, therapeutischen oder rehabilitativen Maßnahmen,
- Analyse der Nachfrage nach und des Angebotes von Krankenversicherungs- und Gesundheitsversorgungsleistungen.

Besondere Bedeutung erhalten entsprechend dieser Aufzählung der gesamtgesellschaftliche Stellenwert des Gesundheitssystems inkl. der Finanzierungsströme (s. 8.3), Fragen der Gestaltung der Krankenversicherung und des Managements von Einrichtungen des Gesundheitswesens sowie die gesundheitsökonomische Evaluation von Gesundheitsleistungen (s. 8.4). Gerade die Fragen zur Gestaltung des Krankenversicherungssystems werden immer wieder in der Gesundheitspolitik diskutiert (s. Kap. 7). Dabei geht es darum, welche Bevölkerungsgruppen in eine Versicherung einbezogen werden, welche wirtschaftlichen Konsequenzen aufgrund einer Erkrankung durch den Einzelnen oder durch Interventionen des Staates abgemildert werden sollen, welche medizinischen Leistungen mit welchem Umfang durch den **Leistungskatalog** einer Versicherung abgedeckt werden, wie die finanziellen Mittel für eine Krankenversicherung aufgebracht werden und wie die Leistungserbringung bei mehreren **Kostenträgern** aufgeteilt wird. Diese Fragen werden unter dem Gesichtspunkt der Finanzierbarkeit vehement von verschiedenen Interessensgruppen diskutiert.

8.3 Gesundheitsausgaben: Finanzierung und Entwicklung

Seit einigen Jahren wird immer wieder das Argument der Kostenexplosion im Gesundheitswesen angeführt, wenn es um die Gesundheitsausgaben in Deutschland im Vergleich mit anderen Ländern geht. Die gesundheitsökonomische Forschung sucht nach den Ursachen und den Bestimmungsfaktoren auf der Seite der Nachfrager und Anbieter für diese Entwicklung. Dabei werden ausgehend von einer Zunahme der älteren Bevölkerung, der Veränderung des

http://www.uvk-lucius.de/service

Krankheitsspektrums in Richtung chronische Erkrankungen und der Entwicklungen aufgrund des medizinischen Fortschritts folgende Aspekte untersucht:

- Versorgung der Rentner mit Gesundheitsleistungen
- Auswirkung der Einführung von flexiblen Altersgrenzen auf die GKV
- Zuzahlungsmodalitäten
- Zunehmende Dichte und Spezialisierung in der Medizin bezogen auf das Leistungsangebot
- Fragen der **Rationierung** und **Rationalisierung**
- Entwicklung der Arztzahlen und Aufgabenübernahme durch andere nicht ärztliche Gesundheitsberufe.

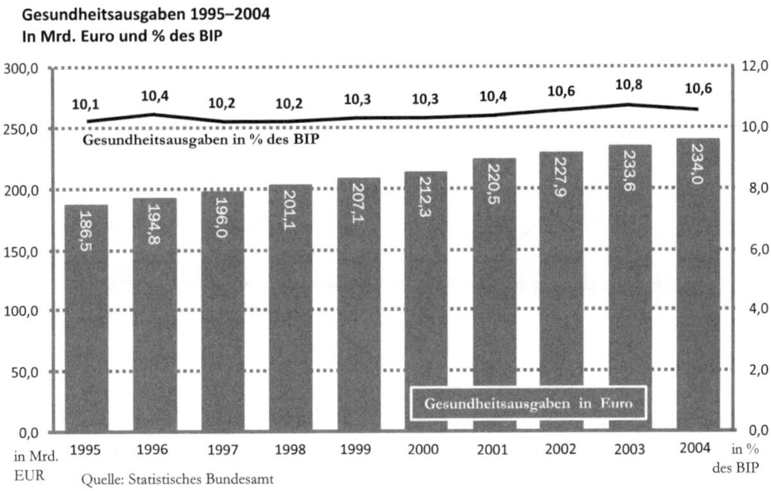

Abb. 8-1: Gesundheitsausgaben in Deutschland und Anteil des Bruttoinlandproduktes 1995–2004 (Quelle: Bundesministerium für Gesundheit, zit. aus: Sozialpolitik aktuell.de)

Wie die oben stehende Graphik verdeutlicht, machen seit fast 15 Jahren die Ausgaben im Gesundheitswesen 10–10,6% des **Bruttoinlandsproduktes (BIP)** aus. Insgesamt wurden im Jahre 2008 etwa 250 Mrd. Euro für die Gesundheit ausgegeben, was ebenfalls 10,6% des BIP entspricht. Die gesetzlichen Krankenkassen tragen über die Hälfte der Gesundheitsausgaben. Der Krankenhausbereich ist mit knapp 61 Mrd. Euro der größte Einzelausgabenblock. Das höchste Ausgabenvolumen fällt mit jährlich rund 35 Mrd. Euro auf die Herz-Kreislauf-Krankheiten. Bei den über 65-Jährigen entstanden im Jahr 2004

Krankheitskosten von rund 102 Mrd. Euro (vgl. Statistisches Bundesamt, 2009, Simon, 2007 und Reiners, 2009).

Betrachtet man nur die Ausgaben der GKV, so entsprechen diese in den letzten 30 Jahren um die 6–7% des Bruttoinlandsproduktes, wie die unten stehende Abbildung verdeutlicht. Sie sind somit relativ stabil geblieben, während der Beitragssatz beständig angestiegen ist.

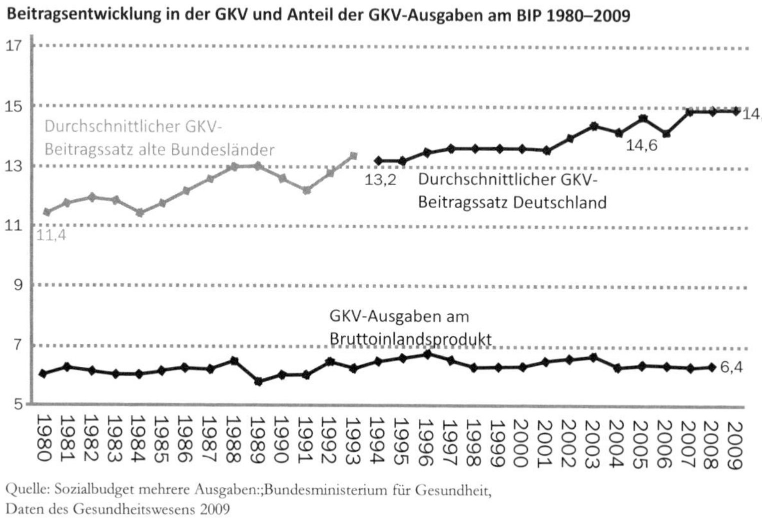

Abb. 8-2: Beitragssatzentwicklung in der GKV und Anteil der GKV-Ausgaben am BIP 1980–2009 (Quelle: Bundesministerium für Gesundheit, zit. aus: Sozialpolitik aktuell.de)

Damit liegt Deutschland im Vergleich mit anderen Ländern im mittleren Bereich, wie die nächste Tabelle zeigt.

Die Kenntnis der Ursachen für die Entwicklung der Ausgaben im Gesundheitssystem ist Voraussetzung für eine Abschätzung des zukünftigen Steuerungsbedarfs im Gesundheitswesen und wird deshalb von der Politik immer wieder erfragt.

Für die Gesundheitswissenschaften ist dabei besonders die Frage nach der Konsequenz für die Versicherten von Interesse.

Länder	**Anteil am BIP**	**Ausgaben je Einwohner** in US$ KKP*
Deutschland	10,6% °	3.371
Frankreich	11,0% °	3.449
Italien	9,0% °	2.614
Japan	8,1% °	2.578
Dänemark	9,5% °	3.362
Schweiz	11,3% °	4.311
Vereinigtes Königreich	8,4% °	2.760
Vereinigte Staaten	15,3% °	6.714

° OECD (2008) OECD Health Data 2008. Statistics and indicators for 30 countries. Paris

* Kaufkraftparitäten sind Umrechnungskurse, die die Unterschiede in den Preisniveaus zwischen den einzelnen Ländern beseitigen

Tab. 8-1: Gesundheitsausgaben 2006 im internationalen Vergleich (Quelle: OECD Health Data 2008 – Stand: Dezember 2008, zit. aus: RKI, 2009, S. 27)

8.4 Evaluation und Prioritätensetzung in der Gesundheitsversorgung

Die Bewertung von Kosten und Nutzen einer medizinischen Leistung ist aufgrund des Konfliktes zwischen der Begrenztheit der finanziellen Ressourcen und den Möglichkeiten der Medizin ein häufig diskutiertes Problem (Burchert & Hering, 2002). Dabei stehen folgende Bereiche ökonomischer Evaluationen im Mittelpunkt des Interesses:

- Abwägen von Kosten und Nutzen durch die Anbieter und die nachfragenden Konsumenten;
- Bestimmung der ökonomischen Effizienz und Effektivität einzelner Maßnahmen mit Hilfe von **Kosten-Nutzen-Analysen, Kosten-Wirksamkeits-Analysen, Kosten-Nutzwert-Analysen, Kosten-Minimierungs-Analysen**;
- Einbeziehung von gesundheitsökonomischen Aspekten bei der Entwicklung von **Leitlinien** und Standards.

Bei gesundheitspolitischen und medizinischen Entscheidungen spielen zunehmend gesundheitsökonomische Aspekte eine wichtige Rolle. „Hauptziel der Evaluation ist dabei nicht, Kosten einzusparen, sondern die vorhandenen Ressourcen sinnvoll zu verwenden" (Gäfgen & Oberender, 1991). Seit den 1990er Jahren versucht man, bei gesundheitsökonomischen Evaluationsstudien standardisierte Methoden und Erhebungsinstrumente einzusetzen, um eine bessere Vergleichbarkeit der Ergebnisse zu erzielen (z.B. Hannoveraner Konsensusgruppe, 1999). Bei der Bewertung des Ergebnisses, des **Outcome**, hat sich das **QALY-Konzept (quality adjusted life year = qualitätsadjustiertes oder – bereinigtes Lebensjahr)** herausgebildet, um die Lebensqualität des Patienten zu berücksichtigen. Damit wird der vom Patienten empfundene Gewinn oder Verlust an Qualität des eigenen Gesundheitszustandes nach einer empfangenen Gesundheitsleistung im Sinne von Wohlbefinden einbezogen.

Die Einbeziehung der Resultate aus gesundheitsökonomischen Evaluationsstudien in die gesundheitspolitische Entscheidungsfindung und Prioritätensetzung stellt zwar einen wichtigen Bereich dar, ist jedoch auch mit großen Befürchtungen und Ängsten verbunden und kann oft nicht ohne ethische Überlegungen (z.B. bei Fragen der Rationierung und Rationalisierung) erfolgen. Insbesondere Ärzte sprechen oft von einer Ökonomisierung der Medizin, die mit Einkommenseinbußen und einer Einschränkung ihrer Autonomie einhergehen könnte, da individuelle Unterschiede in der Therapie und medizinische Feinheiten, die die ärztliche Kunst ausmachen, zu wenig berücksichtigt würden.

Ein weiterer Kritikpunkt an der Gesundheitsökonomie betrifft den Forschungsstand und die Forschungsmethodik. Die aus der neoklassischen Theorie stammenden Modellannahmen, die teilweise umstritten sind, könnten nicht ohne weiteres auf empirische Forschungsfelder und Interpretationen im Gesundheitswesen übertragen werden. „Schon allein aufgrund des umfassenden Versicherungsschutzes, der den Preis einer Gesundheitsleistung für den Patienten bzw. die Patientin weitgehend uninteressant macht, und den bestehenden Informationsdefiziten und -unterschieden kann man bei Patienten und Patientinnen (und Ärzten und Ärztinnen) nicht von einem Modellverhalten gemäß der ökonomischen Theorie ausgehen" (Hessel et al., 2002, S. 142). Trotz dieser Einschränkungen gesundheitsökonomischer Evaluationen sind diese für die Gesundheitswissenschaften wichtig, um Entscheidungen z.B. bei der Auswahl von präventiven Maßnahmen, unter Berücksichtigung von Effektivitäts- und Effizienzüberlegungen zu treffen, so dass ein Anbieter nicht nur die besten, sondern auch die kostengünstigsten Maßnahmen auswählen kann. Auf der anderen Seite können die Gesundheitswissenschaften bei der Methodenentwicklung behilflich sein, wenn z.B. bei den Ergebnisindikatoren eine stärkere Berücksichtigung der Sichtweisen von Patienten und Patientinnen angestrebt wird.

http://www.uvk-lucius.de/service

☐ Zusammenfassung

- Obwohl es keine allgemeinverbindliche Definition der Gesundheitsökonomie gibt, ist den verschiedenen Ansätzen gemein, dass sie sich mit der Knappheit der Ressourcen und der Übertragung primär zur Lösung wirtschaftswissenschaftlicher Fragestellung entwickelter Methoden auf das Gesundheitswesen beschäftigen.
- Seit ca. 15 Jahren ist der Prozentsatz der Gesundheitsausgaben am Bruttoinlandsprodukt auf gut 10% geblieben, obwohl die absolute Zahl der Ausgaben angestiegen ist. Im Vergleich mit anderen Industrieländern liegt Deutschland damit im mittleren Bereich.
- Ergebnisse aus gesundheitsökonomischen Evaluationsstudien werden zunehmend wichtiger bei der Entscheidung über den Einsatz und die Bezahlung von präventiven, diagnostischen oder therapeutischen Maßnahmen aus dem GKV-Leistungskatalog.

☐ Wichtige Schlagwörter

▶ Bruttoinlandsprodukt (BIP) ▶ Kosten-Nutzen-Analysen ▶ Kosten-Wirksamkeits-Analysen ▶ Kosten-Nutzwert-Analysen ▶ Kosten-Minimierungs-Analysen ▶ Kostenträger ▶ Leitlinien ▶ Leistungskatalog ▶ Outcome ▶ QALY-Konzept (quality adjusted life year = qualitätsadjustiertes oder –bereinigtes Lebensjahr) ▶ Rationierung ▶ Rationalisierung

🕮 Wichtige Schlagwörter sind im Glossar am Buchende erklärt.

☐ Wiederholungsfragen

[1] Welche Funktion übernimmt die Gesundheitsökonomie im Rahmen der Gesundheitswissenschaften?

[2] Welche Möglichkeiten zur Kostenbegrenzung im Gesundheitswesen werden zurzeit in der Ökonomie, Politik und Öffentlichkeit diskutiert?

http://www.uvk-lucius.de/service

[3] Welche Instrumente werden im Rahmen gesundheitsökonomischer Evaluationsstudien hauptsächlich eingesetzt? Welche Kritik wird daran geäußert?

Lösungshinweise finden Sie im Web-Service.

☐ Literatur

Adam, H., Henke, K.-D. (1993). Gesundheitsökonomie. In: Hurrelmann, K., Laaser, U. (Hrsg.). Gesundheitswissenschaften. Handbuch für Lehre, Forschung und Praxis (S. 347–360). Basel: Beltz

Brunner, H. (2006). Einführung. In: Lauterbach, K. W., Stock, S., Brunner, H. (Hrsg.). Gesundheitsökonomie. Lehrbuch für Mediziner und andere Gesundheitsberufe (S. 13–22). Bern: Verlag Hans Huber

Burchert, H., Hering, T. (2002). Gesundheitswirtschaft. Aufgaben und Lösungen. München, Wien: R. Oldenbourg Verlag

Gäfgen, G., Oberender, P. (Hrsg.) (1991). Evaluation gesundheitspolitischer Maßnahmen. Gesundheitsökonomische Beiträge, Bd. 10, Baden-Baden: Nomos Verlag

Hannoveraner Konsensusgruppe (1999). Empfehlungen zur gesundheitsökonomischen Evaluation – Revidierte Fassung des Hannoveraner Konsens. In: Gesundheitsökonomie und Qualitätsmanagement, 4, A62–A65

Hessel, F., Wasem, J., Buchner, F., Greß, S. (2002). Gesundheitsökonomie – Eine Einführung in Themenbereiche, Methoden und Einsatzgebiete. In: Kolip, P. (Hrsg.). Gesundheitswissenschaften – Eine Einführung (S. 125–147). Weinheim und München: Juventa Verlag

Lauterbach, K. W., Stock, S., Brunner, H. (Hrsg.) (2006). Gesundheitsökonomie. Lehrbuch für Mediziner und andere Gesundheitsberufe. Bern: Verlag Hans Huber

Reiners, H. (2009). Mythen der Gesundheitspolitik. Bern: Verlag Hans Huber

RKI (2009). Gesundheitsausgaben. Heft 45 Gesundheitsberichterstattung des Bundes. Berlin

Sachverständigenrat zur Begutachtung der Entwicklung im Gesundheitswesen (SVR Gesundheit) (1990). Herausforderungen und Perspektiven der Gesundheitsversorgung. Baden-Baden: Nomos

Simon, M. (2007). Das Gesundheitssystem in Deutschland. Eine Einführung in Struktur und Funktionsweise. 2., vollständig überarbeitete Auflage. Bern: Verlag Hans Huber

Zweifel, P., Domenighetti, G. (1996). Gesundheitsökonomie. In: Gutzwiller, F., Jeanneret, O. (Hrsg.). Sozial- und Präventivmedizin Public Health. (S. 156–167) Bern: Verlag Hans Huber

Abschnitt III:
Anwendungsfelder der Gesundheitswissenschaften

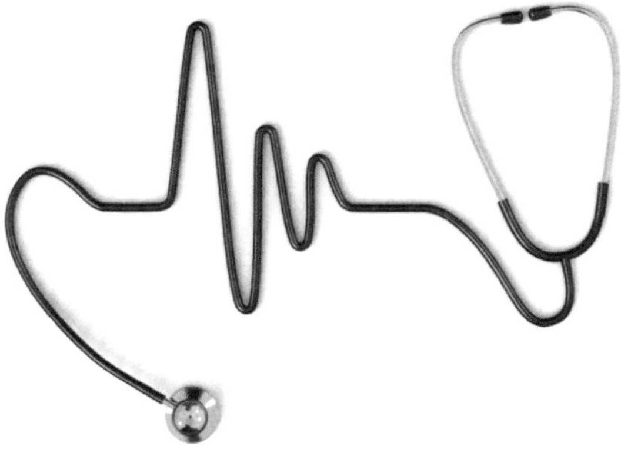

9 Gesundheitsförderung und Prävention

☐ Lernziele

In diesem Kapitel erfahren Sie,

- warum das Handlungsfeld der Gesundheitsförderung und Prävention für die Gesundheitswissenschaften von zentraler Bedeutung ist,
- wie die Begriffe Prävention und Gesundheitsförderung zu verstehen sind und welche inhaltlichen Schwerpunkte bzw. Formen jeweils darunter fallen,
- welche Arbeitsweisen in der Gesundheitsförderung und in der Prävention vorherrschen,
- welche Akteure in Deutschland in der Prävention und Gesundheitsförderung zu finden sind und
- welche Aufgaben die Gesundheitswissenschaften im Rahmen von Prävention und Gesundheitsförderung leisten können.

Prävention und Gesundheitsförderung sind wichtige Handlungsfelder der Gesundheitswissenschaften, die insbesondere in den letzten 10 bis 20 Jahren an Bedeutung gewonnen haben. Dies ist mit der zunehmenden Kritik an der Medizin und dem medizinischen System verbunden, die sich vor allem auf die begrenzte Wirkung der Medizin bei chronischen Krankheiten und auf Finanzierungsprobleme des Gesundheitssystems bezieht.

Die Notwendigkeit von präventiven und gesundheitsförderlichen Interventionen wird dabei anhand von Zahlen zur Morbidität, Mortalität und zum Verlust von gesunden Lebensjahren (burden of diseases) abgeleitet. Gesundheitsförderung und Prävention sind zwei unterschiedliche gesundheitswissenschaftliche Strategien. Während Prävention auf die Verhinderung der Entstehung von Krankheiten und Krankheitsrisiken abzielt, hat Gesundheitsförderung die Stärkung von Wohlbefinden und Gesundheit sowie die Erhaltung von Ressourcen für die Gesundheit zum Ziel. Obwohl beide Ausrichtungen eng miteinander verbunden sind, sind die Ansatzpunkte und Arbeitsweisen unterschiedlich. Basis bildet der Gesundheitsbegriff, wie in Abschnitt I, Kapitel 2 dargestellt.

In den letzten mehr als 100 Jahren haben die Prävention und Gesundheitsförderung vielfältige inhaltliche Wandlungen erlebt, was sich allein schon in dem Sprachgebrauch zeigt. Zunächst sprach man hauptsächlich von Gesundheitserziehung und Gesundheitsbildung, was die Wissensvermittlung und pädagogische

Konzepte zur Veränderung von Einstellungen und Verhaltensweisen umfasst. Dann wurde Gesundheitsaufklärung und Gesundheitsberatung thematisiert, womit Aktivitäten gemeint sind, die sich im öffentlichen Raum an Einzelne oder ein größeres Publikum zwecks Informationsvermittlung oder Hilfestellungen zur Verhaltensänderung wenden. Prävention ist durch eine starke medizinische Orientierung charakterisiert. Diesen Ansätzen ist gemeinsam, dass sie im Wesentlichen die Verhaltensänderung eines Individuums oder von Gruppen zum Ziel haben. Gesundheitsförderung setzt demgegenüber übergreifend bei der Beeinflussung von Gesundheit und Lebensqualität an und intendiert auch eine Veränderung von Lebensverhältnissen (vgl. Trojan, 2002, S. 196 f und Laaser, Hurrelmann, Wolters, 1993, S. 176 f).

9.1 Begriffe

Badura charakterisiert Gesundheitsförderung und Prävention folgendermaßen:

> *„Gesundheitsförderung und Prävention (...) stehen für ganz unterschiedliche gesundheitspolitische Konzeptionen. Der Begriff der Prävention entstammt der sozialhygienischen Diskussion des 19. Jahrhunderts, als bedingt durch Industrialisierung und Urbanisierung die sozialen Probleme groß und die Möglichkeiten zur Behandlung von Krankheiten noch recht gering entwickelt waren und wo es in erster Linie galt, Übertragungswege verbreiteter Infektionskrankheiten zu erkennen und zu unterbrechen. Die Idee der Gesundheitsförderung ist demgegenüber noch sehr jung und wurde insbesondere durch das europäische Büro der Weltgesundheitsorganisation und durch den israelitischen Soziologen und Stressforscher Aaron Antonovsky in die gesundheitspolitische und gesundheitswissenschaftliche Diskussion eingebracht. Gesundheitsförderung zielt darauf, allen Menschen ein höheres Maß an Selbstbestimmung über ihre Gesundheit zu ermöglichen und sie damit zur Stärkung ihrer Gesundheit zu befähigen (Ottawa-Charta, 1996). Der Akzent der WHO-Definition liegt eindeutig bei dem Begriff der Selbstbestimmung, setzt auf die Selbständigkeit und Selbsthilfe des einzelnen und ganzer Kollektive, auf Partizipation und politische Einflussnahme (...). Der Akzent liegt hier auf der Förderung positiver Gesundheit, also auf einer salutogenetischen Problemstellung, im Unterschied zur pathogenetischen der Präventionsforschung (...). Die Idee der Gesundheitsförderung ist unspezifisch, die Idee der Prävention krankheitsspezifisch, das heißt an der ICD-Klassifikation orientiert. Prävention beginnt bei wohl definierten medizinischen Endpunkten und fragt zurück nach möglichen Risikofaktoren. Gesundheitsförderung setzt an den Lebensbedingungen des Menschen an. Ihr geht es darum, biologische, seelische und soziale Widerstandskräfte und Schutzfaktoren zu mobilisieren und Lebensbedingungen herzustellen, die positives Denken, positive Gefühle und ein optimales Maß an körperlicher Be- und Entlastung erlauben" (Badura, 1992, S.44).*

Bei der Theorie von Prävention oder Krankheitsverhütung geht es also um die Frage, wie Krankheit entsteht (Pathogenese) und was man dagegen machen kann. Bei der Gesundheitsförderung liegt der Fokus auf der Frage, wie entsteht Gesundheit (Salutogenese) und was kann zu ihrer Erhaltung getan werden.

Der Begriff **Prävention** kommt aus dem Lateinischen und bedeutet zuvorkommen (prae-venire). Präventionsmaßnahmen werden nach dem Zeitpunkt, nach der Zielgröße und nach der Methode eingeteilt (Sachverständigenrat 2000/2001, S. 25 ff). Nach dem Zeitpunkt erfolgt die Einteilung in ‚primäre Prävention' (Krankheitsvermeidung), ‚sekundäre Prävention' (Krankheitsfrüherkennung) und ‚tertiäre Prävention' (Verhinderung eines Rückfalls, Rehabilitation). Primärpräventive Maßnahmen beinhalten somit die Intervention bei den Krankheitsursachen, sekundärpräventive bei der Krankheitsentstehung und tertiärpräventive die Beeinflussung des Krankheitsverlaufs. Nach der Zielgröße der Prävention wird in personale Prävention (intendierte Veränderungen in der Person), Verhaltensprävention (intendierte Veränderung des Gesundheits- oder Krankheitsverhaltens) und Verhältnisprävention (intendierte Veränderung krank machender Lebensverhältnisse) unterschieden. Nach der Methode wird differenziert in u.a. Gesundheitsaufklärung, Gesundheitsberatung, Gesundheiterziehung, Gesundheitstraining, Gesundheitsselbsthilfe. Prävention soll demnach das Risikoverhalten des Individuums und/oder einer Gruppe verändern.

Gesundheitsförderung hat ihren Ausgangspunkt in der Salutogenese-Theorie von Antonovsky und der **Ottawa-Charta der Weltgesundheitsorganisation (WHO)**. Schon in dem Begriff wird die Orientierung an der Gesundheit mit der Verbesserung von Lebensweisen und Lebensbedingungen deutlich. Entsprechend der Ottawa-Charta zielt Gesundheitsförderung darauf ab, „die Menschen zu befähigen, größeren Einfluss auf die Erhaltung und Verbesserung ihrer Gesundheit zu nehmen. Als Maßstab für Gesundheit wird dabei die Möglichkeit des Einzelnen und von Gruppen gesehen, einerseits ihre Wünsche und Bedürfnisse befriedigen zu können und andererseits mit ihrer Umwelt überein zu stimmen oder sie bewusst zu ändern. Gesundheit wird somit als eine wesentliche Grundbedingung des alltäglichen Lebens und nicht als Lebensziel verstanden. Gesundheit wird als positive Aufgabe gesehen, zu deren Verwirklichung gesellschaftliche und persönliche sowie physische Ressourcen beitragen" (Franzkowiak & Sabo, 1993, S. 76).

Fünf Prinzipien charakterisieren die Gesundheitsförderung (Franzkowiak & Sabo, 1993, S. 76 f):

- „Gesundheitsförderung umfasst die gesamte Bevölkerung in ihren alltäglichen Lebenszusammenhängen und nicht ausschließlich einzelne, spezifische Risikogruppen.

- Gesundheitsförderung zielt darauf ab, die Bedingungen und Ursachen von Gesundheit zu beeinflussen.
- Gesundheitsförderung verbindet unterschiedliche, aber einander ergänzende Maßnahmen und Ansätze.
- Gesundheitsförderung bemüht sich besonders um eine konkrete und wirkungsvolle Beteiligung der Öffentlichkeit.
- Gesundheitsförderung ist primär eine Aufgabe im Gesundheits- und Sozialbereich und keine medizinische Dienstleistung".

In der Ottawa-Charta sind drei Handlungsqualifikationen für die Gesundheitsförderung formuliert:

- Interessen vertreten
- Befähigen und ermöglichen
- Vermitteln und vernetzen.

Danach geht es im Wesentlichen um ein aktives, anwaltschaftliches Eintreten, um Herstellung von Chancengleichheit, Verwirklichung des größtmöglichen Potenzials, Entfaltung von praktischen Fertigkeiten sowie die Einbeziehung von allen Verantwortlichen in Bezug auf Gesundheit.

9.2 Ansatzpunkte und Arbeitsweisen in der Gesundheitsförderung

In diesem Abschnitt geht es um die Darstellung der Themenbereiche und Interventionsansätze in der Gesundheitsförderung (siehe auch Franke & Witte; 2009). Wie wir oben gesehen haben, versucht die Gesundheitsförderung, die Ressourcenseite zu stärken. Auf der personalen Ebene bedeutet das die Entwicklung von persönlichen Kompetenzen durch gesundheitsbezogene Informationen und Bildung sowie die Vermittlung von lebenspraktischen Fertigkeiten. So erhält der Mensch mehr Möglichkeiten der Einflussnahme bei Veränderungen im Lebensalltag in Bezug auf die Gesundheit.

Auf der Verhaltensebene wird Gesundheitsförderung durch die Beteiligung von Bürgern bei konkreten präventiven Aktivitäten in der Gemeinde, bei der Planung und Umsetzung von Strategien sowie bei der Herbeiführung von Entscheidungen realisiert. Es geht also um die Teilhabe und Mitbestimmung bei Gesundheitsbelangen in der Gemeinde durch die Stärkung von Nachbarschaften.

Gesundheitsförderung auf der Verhältnisebene meint die Veränderung von Lebens-, Arbeits-, Wohn- und Freizeitbedingungen, damit sie eine Quelle der Gesundheit werden.

Dazu gehören Aktivitäten zum Schutz der natürlichen und sozialen Umwelt, die Neuorientierung der Gesundheitsdienste im Hinblick auf die Entwicklung von neuen Einstellungen und Organisationsformen in Richtung auf die Berücksichtigung der Bedürfnisse der Menschen, aber auch Aktivitäten in Bezug auf die Entwicklung einer gesundheitsfördernden Gesamtpolitik, die die engen Grenzen der Medizin überschreitet, so dass gesundheitsgerechtere Entscheidungen getroffen werden (vgl. Rosenbrock & Michel, 2007).

Ein wichtiger Ansatz, der von der WHO entwickelt wurde, ist der **Setting-Ansatz** der Gesundheitsförderung. Mit Settings sind Lebens- und Handlungsräume gemeint, die nach Trojan folgende Ziele verfolgen (Trojan, 2002, S.203):

- „Die Interventionen sollen ganzheitlich konzipiert sein, d.h. sowohl beim einzelnen Menschen als auch an Strukturen in diesen Systemen ansetzen. Sie kombinieren präventive und gesundheitsförderliche Zielsetzungen.
- Sie bedürfen neuer Infrastrukturen für die Mobilisierung von Innovationen und der Verknüpfung von Aktionen.
- Die Veränderungsprozesse sind langfristig.
- Sie sollen Anregungen zur Selbstentwicklung (lernende Organisationen!) enthalten, die Problemwahrnehmung schärfen und die Problembearbeitungskapazität im sozialen System erhöhen.
- Sie sind besonders erfolgreich, wenn das Motiv der Gesundheit mit anderen höherrangigen Zielen verknüpft werden kann, z.B. Qualitätsmanagement, Organisationsentwicklung, Schulentwicklung, Imageverbesserung, wirtschaftliche Konkurrenzfähigkeit oder Kostensenkung“.

Als Setting-Ansätze haben sich in Deutschland etabliert: Betrieb und Arbeitsplatz, Kindergarten, Schule, Hochschule und Universität, Krankenhaus sowie Stadt und Kommunalverwaltung. Der Vorteil dieser Settings ist, dass in einem gegebenen sozialen Kontext gleichzeitig unterschiedliche Zielgruppen und Akteure erreicht werden können und somit die kontext- und individuumsbezogenen Maßnahmen besser kombiniert werden können.

Die Ausführungen der WHO in der Ottawa-Charta bleiben für die Praxis sehr vage und unspezifisch. Darum sind im Folgenden einige Beispiele für Handlungsstrategien zusammengefasst (nach Waller, 1997):

Handlungsstrategien	Praxisbeispiele
Entwicklung einer gesundheitsfördernden Gesamtpolitik	▪ Gesetzesinitiativen (z.B. Rauchverbot in öffentlichen Räumen) ▪ steuerliche Eingriffe (z.B. Erhöhung der Tabaksteuer) ▪ Schaffung einer sauberen Umgebung ▪ Schutz der natürlichen Umwelt
Schaffung gesundheitsfördernder Lebenswelten	▪ Erfassung der gesundheitlichen Folgen (z.B. in den Bereichen Technologie, Arbeitswelt) ▪ Erhaltung natürlicher Ressourcen
Unterstützung gesundheitsfördernder Gemeinschaftsaktionen	▪ Unterstützung der Selbsthilfe ▪ Gewährleistung des Zugangs zu Informationen ▪ angemessene finanzielle Unterstützung von gemeinschaftlichen Aktionen
Entwicklung persönlicher Kompetenzen	▪ Befähigung zum lebenslangen Lernen ▪ Unterstützung der Entwicklung von Persönlichkeit und sozialen Fähigkeiten
Neuorientierung der Gesundheitsdienste	▪ Entwicklung eines Versorgungssystems, das auf die stärkere Förderung von Gesundheit ausgerichtet ist ▪ Verbesserung der Kooperation im Gesundheitssystem ▪ Orientierung auf die Bedürfnisse des Menschen als ganzheitliche Persönlichkeit

Aus diesen beispielhaften Handlungsstrategien und Ansatzpunkten für die Praxis wird bereits die Schwierigkeit der Abgrenzung der Gesundheitsförderung von der Prävention deutlich. Darum sollen im nächsten Abschnitt die Handlungsstrategien der Prävention erläutert werden.

9.3 Ansatzpunkte und Arbeitsweisen in der Prävention

Die Prävention und speziell die primäre Prävention, die der Entstehung von Krankheitsrisiken und Krankheiten zuvorkommen will, setzt wie die Gesundheitsförderung auf der Ebene von Personen und Strukturen an. Die Ausschaltung von Krankheitsursachen geschieht dabei in der Regel dadurch, dass Risikoprofile von Individuen oder Bevölkerungsgruppen mit Hilfe von Interventionsmaßnahmen verändert werden sollen. Voraussetzung dafür ist, dass die Kausalität von Risikofaktor und Erkrankung belegt ist, wie z.B. der Zusammenhang zwischen Rauchen und Herzinfarkt, der erstmalig durch die Framingham-Studie im Jahre 1960 für die USA nachgewiesen wurde. Generell werden bei der primären Prävention primär folgende Strategien unterschieden:

- **Edukative Verfahren**
- Ökonomische Anreize oder Bestrafungssysteme
- Normativ-regulatorische Verfahren (Hurrelman et al., 2004, S. 37 f)

In Deutschland liegt der Schwerpunkt der Präventionsangebote auf dem Bereich der edukativen Verfahren, indem z.B. Kursangebote zur Raucherentwöhnung, Abnahmeprogramme, Stressbewältigungskurse, Suchtberatungsangebote, Aufklärungsprogramme zu AIDS/HIV oder Impfkampagnen durchgeführt werden. Inhaltlich beziehen sich diese Programme im Wesentlichen auf die kardiovaskulären Risikofaktoren, wie Übergewicht, sportliche Inaktivität, Hypertonie, Hypercholesterinämie, Stress, Diabetes und Rauchen.

Eberle gibt folgende beispielhafte Übersicht für Risikofaktoren, Präventionsmaßnahmen und Präventionsziele.

Entstehungsbereich der Risikofaktoren	**Risikofaktoren**	**Präventionsmaßnahmen (Beispiele)**	**Präventionsziele**
Persönlicher Lebensstil	▪ Fehl- bzw. Überernährung ▪ Bewegungsmangel ▪ Übermäßiger Alkoholkonsum ▪ Drogen-/ Arzneimittelmissbrauch ▪ Stress	▪ Ernährungsberatung ▪ Bewegungsangebote etc. ▪ Methoden: Verhaltensinformation und Verhaltenstraining	▪ Verhaltensaufbau ▪ Verhaltensänderung
Arbeitswelt	▪ Nacht-/ Schichtarbeit ▪ Schwerarbeit ▪ Lärm, Hitze, Feuchtigkeit ▪ Unfallträchtigkeit ▪ Ungesunde Körperhaltung ▪ Stress	▪ Arbeitsschutz ▪ Tauglichkeitsuntersuchung ▪ Maßnahmen zur Prävention arbeitsbedingter Erkrankungen ▪ z.B. gezielte Gymnastik bei ungesunden Körperhaltungen	▪ Umgestaltung der Arbeitswelt ▪ Anpassung an die Arbeitssituation

Soziale Umwelt	▪ Wohnverhältnisse ▪ Familienverhältnisse ▪ Soziale Isolation ▪ Doppelbelastung berufstätiger Hausfrauen ▪ Ungesundes Konsumgüterangebot	▪ Vermittlung von Kommunikationstechniken ▪ Aktivierung von Nachbarschaftshilfe ▪ Verbraucherberatung ▪ Sozialgesetzgebung	▪ Umgestaltung der sozialen Umwelt ▪ Anpassung an die Umweltsituation
Ökologische Umwelt	▪ Luftverschmutzung ▪ Schadstoffe in Boden und Wasser ▪ Straßenverkehr ▪ Lärm ▪ Schadstoffe in Lebensmitteln und sonstigen Konsumgütern	▪ Straßenverkehrsordnung ▪ Gesetze zur Reinhaltung von Luft, Wasser und Boden ▪ Lebensmittelgesetz ▪ Emissionsschutzvorschriften ▪ Hygienebestimmungen	▪ Umgestaltung der ökologischen Umwelt ▪ Anpassung an die Umweltsituation

Tab. 9-1: Übersicht über Risikofaktoren, Präventionsmaßnahmen und Präventionsziele (Eberle, 1990, S. 28/29)

Wie aus dieser Übersicht deutlich wird, setzen die Präventionsmaßnahmen sowohl bei der Veränderung von persönlichen Verhaltensweisen und Lebensstilen, als auch bei Veränderung von Lebensverhältnissen an.

Die Gesetzlichen Krankenkassen, die seit einigen Jahren gesetzlich im Rahmen des § 20 SGB V zur Durchführung von Präventionsmaßnahmen verpflichtet sind, geben in regelmäßigen Abständen eine Dokumentation ihrer Aktivitäten heraus (MDS, 2009), aus der deutlich wird, dass nur weniger als 10% der GKV-Versicherten an präventiven Maßnahmen teilnehmen, dass diese Teilnehmer zum größten Teil Frauen sind und aus der Mittelschicht kommen, bei denen eine nicht so hohe Morbiditätslast vorliegt wie bei Personen aus der unteren sozialen Schicht, und dass die Präventionsmaßnahmen hauptsächlich bei der Verhaltensprävention ansetzen.

9.4 Akteure in der Prävention und Gesundheitsförderung in Deutschland

In Deutschland hat sich eine große Anzahl von Akteuren in der Prävention und Gesundheitsförderung etabliert. Zurzeit wird die Zahl auf über 1.000 Einrichtungen geschätzt. Entsprechend ihren Aufgaben sind sie auf der Bundesebene, auf der Landes- oder kommunalen Ebene tätig und agieren als staatliche Institutionen, öffentlich-rechtliche Körperschaften oder freie, private Einrichtungen.

In der folgenden Abbildung sind einige Institutionen beispielhaft vorgestellt.

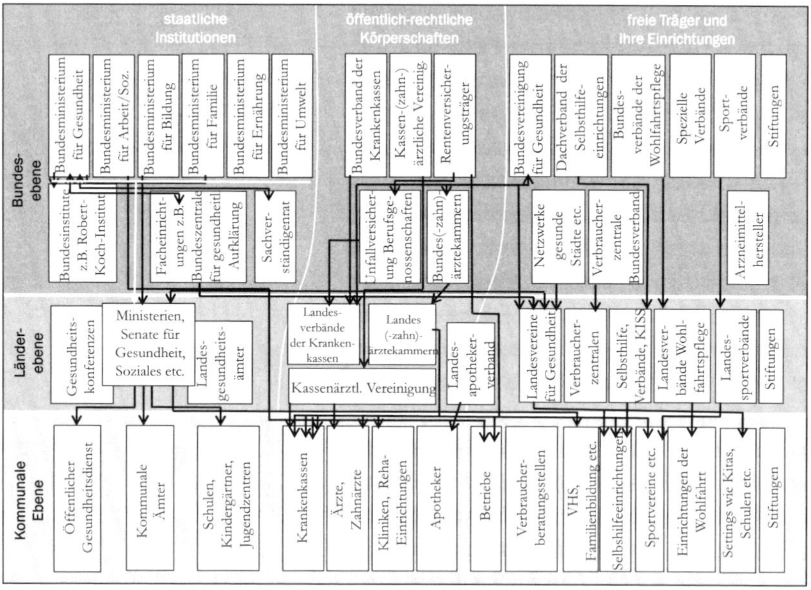

Abb. 9-1: Akteure in der Prävention (in Anlehnung an Walter & Schwartz, 1998, S. 201)

Alle diese Einrichtungen bieten vielfältige Maßnahmen der Prävention und Gesundheitsförderung an, wie z.B. Kurse, Vorträge, Aufklärungsmaterialien, individuelle Beratungen. Häufig stehen diese Angebote fragmentiert nebeneinander und eine inhaltliche Koordinierung fehlt, so dass der Bürger Schwierigkeiten hat, das für ihn angemessene, Erfolg versprechende Angebot herauszufinden. Aufgabe von Gesundheitswissenschaftlern könnte hier die Schaffung von Transparenz sein.

In § 20 SGB V ist geregelt, dass Krankenkassen Maßnahmen der primären Prävention und Gesundheitsförderung für ihre Versicherten durchführen oder anbieten sollen und dass diese Maßnahmen der Reduzierung sozial ungleich verteilter Gesundheitschancen dienen sollen. Wörtlich heißt es in Satz 1 des § 20 SGB V:

> *„die Krankenkasse soll in der Satzung Leistungen zur primären Prävention vorsehen, die die in den Sätzen 2 und 3 genannten Anforderungen erfüllen. Leistungen zur Primärprävention sollen den allgemeinen Gesundheitszustand verbessern und insbesondere einen Beitrag zur Verminderung sozial bedingter Ungleichheit von Gesundheitschancen erbringen. Der Spitzenverband Bund der Krankenkassen beschließt gemeinsam und einheitlich unter Einbeziehung unabhängigen Sachverstandes prioritäre Handlungsfelder und Kriterien für Leistungen nach Satz 1, insbesondere hinsichtlich Bedarf, Zielgruppen, Zugangswegen, Inhalten und Methodik" (SGB V, Satz 1, 2008). Ferner ist für alle Leistungen der Gesetzlichen Krankenversicherung in dem sog. Wirtschaftlichkeitsgebot nach § 12 SGB V geregelt, dass die Leistungen ausreichend, zweckmäßig und wirtschaftlich sein müssen; „sie dürfen das Maß des Notwendigen nicht überschreiten. Leistungen, die nicht notwendig oder unwirtschaftlich sind, können Versicherte nicht beanspruchen, dürfen die Leistungserbringer nicht bewirken und die Krankenkassen nicht bewilligen" (SGB V, 2008).*

Für Präventions- und Gesundheitsförderungsmaßnahmen bedeutet das, dass sie generell den Gesundheitszustand verbessern können also die Kausalkette zwischen Ansatzpunkt für die Intervention und der Krankheitsentstehung belegt ist, dass sie an den Zielgruppen der sozialen Benachteiligung orientiert sein müssen, dass dafür gezielte Zugangswege eruiert werden und dass sie ihre Effektivität und Effizienz nachgewiesen haben müssen bzw. auch zukünftig die Wirkung evaluieren. Zu diesen Punkten können die Gesundheitswissenschaften einen Beitrag leisten. Die Gesundheitswissenschaften können u.a. helfen,

- Auf Zielgruppen abgestimmte Ziele, Zugangswege und Interventionstypen und Verantwortlichkeiten für Präventions- und Gesundheitsförderungsmaßnahmen festzulegen bzw. den Anbietern zu empfehlen,
- Wege der Ansprache und Motivation für ausgewählte Zielgruppen zu erproben,
- Geeignete Ergebnisparameter für die Evaluation von Präventions- und Gesundheitsförderungsmaßnahmen hinsichtlich deren Effektivität auszuwählen bzw. den Beteiligten vorzuschlagen,
- Ggf. neue Instrumente und Methoden für die Evaluation zu entwickeln,
- Ein System der kontinuierlichen Qualitätssicherung zu erarbeiten,
- Transparenz über effektive Maßnahmen herzustellen und

- Eine bessere Abstimmung der Anbieter von Präventions- und Gesundheitsförderungsmaßnahmen herbeizuführen.

☐ Zusammenfassung

- Prävention hat zum Ziel, das Auftreten von Krankheiten und Krankheitsrisiken zu verhindern. Sie orientiert sich damit an der Pathogenese.
- Gesundheitsförderung orientiert sich an der Gesundheit (Salutogenese) und will die Gesundheit, das Wohlbefinden und die Lebensqualität verbessern. Menschen werden befähigt, sich für ihre Gesundheit einzusetzen, an Aktivitäten zu partizipieren und sich für eine gesundheitsförderliche Politik einzusetzen.
- Maßnahmen der Prävention und Gesundheitsförderung sind häufig nicht trennscharf voneinander abzugrenzen.
- In Deutschland existieren eine große Anzahl von Akteuren der Prävention und Gesundheitsförderung, deren Aktivitäten häufig nicht gut aufeinander abgestimmt sind.
- Die Evaluation und Qualitätssicherung in der Prävention und Gesundheitsförderung, die Entwicklung von zielgruppenorientierten Maßnahmen und die Erprobung von Präventionskonzepten und Zugängen für bildungsferne Bevölkerungsgruppen sind wichtige Aufgaben der Gesundheitswissenschaften in diesem Bereich.

☐ Wichtige Schlagwörter

▶ Edukative Verfahren ▶ Ottawa-Charta der Weltgesundheitsorganisation (WHO) ▶ Setting-Ansatz

🕮 Wichtige Schlagwörter sind im Glossar am Buchende erklärt.

☐ Wiederholungsfragen

[1] Was sind die wesentlichen Unterschiede zwischen Prävention und Gesundheitsförderung?

[2] Charakterisieren Sie bitte das Hauptziel der primären Prävention im Vergleich zur Sekundär- und Tertiärprävention und geben Sie Beispiele für die drei Bereiche an.

[3] Welche inhaltlichen Schwerpunkte kennzeichnet die Gesundheitsförderung?

[4] Welche Aufgaben kann die Gesundheitswissenschaft bei der Prävention und Gesundheitsförderung wahrnehmen?

Lösungshinweise finden Sie im Web-Service.

☐ Literatur

Badura, B. (1992). Gesundheitsförderung und Prävention aus soziologischer Sicht. In: Paulus, P. (Hrsg.). Prävention und Gesundheitsförderung. Perspektiven für die psychosoziale Praxis (S. 43 – 52). Köln: GwG-Verlag

Eberle, G. (1990). Leitfaden Prävention. Sankt Augustin: Asgard Verlag

Franke, A. (2006). Modelle von Gesundheit und Krankheit. Bern: Hans-Huber Verlag

Franke, A., Witte, M. (2009). Das HEDE-Training ®. Manual zur Gesundheitsförderung auf Basis der Salutogenese. Bern: Verlag Hans Huber

Franzkowiak, P., Sabo, P. (Hrsg.) (1993). Dokumente der Gesundheitsförderung. Mainz: Verlag Peter Sabo

Hurrelmann, K., Klotz, T., Haisch, J. (Hrsg.) (2004). Lehrbuch Prävention und Gesundheitsförderung. Bern, Göttingen, Toronto, Seattle: Verlag Hans Huber

Laaser, U., Hurrelmann, K., Wolters, P. (1993). Prävention, Gesundheitsförderung und Gesundheitserziehung. In: Hurrelmann, K./ Laaser, U. (Hrg.). Gesundheitswissenschaften. Handbuch für Lehre, Forschung und Praxis (S. 176 – 203). Weinheim und Basel: Beltz

MDS (Medizinischer Dienst des Spitzenverbandes der Krankenkassen), GKV Spitzenverband (2009). Präventionsbericht 2009. Leistungen der gesetzlichen Krankenversicherung: Primärprävention und betrieblichen Gesundheitsförderung – Berichtsjahr 2008. Essen, Berlin

Rosenbrock, R., Michel, C. (2007). Primäre Prävention. Bausteine für eine systematische Gesundheitssicherung. Berlin: Medizinisch Wissenschaftliche Verlagsgesellschaft. Sachverständigenrat für die konzertierte Aktion im Gesundheitswesen (2000/2001). Gutachten 2000/2001: Bedarfsgerechtigkeit und Wirtschaftlichkeit (Kurzfassung). Berlin, Bonn

Sozialgesetzbuch (SGB) V – Krankenversicherung. Berlin, 2008

Trojan, A. (2002). Prävention und Gesundheitsförderung. In: Kolip, P. (Hrsg.). Gesundheitswissenschaften. Eine Einführung (S. 195–228). Weinheim, München: Juventa Verlag

Waller, H. (1995). Gesundheitswissenschaft. Eine Einführung in Grundlagen und Praxis. Stuttgart, Berlin, Köln: Verlag W. Kohlhammer

Waller, H. (1997). Gesundheitsförderung in der Praxis. In: Geiger, A., Kreuter, H. (Hrsg.). Handlungsfeld Gesundheitsförderung. 10 Jahre nach Ottawa (S. 97–101). Hamburg: Verlag für Gesundheitsförderung

Walter, U., Schwartz, F.W. (1998). Prävention: Institutionen und Strukturen. In: Schwartz, F.W., Badura, B., Leidl, R., Raspe, H., Siegrist, J. (Hrsg.) Das Public Health Buch. Gesundheit und Gesundheitswesen (S. 200–212). München, Wien, Baltimore: Verlag Urban und Schwarzenberg

10 Ambulante gesundheitliche Versorgung

☐ Lernziele

In diesem Kapitel erfahren Sie,

- was unter ambulanter Versorgung zu verstehen ist und welche Strukturen in Deutschland vorhanden sind,
- welche Entwicklungen sich in der ambulanten Versorgung abzeichnen,
- welche Probleme bei der Gestaltung einer bedarfsgerechten, ambulanten Versorgung gelöst werden müssen,
- welche Aufgaben die Gesundheitswissenschaften bei der Lösung der Probleme übernehmen können.

In den letzten Jahren sind Fragen der gesundheitlichen Versorgung immer stärker in das Blickfeld der Gesundheitswissenschaften geraten. Das hängt damit zusammen, dass Defizite in der Qualität der Krankenversorgung offenkundig wurden, dass die Versorgungsbedarfe der Bevölkerung sich u.a. aufgrund der demographischen Entwicklung mit einer Zunahme des Anteils der älteren Bevölkerung und von chronischen Krankheiten und Multimorbidität verändert haben und dass von politischer Seite immer mehr Versorgungsformen etabliert werden, über deren Sinnhaftigkeit, Wirksamkeit und Effizienz häufig wenig bekannt ist.

Die Aufgaben der Gesundheitswissenschaften im Bereich der Versorgung können folgendermaßen charakterisiert werden:

- Beschreibung der Versorgungssituation inkl. der rechtlichen Rahmenbedingungen und der Versorgungsabläufe,
- Beschreibung der Inanspruchnahme von Gesundheitsleistungen im ambulanten und stationären Sektor,
- Beurteilung der Qualität der Versorgung unter Einbeziehung der Patientenperspektive und Fragen der Patientensicherheit,
- Eruierung von Defiziten, Problemen in der Versorgung und Entwicklung von Verbesserungsvorschlägen,
- Evaluationsforschung bezüglich neuer Versorgungsformen.

Neben der Krankenhaus- und der Arzneimittelversorgung steht im Jahre 2009 die ambulante ärztliche Versorgung mit 26,4 Mrd. Euro an der dritten Stelle der Ausgaben der GKV und nimmt von daher einen wichtigen Stellenwert ein, wie die unten stehende Abbildung verdeutlicht:

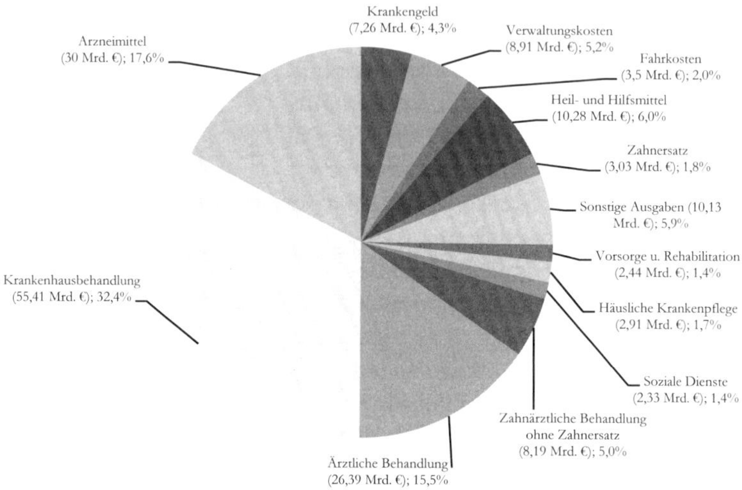

Abb. 10-1: Leistungen und Ausgaben der GKV 2009 in % aller Ausgaben und in Euro (Quelle: Bundesministerium für Gesundheit, zit. aus: Sozialpolitik aktuell.de)

10.1 Begriffsbestimmung

Alle außerhalb von Kliniken (Akut- und Fachkrankenhäuser, Rehabilitationskliniken) erbrachten Behandlungsleistungen zählen zur ambulanten Versorgung. Den größten Teil machen dabei ärztliche und zahnärztliche Behandlungen aus, aber auch die psychotherapeutische Versorgung und die Versorgung mit Heilmitteln (Physio- und Ergotherapie) zählen zur ambulanten Versorgung. Die ambulante Versorgung nimmt eine Schlüsselstellung im Gesundheitswesen ein, da in der Regel der Patient bei einer Krankheit oder bei der Beobachtung von Krankheitssymptomen als erstes zum niedergelassenen Arzt geht. Niedergelassene Ärzte führen den größten Teil der Diagnostik und Therapie durch, verordnen Medikamente oder Heil- und Hilfsmittel und überweisen ggf. an einen Facharzt oder ein Krankenhaus. Als **Vertragsärzte** für die gesetzliche Krankenversicherung (GKV) übernehmen sie bei 90% der Bevölkerung die medizinische

Versorgung. Daneben gibt es noch Ärzte, die ausschließlich Privatpatienten versorgen und damit nicht als Vertragsarzt der GKV gelten. Etwa 95% der niedergelassenen Ärzte sind Vertragsärzte der GKV.

10.2 Struktur der ambulanten Versorgung

Simon zählt folgende Strukturmerkmale der ambulanten ärztlichen Versorgung in Deutschland auf (Simon, 2008, S. 174, 2010, S. 183):

- Niederlassungsfreiheit der Ärzte
- Freie Arztwahl der Patienten (§ 76 SGB V)
- Übertragung zentraler Aufgaben auf Kassenärztliche Vereinigungen (§§ 77 – 81 SGB V)
- Bedarfsplanung und Zulassungsbegrenzungen (§§ 99 – 105 SGB V)
- Gliederung in hausärztliche und fachärztliche Versorgung (§ 73 SGB V)
- Gruppenverhandlungen zwischen Kassenärztlichen Vereinigungen und Krankenkassen
- Gemeinsame Selbstverwaltung durch Kassenärztliche Vereinigungen und Krankenkassen.

Die in den **Kassenärztlichen Vereinigungen** zusammengeschlossenen Vertragsärzte haben in Deutschland im ambulanten Sektor ein Behandlungsmonopol; erst seit einigen Jahren dürfen Krankenhausärzte z.B. in **Medizinischen Versorgungszentren (MVZ)** an der ambulanten Versorgung teilnehmen. Aber auch umgekehrt dürfen niedergelassene Vertragsärzte nur im begrenzten Umfang an der stationären Versorgung teilnehmen, z.B. als Belegärzte in kleineren Krankenhäusern. Um Vertragsarzt zu werden, muss ein Arzt in das **Arztregister** der Kassenärztlichen Vereinigung eingeschrieben sein und ein Zulassungsantrag stellen, über den im durch Krankenkassen und KV-Vertretern paritätisch besetzten Zulassungsausschuss entschieden wird. Neben der Qualifikation des Bewerbers ist auch die Bedarfssituation in der Region ein wichtiges Kriterium für die Zulassung als Vertragsarzt. Das gleiche Verfahren gilt auch für die seit dem Jahre 2004 ermöglichten Medizinischen Versorgungszentren (MVZ).

Die Pflichten der Vertragsärzte umfassen folgende Aspekte:

- Einhaltung des Berufsrechts (Berufsordnung)
- Behandlungspflicht von GKV-Versicherten
- Residenzpflicht
- Sprechstundentätigkeit

- Teilnahme am Notdienst
- Dokumentations- und Berichtspflicht
- Einhaltung des Wirtschaftlichkeitsgebotes („Leistungen müssen ausreichend, zweckmäßig und wirtschaftlich sein und das Maß des Notwendigen nicht überschreiten.")

10.3 Formen der ambulanten Versorgung

Die gängigste Niederlassungsform ist in Deutschland immer noch die Einzelpraxis, auch wenn in den letzten Jahren vermehrt Gruppenpraxen, Praxisgemeinschaften und Medizinische Versorgungszentren als Niederlassungsform dazu gekommen sind. Im Jahre 2005 waren in Deutschland 132.895 Ärzte ambulant tätig, davon waren ca. 120.000 Vertragsärzte der Gesetzlichen Krankenversicherung (Simon, 2008, S. 176f), d.h. sie rechnen ihre Leistungen über die GKV ab. Von den ca. 120.000 Vertragsärzten war knapp die Hälfte als Hausärzte tätig, jedoch geht deren Anteil seit Jahren langsam zurück.

Die dominante Organisationsform im ambulanten Sektor stellt immer noch die **Einzelpraxis** dar, d.h. ein einzelner Arzt versorgt mit Unterstützung von Arzthelferinnen Patienten und Patientinnen in seiner Praxis.

In einer **Praxisgemeinschaft** wird die Einrichtung von mehreren Ärzten genutzt, die aber getrennt abrechnen und haften.

Dagegen rechnen Ärzte in **Gemeinschaftspraxen** ihre Leistungen mit einer Abrechnungsziffer mit der Kassenärztlichen Vereinigung gemeinschaftlich ab.

Gemeinschaftspraxen und Praxisgemeinschaften haben für den Arzt in der Einzelpraxis Vorteile, da sie unkomplizierter kooperieren und im Urlaubsfall die Vertretung leichter regeln können, Nachteile können mit der Haftung und der Abrechnung verbunden sein. Von den etwa 120.000 Vertragsärzten waren im Jahre 2005 etwa 43.000 in einer Gemeinschaftspraxis beschäftigt (Simon, 2008, S. 177).

Seit dem 1.1.2004 hat der Gesetzgeber die Einrichtung von Medizinischen Versorgungszentren (MVZ) als neue Betriebsform in der ambulanten Versorgung ermöglicht. Nach § 95, SGB V soll es sich dabei um eine fachübergreifende ärztlich geleitete Einrichtung handeln, in der Vertragsärzte und angestellte Ärzte allein oder zusammen mit nicht-ärztlichen Leistungserbringern tätig werden. In den letzten Jahren hat sich die Zahl der MVZ und insbesondere mit Beteiligung von Krankenhäusern drastisch vergrößert. So waren im Jahre 2008 gut 1.000 MVZ zugelassen, davon knapp 400 mit Krankenhausbeteiligung. Das stellt eine drastische Erhöhung seit 2004, dem Beginn der Zulassung von Medizinischen Versorgungszentren, dar, als es im 4. Quartal nur ca. 70 MVZ gab.

Die Verteilung der Arztzahlen nach Disziplinen im Jahre 2005 ist der nachstehenden Graphik zu entnehmen.

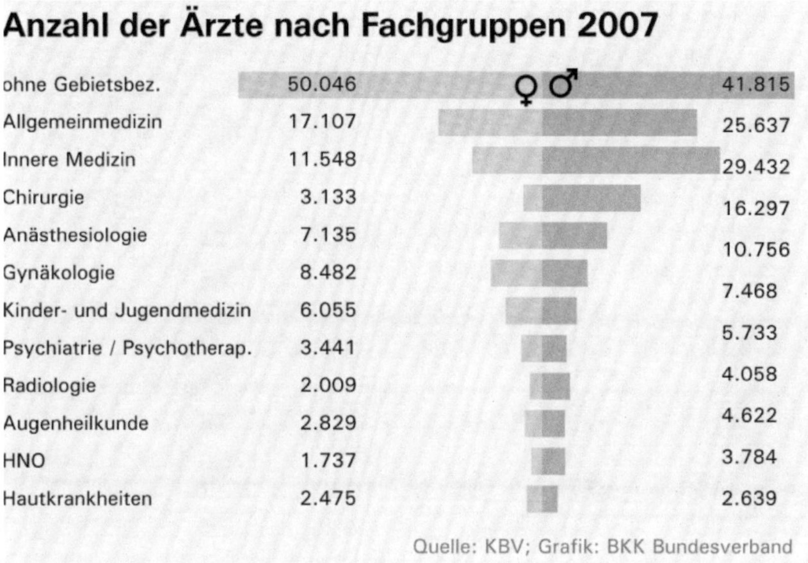

Abb. 10-2: Ärzte nach Arztgruppen und Geschlecht 2007 (Quelle: BKK Faktenspiegel, April 2009)

Die Graphik über die Anzahl der Ärzte macht die starke Zersplitterung der medizinischen Berufsgruppen deutlich. In Deutschland wird generell in die hausärztliche und fachärztliche ambulante Versorgung unterschieden (§ 73 Abs. 1 SGB V). An der hausärztlichen Versorgung können neben den Allgemeinärzten, die in der obigen Graphik die größte Gruppe darstellen, auch praktische Ärzte, Internisten ohne Gebietsbezeichnung und Kinderärzte teilnehmen. Dafür müssen sich diese Arztgruppen bei der kassenärztlichen Vereinigung für die hausärztliche Versorgung einschreiben.

Schaut man sich die Entwicklung der Arztzahlen in den letzten 30 Jahren an, fällt auf, dass die Arztzahl insgesamt deutlich angestiegen ist (das wird auch in der unten stehenden Graphik zur Entwicklung der Arztdichte sichtbar), dass aber die Anzahl der Hausärzte zurückgeht, während die Fachärzte zunehmen, so dass sich das Verhältnis dieser beiden Arztgruppen zu Ungunsten der Hausärzte verändert hat. Nach Simon sind an dieser Dominanz der Fachärzte zum einen

„eine relativ hohe Bewertung fachärztlicher Leistungen im Rahmen des Vergütungssystems (…), zum anderen die überwiegend fachärztlich ausgerichteten Aus- und Weiterbildungsstrukturen“ (Simon, 2008, S. 179) verantwortlich.

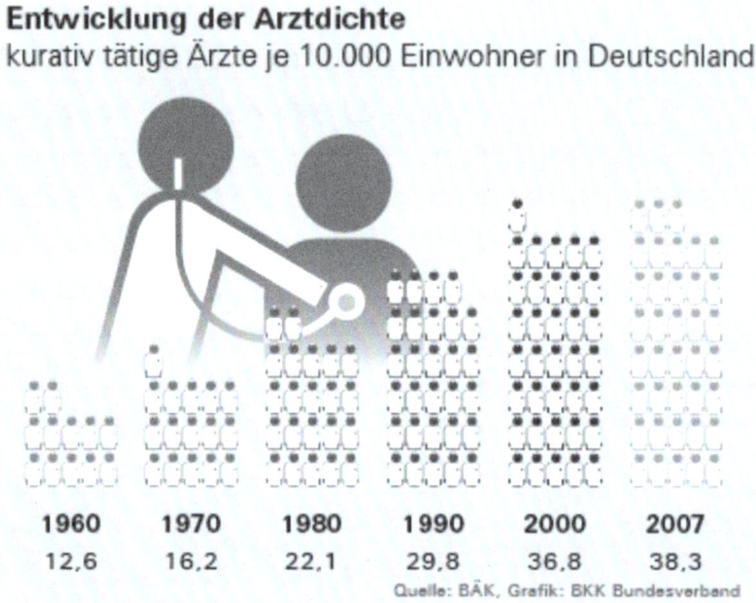

Abb. 10-3: Entwicklung der Arztdichte von 1960–2007 (Quelle: BKK Faktenspiegel, April 2009)

Im Vergleich mit anderen europäischen Ländern nimmt Deutschland einen Platz im oberen Drittel bei der Arztdichte ein und wird nur noch von Italien und Belgien übertrumpft. Frankreich, Österreich, Niederlande, Spanien und Großbritannien haben eine niedrigere Arztdichte.

10.4 Inanspruchnahme ambulanter ärztlicher Leistungen

Für Deutschland wird eine zu starke Inanspruchnahme des medizinischen Systems im Vergleich zu anderen europäischen Ländern beklagt. Nach Angaben im Bundesgesundheitssurvey aus dem Jahre 1998 waren 90% der Befragten wenigstens einmal im Jahr beim Arzt (Bergmann & Kamtsiuris, 1999). Frauen hatten im Durchschnitt 12,8 Arztkontakte (ohne Zahnarzt) im Jahr und auf Männer entfielen 9,1 Kontakte (ebd.). Mit zunehmendem Alter nimmt auch die durchschnittliche Kontaktrate zu und entwickelt sich von 8,7 Kontakten im Durchschnitt bei den 18- bis 19-Jährigen auf 14,9 bei den 70- bis 79-Jährigen. In der Tendenz ähnliche, wenn auch in dem Ausmaß unterschiedliche Zahlen liefert das **Sozioökonomische Panel** aus dem Jahre 2002. Zu dem Zeitpunkt waren 68,5% der Befragten in den letzten 3 Monaten vor der Befragung mindestens einmal beim Arzt gewesen. Die durchschnittliche Anzahl der Arztbesuche betrug 3,9 in den letzten 3 Monaten. Die durchschnittliche Anzahl der Arztbesuche stieg von 3,3 bei den unter 40-Jährigen auf 4,5 bei den über 60-Jährigen (Grabka et al., 2005, S. 16).

Nach einer Studie des Zentralinstitutes für die kassenärztliche Versorgung (ZI, 2004), die sich auf den KV-Bezirk Nordrhein bezieht, stehen folgende Krankheiten an den 10 ersten Stellen der Gründe für die Inanspruchnahme eines Allgemeinarztes:

[1] Essentielle (primäre) Hypertonie

[2] Störungen des Lipoproteinstoffwechsels und sonstige Lipodämien

[3] Rückenschmerzen

[4] Chronische ischämische Herzkrankheit

[5] Nicht-primär insulinabhängiger Diabetes mellitus (Typ II)

[6] Sonstige nicht-toxische Struma

[7] Adipositas

[8] Störungen des Purin- und Pyrimidinstoffwechsels

[9] Varizen der unteren Extremitäten

[10] Gastritis und Duodentitis.

Entsprechend dieser Auflistung sind kardiovaskuläre Erkrankungen und die dazugehörigen Risikofaktoren sehr häufig der Grund für einen Arztbesuch. Gerade bei dieser Krankheitsgruppe hat die Prävention (siehe Kapitel 9) gute Ansatzpunkte.

Faktoren, die Einfluss auf die starke Inanspruchnahme der Ärzte haben, werden immer wieder untersucht. Da die Deutschen im Vergleich mit anderen europäischen Ländern nicht an einer höheren Morbidität leiden, müssen organisatorische und ökonomische Faktoren des Gesundheitssystems als Erklärungsgrößen hinzugezogen werden. So können Faktoren auf der Anbieterseite bei den Ärzten durch Wiedereinbestellungen oder Überweisungen ausgemacht werden, die durch das Vergütungssystem und damit verbundenen Anreizen zur Leistungsausweitung verbunden sind. Auf der Nachfrageseite, den Patienten, ist festzuhalten, dass bis vor einigen Jahren (bis 2003) die Inanspruchnahme eines Arztes durch die Krankenversicherungskarte sehr leicht und kostenfrei war, so dass wegen der gleichen Erkrankung mehrere Ärzte parallel aufgesucht werden konnten. Um hier Veränderungen herbeizuführen und zu einer Kostenreduktion zu kommen, hat die Politik verschiedene Instrumente eingeführt, wie z.B. die **Praxisgebühr** (s. Kapitel 10.5) oder das **Hausarztmodell** (s. Kapitel 10.6).

10.5 Finanzierung und Vergütung vertragsärztlicher Leistungen in der GKV

Die Vergütung der vertragsärztlichen Behandlung ist hochkomplex und wurde in den letzten Jahren häufig verändert, um sie an die gegenwärtigen Probleme anzupassen, die Anreize zur Leistungsausweitung zu reduzieren und die Finanzierbarkeit des ambulanten Systems zu gewährleisten. Generell besteht das Vergütungssystem der ambulanten vertragsärztlichen Versorgung aus zwei Teilen:

- der Gesamtvergütung, die durch einen Vertrag zwischen Krankenkassen und Kassenärztlichen Vereinigungen auf Landesebene jährlich geregelt wird und zur Zeit gedeckelt ist; und
- Vergütungen außerhalb der Gesamtvergütung, die nicht gedeckelt sind und nur für einzelne gesetzlich festgelegte Leistungen gelten, wie z.B. der Drogensubstitution durch Methadon, ambulante Schmerztherapie oder Leistungen zur Versorgung Krebskranker.

Die Gesamtvergütung stellt die wichtigste Vergütungsform im ambulanten Sektor dar. Dabei werden nicht Einzelleistungen vergütet, sondern es wird die Übernahme des Sicherstellungsauftrages durch die niedergelassenen Ärzte von den Krankenkassen bezahlt. Die Gesamtvergütung wird an die kassenärztlichen Vereinigungen (KV) für die Versorgung der Versicherten mit Wohnsitz im Bezirk der jeweiligen Kassenärztlichen Vereinigung gezahlt, die wiederum die Verteilung der Mittel an die einzelnen Ärzte übernimmt. Die kassenärztlichen Vereinigungen erhalten von den Krankenkassen somit ein festes **Budget** für die Versorgung der Versicherten für einen Zeitraum, mit dem sie auskommen müssen (= **Deckelung**). Demnach bestehen zwischen den Krankenkassen und den einzelnen Vertragsärzten keine direkten finanziellen Beziehungen. Die Verteilung der Gesamtvergütung unter den Vertragsärzten durch die KV erfolgt nach vertraglich festgelegten Vorgaben, die im **Einheitlichen Bewertungsmaßstab** (EBM und EBM 2000 plus ab 1.4.2005) niedergeschrieben sind. Der Einheitliche Bewertungsmaßstab ist das Verzeichnis aller abrechnungsfähigen vertragsärztlichen Leistungen, die in Form von Punkten ausgedrückt werden. Am Ende eines Quartals reicht der niedergelassene Arzt eine Dokumentation seiner für einen Patienten erbrachten Leistungen bei der KV ein. Nach Prüfung dieser Leistungsabrechnung durch die KV erfolgt eine Vergütung der anerkannten Leistungen in Form eines ärztlichen Honorars. Bis zum Jahr 2008 wurden die erbrachten Leistungen durch einen Punktwert ausgedrückt, der dann später in Euro-Beträge umgerechnet wurde. Bei einer Ausdehnung der Leistungsmengen bei einem festen Budget kommt es zu einem Verfall des Punktwertes und das Einkommen des Arztes sinkt. Zudem beklagten die Ärzte, dass sie nie wussten, welche Euro-Beträge sie zu erwarten haben. Aus diesem Grunde hat man 2009 den EBM auf feste Euro-Beträge umgestellt.

Um eine stärkere Mengensteuerung vornehmen zu können, sind im Jahre 2007 Regelleistungsvolumina eingeführt worden, durch die Leistungsmengen je Arztgruppe in Bezug auf den durchschnittlichen Behandlungsbedarf definiert wurden und dann auf die jeweilige Arztpraxis innerhalb der Arztgruppe angewendet wurden. Liegt der Arzt mit seinen Leistungen innerhalb des festgelegten Regelleistungsvolumens, erhält er den festgelegten Punktwert, liegt er darüber, werden ihm die darüber hinaus gehenden Leistungen mit einem deutlich niedrigeren Punktwert vergütet. Eine ausführliche, weiter gehende Beschreibung des ärztlichen Vergütungssystems befindet sich in Simon (2008 und 2010) oder Stock & Redaelli (2006).

Ab 2011 sollen diagnosebezogene Fallpauschalen für Versichertengruppen eingeführt werden.

Im Jahre 2006 wurden gut 22 Mrd. Euro oder 15,1% für die ambulante ärztliche Behandlung von der GKV ausgegeben (s. Abb. 10-1). Berücksichtigt man alle Gesundheitsausgaben und nicht nur die der GKV, entfallen von den Gesamtausgaben von ca. 253 Mrd. Euro im Jahre 2007 etwa 38,4 Mrd. Euro auf Arztpraxen, 36,4 Mrd. Euro auf Apotheken und 64,7 Mrd. Euro auf die Krankenhäuser. Insgesamt entfällt etwa die Hälfte aller Gesundheitsausgaben auf den ambulanten Sektor (RKI, 2009). 145,4 Mrd. Euro von den Gesamtausgaben werden durch die GKV finanziert, 34,1 Mrd. Euro durch die privaten Haushalte. Gerade die Aufwendungen der Versicherten haben sich in den letzten Jahren immer stärker erhöht. Dies ist durch die Einführung der Praxisgebühr, durch Zuzahlungen zu Arzneimitteln oder zu physiotherapeutischen Leistungen etc. bedingt. Die Praxisgebühr wurde im Jahre 2004 mit dem GKV-Modernisierungsgesetz etabliert. Damit sollen einerseits zusätzliche Mittel für die gesundheitliche Versorgung bereitgestellt werden, andererseits dient die Praxisgebühr als Steuerungsinstrument zur Begrenzung der Inanspruchnahme ärztlicher Leistungen. Damit ist zum ersten Mal ein negativer finanzieller Anreiz für die Versicherten eingeführt worden.

Jeder GKV-Versicherte ist beim ersten Arztbesuch in einem Quartal verpflichtet, eine Praxisgebühr von 10 Euro zu bezahlen, sofern es sich nicht um eine Vorsorgeuntersuchung handelt. Wird der Besuch eines weiteren Arztes in dem Quartal notwendig, ist dieser ohne Bezahlung der Praxisgebühr möglich, wenn eine Überweisung durch den ersten Arzt erfolgt. Nach den ersten Studien zu den Wirkungen der Praxisgebühr zeigt sich, dass sie deutliche Auswirkungen auf die Inanspruchnahme von ärztlichen Leistungen im niedergelassenen Bereich im Sinne einer Reduktion hat (Grabka et al., 2005), dass sie aber auch negative Wirkungen aufzeigt, indem Patienten mit einem schlechten Gesundheitszustand und aus den unteren Einkommensgruppen im Vergleich mit den anderen Bevölkerungsgruppen häufiger auf einen Arztbesuch verzichten (Bertelsmann-Stiftung, Gesundheitsmonitor, 2005). Längerfristig können dadurch Krankheiten verschleppt und Behandlungskosten erhöht werden, wenn der Patient später mit einem schlechteren Gesundheitszustand eine aufwändigere Behandlung erhalten muss. Die Steuerungswirkungen der Praxisgebühr muss darum längerfristig in ihren sozialen, gesundheitlichen und finanziellen Folgen untersucht werden.

10.6 Entwicklungsperspektiven

In den letzten Jahren und insbesondere mit der Verabschiedung des GKV-Modernisierungsgesetzes im Jahre 2004 sind verschiedene Neuerungen in das deutsche, ambulante Gesundheitsversorgungssystem eingeführt worden, die im Wesentlichen folgende Ziele verfolgen:

- Verringerung von Brüchen in der Versorgung aufgrund der Fragmentierung der Anbieter und Sicherung einer kontinuierlichen Versorgung,
- Verbesserung der Versorgungsqualität,
- Erschließung von Wirtschaftlichkeitsreserven.

Ein wichtiger Ansatz stellt hier das **Hausarztmodell** dar, das eng mit den Regelungen zur Praxisgebühr verknüpft ist. Im Rahmen des Hausarztmodells soll der niedergelassene Hausarzt der erste Ansprechpartner bei einem medizinischen Problem sein, der die weiteren notwendigen medizinischen Leistungen in Diagnostik, Therapie und Pflege koordiniert und veranlasst. Er fungiert damit als Lotse im Versorgungssystem und dokumentiert und bewertet die wesentlichen Behandlungsdaten, Befunde und Berichte (§ 73, Abs. 1, SGB V). Nach Schwartz finden etwa 50% der Behandlungsanlässe in der Allgemeinmedizin aufgrund psychosozialer Probleme statt (Schwartz & Klein-Lange, 2003). Die Aufgabe des Hausarztes ist deshalb viel weiter gehend als die Abklärung rein medizinischer Aspekte.

Mit dem GKV-Modernisierungsgesetz aus dem Jahre 2004 und dem GKV-Wettbewerbsstärkungsgesetz aus dem Jahre 2007 ist die **hausarztzentrierte Versorgung** verstärkt worden, indem die Krankenkassen aufgefordert wurden, Hausarztmodelle zu entwickeln und zu implementieren. Diese Hausarztmodelle sehen vor, dass als erstes stets ein Besuch des gewählten Hausarztes von dem Versicherten durchgeführt wird, der dann ggf. eine Überweisung an einen Facharzt initiiert. Der Hausarzt wird somit zu einem „Gatekeeper", der am Eingang des Versorgungssystems über die sinnvolle Zuordnung und Weiterbehandlung des Patienten/der Patientin zu den geeigneten Behandlern/Leistungserbringern entscheidet. Zur Erhöhung der Teilnahmebereitschaft des Patienten an dem Hausarztmodell sind finanzielle Anreize, z.B. Reduzierung der Praxisgebühr auf die einmalige Bezahlung im Jahr, ermöglicht worden. Ob die Erwartungen an die Hausarztmodelle tatsächlich erfüllt werden, ist bisher ungeklärt.

Ein weiterer Ansatzpunkt zur Verbesserung der ambulanten Versorgung stellt die Einführung von **Disease Management Programmen (DMP's)** oder auch Chronikerprogramme genannt im Jahre 2002 dar. Mit einem DMP sollen Evidenz basierte, also auf dem gesicherten Kenntnisstand der medizinischen Wissenschaft beruhende, (in Form von Leitlinien) klar strukturierte Vorgaben zur Behandlung und medizinischen Betreuung der Patienten mit bestimmten Krankheiten umgesetzt werden. Bisher wurden DMP's für Brustkrebs, Diabetes mellitus Typ I und II, COPD, Asthma bronchiale und koronare Herzkrankheit entwickelt und implementiert. Die DMP's werden durch das **Bundesversicherungsamt (BVA)** zugelassen und bedürfen einer Wiederzulassung nach 5 Jahren, wenn positive Evaluationsergebnisse vorliegen. Die Evaluation ist gesetzlich vorgeschrieben und entsprechende Evaluationskriterien sind vom BVA erlassen worden, die sich jedoch nur auf die Teilnehmer an den DMP's beziehen, für diese einen Vorher-Nachher-Vergleich erlauben, aber nicht einen Vergleich von DMP-Teilnehmern und -Nicht-Teilnehmern. Dieses wäre notwendig, um Aussagen über die Effektivität und Effizienz dieser Programme im Vergleich zum usual care machen zu können. Die Berichte zur gesetzlich vorgeschriebenen Evaluation werden zur Zeit (2009/2010) erstellt.

Ein Problem, das in der Versorgung von kranken, insbesondere chronisch kranken Menschen in Deutschland häufig auftritt, sind die Brüche in der Versorgungskette, wenn Sektorgrenzen, wie z.B. zwischen ambulant und stationär oder zwischen stationär und Rehabilitation oder Pflege, überschritten werden müssen. Dafür hat der Gesetzgeber die Einführung von **integrierten Versorgungmodellen** und von **Medizinischen Versorgungszentren** (s. Kapitel 10.3) ermöglicht. Durch beide Versorgungsformen soll eine koordinierte, kontinuierliche und sektorübergreifende und damit letztendlich qualitativ bessere Versorgung sichergestellt werden (vgl. Stock & Redaelli, 2006).

Um dies umzusetzen, haben die Krankenkassen vielfältige Verträge mit Leistungsanbietern geschlossen, die sich mehrheitlich auf einzelne Krankheitsbilder beziehen und sich größtenteils zurzeit in einer Erprobungsphase befinden, so dass über die Effektivität und die Akzeptanz durch die Versicherten noch nichts ausgesagt werden kann.

Ein weiterer Aspekt zur Erhöhung der Transparenz, Wirtschaftlichkeit und Qualität der Behandlung stellt die Einführung der **Elektronischen Gesundheitskarte** dar, die ursprünglich für 2006 vorgesehen war, aber aufgrund der vielen Probleme, insbesondere zum Datenschutz, im Moment zurückgestellt worden ist und ab 2011 sukzessive eingeführt werden soll.

Wie in den letzten Ausführungen deutlich geworden ist, hat die Politik in den letzten Jahren vielfältige Aktivitäten unternommen, um bestehende Probleme aufzuheben, die Qualität der Versorgung zu verbessern und mehr Effizienz zu realisieren. Damit werden Aufgaben angesprochen, bei denen die Gesundheitswissenschaft unterstützend mitwirken kann. Dazu zählen z.B.:

- Beschreibung der Inanspruchnahme von Gesundheitsleistungen im ambulanten Sektor;
- Eruierung von Defiziten, Problemen und Entwicklungstendenzen in der ambulanten Versorgung;
- Unterstützung bei der Entwicklung von neuen, bedarfsgerechten Behandlungsprogrammen und –formen;
- Evaluation dieser Programme sowohl in Bezug auf die Konsequenzen für den Versicherten als auch für das Gesundheitsversorgungssystem;
- Unterstützung bei der Gestaltung des Vergütungssystems im ambulanten Bereich.

☐ Zusammenfassung

- Im Gesundheitswesen nimmt die ambulante ärztliche Versorgung eine Schlüsselstellung ein, da in der Regel der Patient bei einer Krankheit oder bei Krankheitssymptomen als erstes zum niedergelassenen Arzt geht, der dann die weiteren diagnostischen und therapeutischen Maßnahmen veranlasst.
- Die vorherrschende Niederlassungsform im ambulanten Sektor stellt die Einzelpraxis dar, in den letzten Jahren sind jedoch durch gesetzliche Veränderungen vermehrt andere, innovative Versorgungsformen, wie Hausarztmodelle, integrierte Versorgungsmodelle, medizinische Versorgungszentren u.a. ermöglicht worden, die auch eine Veränderung der Niederlassungsform zur Folge haben können.

- In den letzten 30 Jahren ist die Gesamtzahl der Ärzte deutlich gestiegen, wobei die Steigerung ausschließlich auf die Fachärzte zutrifft, während die Zahl der Hausärzte zurückgegangen ist.
- Im Vergleich zu anderen europäischen Ländern wird für Deutschland eine zu starke Inanspruchnahme des ambulanten medizinischen Systems festgestellt. Um hier eine Leistungsbegrenzung und eine bessere Steuerung der Inanspruchnahme vorzunehmen, wurde im Jahre 2004 die Praxisgebühr eingeführt.
- Die Einführung von Disease Management Programmen (DMP's) im Jahre 2002 dient der Qualitätsverbesserung der ambulanten Versorgung, da mit ihnen Evidenz basierte, auf dem gesicherten Kenntnisstand der medizinischen Wissenschaft beruhende Behandlungsempfehlungen in Form von Leitlinien und Vorgehensweisen für die strukturierte Betreuung des Patienten mit bestimmten Krankheiten umgesetzt werden sollen. Eine endgültige Beurteilung der Effektivität im Vergleich zur ‚normalen' Behandlung steht noch aus.

☐ Wichtige Schlagwörter

▶ Arztregister ▶ Bundesversicherungsamt (BVA) ▶ Deckelung ▶ Disease Management Programm (DMP) ▶ Einheitlicher Bewertungsmaßstab (EBM) ▶ Elektronische Gesundheitskarte ▶ Hausarztmodell ▶ Integrierte Versorgung ▶ Kassenärztliche Vereinigung (KV) ▶ Medizinische Versorgungszentren (MVZ) ▶ Praxisgebühr ▶ Sozioökonomisches Panel (SOEP) ▶ Vertragsärzte

Wichtige Schlagwörter sind im Glossar am Buchende erklärt.

☐ Wiederholungsfragen

[1] Welche Niederlassungsformen gibt es in der ambulanten ärztlichen Versorgung in Deutschland? Nennen Sie bitte jeweils die wichtigsten Merkmale.

[2] Welche Probleme charakterisieren die Inanspruchnahme von ambulanten medizinischen Leistungen?

http://www.uvk-lucius.de/service

[3] Welche neuen Versorgungsformen wurden aus welchen Gründen in den letzten Jahren im ambulanten Sektor etabliert und welche Auswirkungen haben sie für die Versicherten und die Leistungserbringer?

[4] Welche Aufgaben können die Gesundheitswissenschaften bei der Neugestaltung des ambulanten Sektors wahrnehmen?

Lösungshinweise finden Sie im Web-Service.

☐ Literatur

Bergmann, E., Kamtsiuris, P.(1999). Inanspruchnahme medizinischer Leistungen. In: Das Gesundheitswesen, 61, Sonderheft 2, S. 138 – 144: Thieme-Verlag, Stuttgart

Bertelsmann-Stiftung (2005). Gesundheitsmonitor. Gütersloh: Verlag Bertelsmann-Stiftung

Bundesverband der Betriebskrankenkassen (2009). BKK-Faktenspiegel. April 2009. Schwerpunktthema: Ärztliche und zahnärztliche Versorgung. Essen

Grabka, M.., Schreyögg, J., Busse, R. (2005). Die Einführung der Praxisgebühr und ihre Wirkung auf die Zahl der Arztkontakte und die Kontaktfrequenz – Eine empirische Analyse. Berlin: DIW Discussion Papers 506

Klein-Lange, M., Kirch, W., Krappweis, J., Moers, M., Schaeffer, D., Rosenbrock, R. (1998). Krankenversorgung. In: Schwartz, F.W., Badura, B., Leidl, R., Raspe, H., Siegrist, J. (Hrsg.) Das Public Health Buch. Gesundheit und Gesundheitswesen (S. 213–244). München, Wien, Baltimore: Verlag Urban und Schwarzenberg

Robert-Koch-Institut (RKI) (2009). Ausgaben und Finanzierung des Gesundheitswesens. Gesundheitsberichterstattung des Bundes, Heft 45. Berlin

Schwartz, F.W., Klein-Lange, M. (2003). Ambulante Krankenversorgung. In: Schwartz, F.W., Badura, B., Busse, R., Leidl, R., Raspe, H., Siegrist, J., Walter, U. (Hrsg.) Das Public Health Buch (S. 277–293). 2. Auflage. München, Jena: Verlag Urban & Fischer

Simon, M. (2008). Das Gesundheitssystem in Deutschland. Eine Einführung in Struktur und Funktionsweise. Bern: Verlag Hans Huber, 2. Auflage

Simon, M. (2010). Das Gesundheitssystem in Deutschland. Eine Einführung in Struktur und Funktionsweise. Bern: Verlag Hans Huber, 3. überarbeitete und aktualisierte Auflage

Sozialgesetzbuch V

Stock, S., Redaelli, M. (2006). Die ambulante Versorgung. In: Lauterbach, K.W. et al. (Hrsg.). Gesundheitsökonomie. Lehrbuch für Mediziner und andere Gesundheitsberufe (S. 131–148). Bern: Verlag Hans Huber

Zentralinstitut für die kassenärztliche Versorgung in der Bundesrepublik Deutschland (ZI) (2004). Die 50 häufigsten ICD-10-Schlüsselnummern bei Patienten nach Fachgruppen. ZI-ADT-Panel Nordrhein I.–IV. Quartal 2004. Köln

11 Stationäre gesundheitliche Versorgung

☐ Lernziele

In diesem Kapitel erfahren Sie,

- warum die stationäre Versorgung einen sehr hohen Stellenwert im Rahmen des Gesundheitssystems inne hat,
- welche Entwicklungen sich in der stationären Versorgung in Deutschland abzeichnen und
- welche Probleme bei der Gestaltung einer bedarfsgerechten, stationären Versorgung gelöst werden müssen.

Wie bereits in Kapitel 10 dargestellt wurde (siehe Abb. 10-1), haben die Gesetzlichen Krankenkassen etwa 50,3 Mrd. Euro im Jahre 2006 für die stationäre Versorgung ausgegeben. Das entspricht mehr als einem Drittel aller GKV-Leistungsausgaben. Hinzu kommen Gelder aus den Zuzahlungen der Patienten und für die Krankenhausinvestitionen der Bundesländer. Damit wird die zentrale Funktion der Krankenhäuser im Rahmen der Krankenversorgung deutlich.

11.1 Begriffsbestimmung

Nach § 107 Abs. 1 des SGB V sind Krankenhäuser Einrichtungen, die „fachlich-medizinisch unter ständiger ärztlicher Leitung stehen ... und dazu dienen, ... vorwiegend durch ärztliche und pflegerische Hilfeleistung Krankheiten der Patienten zur erkennen, zu heilen, ihre Verschlimmerung zu verhüten und Krankheitsbeschwerden zu lindern“. Ferner können Patienten in Krankenhäusern untergebracht und verpflegt werden. Die Arbeit nach wissenschaftlich anerkannten Methoden und die Verfügung von ausreichenden, ihrem Versorgungsauftrag entsprechenden diagnostischen und therapeutischen Möglichkeiten sind weitere Anforderungen an Krankenhäuser, die die stationäre Versorgung von Versicherten der GKV übernehmen.

Beim Verdacht auf oder dem Vorliegen einer schwerwiegenden Krankheit, für die eine dauerhafte Unterbringung und medizinische Überwachung notwendig ist, haben Versicherte der GKV einen gesetzlichen Anspruch auf vollstationäre Behandlung in einem zugelassenen Krankenhaus. Eine stationäre Behandlung ist aber nur dann gerechtfertigt, wenn das Behandlungsziel nicht durch eine andere Form der Behandlung (ambulant, teilstationär o.ä.) erreicht werden kann. Die stationäre Behandlung tritt also immer nachrangig zu den anderen Behandlungsformen auf und wird mit Ausnahme des Notfalls durch die Überweisung durch einen niedergelassenen Arzt veranlasst. Für den Patienten gibt es grundsätzlich eine freie Wahl des Krankenhauses, nicht aber des Arztes im Krankenhaus.

Die Krankenhausplanung zur Sicherstellung einer bedarfsgerechten, wohnortnahen stationären Versorgung obliegt den Bundesländern; damit haben sie den **Sicherstellungsauftrag**. In der Regel formulieren sie alle 5 Jahre einen **Krankenhausbedarfsplan** und schreiben ihn regelmäßig fort. In ihm werden die Rahmenbedingungen unter Beteiligung der Landeskrankenhausgesellschaften, der Landesverbände der gesetzlichen Krankenkassen und der Landesärztekammern festgelegt. Als Kriterien werden dafür die Versorgungskapazität bzw. der Bedarf an Krankenhausleistungen, die bedarfsgerechte Personal- und Sachausstattung sowie das Investitionsvolumen der Krankenhäuser herangezogen. In der stationären Versorgung herrscht eine **duale Finanzierung** vor. Ausgehend von der Verantwortung des Staates für die Daseinsvorsorge seiner Bürger wird die Vorhaltung von stationären Einrichtungen aus Steuermitteln bezahlt; die Patienten und die Sozialleistungsträger finanzieren nur die Ausgaben für den laufenden Krankenhausbetrieb und damit die Behandlungskosten.

11.2 Struktur der stationären Versorgung

Grundsätzlich kann man die Krankenhäuser aufgrund ihrer Trägerschaft in öffentliche, freigemeinnützige und private Krankenhäuser unterscheiden. Zudem wird seit 1991 zwischen allgemeinen und sonstigen Krankenhäusern differenziert. Unter ‚sonstige Krankenhäuser' werden alle Krankenhäuser mit ausschließlich psychiatrischen und/oder neurologischen Betten subsumiert. ‚Allgemeine Krankenhäuser' umfassen damit alle anderen Formen und Betten als die ‚sonstigen Krankenhäuser'.

Nach Simon kann das durchschnittliche allgemeine Krankenhaus folgendermaßen charakterisiert werden (Simon, 2008, S. 246):

- „hat 200 bis 300 Betten,
- verfügt über vier medizinische Fachabteilungen, darunter in der Regel eine Abteilung für Innere Medizin, eine chirurgische Abteilung sowie eine Abteilung für Gynäkologie und Geburtshilfe,
- erhält ein Budget in Höhe von ca. 25 Mio. Euro,
- Beschäftigt ca. 500 Mitarbeiter, darunter ca. 50 Ärzte und ca. 200 Pflegekräfte

- und versorgt ca. 8.000 vollstationäre Fälle im Jahr".

Daneben existieren noch Vorsorge- und Rehabilitationseinrichtungen.

Entsprechend der unten stehenden Tabelle ergibt sich im Jahre 2005 folgende Verteilung der allgemeinen Krankenhäuser auf die Kostenträger und Entwicklung in den letzten 15 Jahren.

	2007	Veränderung 1991–2007 in %
Allgemeine Krankenhäuser	**1.791**	**-17,2**
Öffentliche	587	-41,1
Freigemeinnützige	678	-19,1
Private	526	+59,4
Betten	**468.169**	**-21,7**
Öffentliche	222.971	-37,4
Freigemeinnützige	167.739	-18,9
Private	70.459	+193,6

Tab. 11-1: Allgemeine Krankenhäuser und Betten nach Trägerschaft im Jahre 2007 (Statistisches Bundesamt, gekürzt nach Simon, 2010, S. 257)

Danach kann in den letzten 17 Jahren eine deutliche Reduzierung der Anzahl der allgemeinen Krankenhäuser festgestellt werden. Diese Reduzierung betrifft die öffentlichen und freigemeinnützigen Krankenhäuser, während die privaten zugenommen haben. Bezieht man in diese Betrachtung die Absolutzahlen der Krankenhausbetten mit ein, wird deutlich, dass private Krankenhausträger eher kleine Krankenhäuser mit einer geringen Bettenzahl betreiben, während die öffentlichen und freigemeinnützigen Träger die größeren Kliniken mit allen Versorgungsstufen besitzen. Trotz des massiven Bettenabbaus und der Reduzierung der Anzahl der Krankenhäuser wird weiterhin der Hauptteil der stationären Versorgung von öffentlichen und freigemeinnützigen Kostenträgern sichergestellt. Eine Tendenz zur Privatisierung ist jedoch festzustellen.

Die Organisation eines Krankenhauses beinhaltet im Allgemeinen drei Bereiche: den ärztlichen, medizinischen Dienst, den Pflegedienst und den Wirtschafts- und Verwaltungsdienst, für die jeweils eigene Führungsstrukturen notwendig sind. Im Jahre 2005 war knapp eine Million Beschäftigte in Krankenhäusern angestellt. Davon waren ca. 750.000 Vollkräfte. In der folgenden Tabelle sind die Zahlen für 2005 sowie die Entwicklungen in den letzten 15 Jahren wiedergegeben.

Beschäftigte	2005	Veränderung 1991–2005
Vollkräfte insgesamt	**747.149**	**-8,4**
Ärztlicher Dienst	116.336	+27,5
Pflegedienst	278.118	-6,2
Medizinisch-technischer Dienst	116.531	-0,7
Funktionsdienst	81.776	+8,5
Klinisches Hauspersonal	14.064	-63,9
Wirtschafts- und Versorgungsdienst	49.889	-44,2
Technischer Dienst	17.451	-22,2
Verwaltungsdienst	53.891	-5,2
Sonderdienste	3,715	-58,8
Sonstiges Personal	15.379	-16,7

Tab. 11-2: Personal in allgemeinen Krankenhäusern nach Berufsgruppen im Jahre 2005 (gekürzt nach Simon, 2008, S. 260)

In den Jahren von 1991 bis 2005 hat es demnach eine starke Ausweitung der ärztlichen Tätigkeiten gegeben, die auch heute noch anhält, während Pflegedienste und die meisten anderen Dienstleistungen reduziert wurden, obgleich die Arbeit zugenommen hat und verdichtet wurde (s. Kap. 11.4).

11.3 Inanspruchnahme stationärer Leistungen

In Deutschland werden jährlich etwa 17 Millionen Fälle im Krankenhaus behandelt. (Im Jahre 2008 waren es 17,5 Mio. Fälle; s. Bölt & Graf, 2009, S. 1231). Im Vergleich mit anderen europäischen Ländern liegt Deutschland damit im oberen Bereich. In den letzten 10 Jahren hat sich die Rate der stationären Behandlungsfälle vergrößert. Kamen im Jahre 1991 knapp 14 Mio. Fälle zur Behandlung in das Krankenhaus, so waren es im Jahre 2008 schon 17,5 Mio. Fälle, was einer Zunahme von etwa 25% entspricht (Bölt & Graf, 2009). Parallel mit der Zunahme der Behandlungsfälle verläuft die durchschnittliche **Verweildauer**, die im Jahre 1991 14,6 Tage betrug, und im Jahre 2008 8,1 (ebd.). Die Entwicklung der Fallzahlen für die Krankenhausbehandlung und der Verweildauern für die Versicherten der Betriebskrankenkassen seit dem Jahre 2000 zeigt die folgende Abbildung.

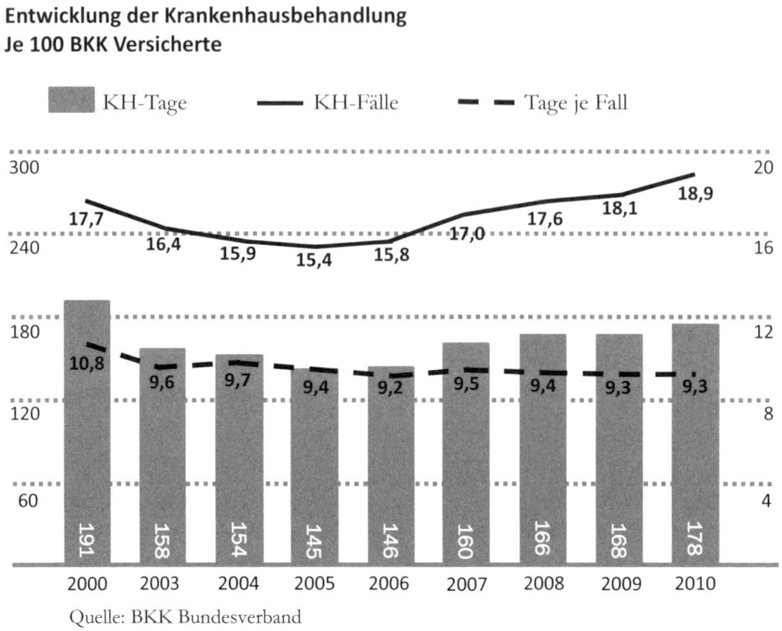

Abb. 11-1: Entwicklung der Krankenhausbehandlung je 100 BKK-Versicherte (Quelle: BKK-Faktenspiegel 08/2011)

Unter Einbeziehung der oben dargestellten Zahlen zur Reduktion der im Krankenhaus verfügbaren Betten hat die Zunahme der Krankenhausfälle und die Reduktion der durchschnittlichen Verweildauern eine bessere Bettenauslastung zur Folge, so dass sie heute ca. 77,5% beträgt.

Das bedeutet aber auch, dass immer mehr Patienten für eine immer kürzere Zeit in das Krankenhaus eingewiesen werden, so dass Ärzte und das Pflegepersonal sich immer schneller auf neue Patienten und Behandlungen einstellen müssen und etablierte Pflege- und Behandlungskonzepte nicht immer optimal durchgeführt werden können.

Etwa ein Drittel der Behandlungsfälle bezieht sich auf Personen über 65 Jahre, obwohl diese Bevölkerungsgruppe nur knapp 17% der Bevölkerung ausmacht. Bei den Versicherten der Betriebskrankenkassen sind es im Jahre 2010 sogar deutlich mehr, wie die unten stehende Graphik zeigt.

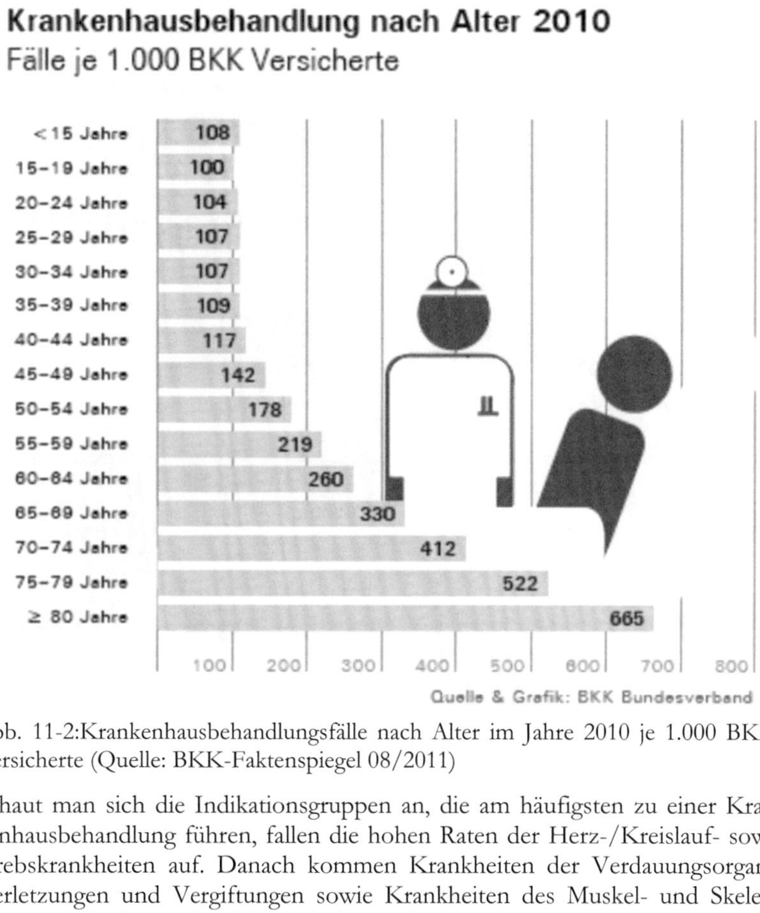

Abb. 11-2:Krankenhausbehandlungsfälle nach Alter im Jahre 2010 je 1.000 BKK-Versicherte (Quelle: BKK-Faktenspiegel 08/2011)

Schaut man sich die Indikationsgruppen an, die am häufigsten zu einer Krankenhausbehandlung führen, fallen die hohen Raten der Herz-/Kreislauf- sowie Krebskrankheiten auf. Danach kommen Krankheiten der Verdauungsorgane, Verletzungen und Vergiftungen sowie Krankheiten des Muskel- und Skelett-Systems (Klauber et al., 2005). Mit diesen fünf Krankheitsgruppen sind mehr als die Hälfte aller Anlässe für eine stationäre Behandlung abgedeckt. Bei diesen Zahlen ist zu bedenken, dass sie Fälle abbilden und nicht behandelte Patienten. Anhand der Krankenhausstatistik wird also nicht klar, wie viele Patienten sich tatsächlich hinter den behandelten Fällen verstecken bzw. ob hinter den Fällen mehrere Krankheitsepisoden eines Patienten – z.B. eine stationäre Aufnahme zur Diagnostik, eine zur Operation etc. – verbucht werden, die so die Fallzahlsteigerungen der letzten Jahre begründen können, aber keine Aussage über einen dramatischen Anstieg der tatsächlichen stationären Morbidität zulassen.

Gerade in der letzten Zeit haben psychische Störungen an Bedeutung zugenommen. Da sie häufig mit langfristigen Behandlungsepisoden verbunden sind (z.B. Suchttherapie), stehen sie bei den Versicherten der Betriebskrankenkassen bei den Tagen, für die eine Krankenhausbehandlung notwendig wurde, an erster Stelle, wie die Abbildung 11-3 verdeutlicht.

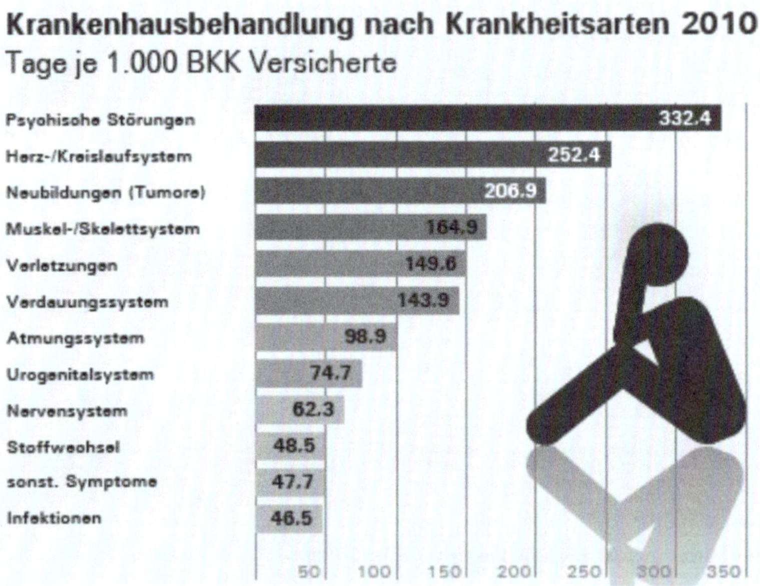

Abb.: 11-3: Krankenhausbehandlungsfälle nach Krankheitsarten in Tagen je 1.000 BKK-Versicherte im Jahre 2010 (Quelle: BKK-Faktenspiegel 08/2011)

Aufgrund von psychischen Störungen sind danach im Jahre 2010 je 1.000 BKK-Versicherte durchschnittlich 332 Tage im Krankenhaus gewesen, während es bei Herz-/Kreislaufkrankheiten nur 252 Tage waren.

11.4 Kosten und Finanzierung stationärer Versorgung

Wie in Kapitel 11.2 bereits dargestellt wurde, liegt der Sicherstellungsauftrag für die stationäre Versorgung bei den Ländern. Sie sind für die Investitionskosten, also die Instandhaltung der Krankenhäuser, Neubauten und deren Ausstattung, zuständig. Die laufenden Kosten, die sog. Betriebskosten, bezahlen die Nutzer bzw. die gesetzlichen und privaten Krankenkassen. Man spricht deshalb von einer dualistischen Finanzierung des stationären Sektors. Mit dem Krankenhausfinanzierungsreformgesetz, das im Jahre 2009 verabschiedet wurde, soll ab dem 1.1.2012 für die in dem Krankenhausplan eines Landes einbezogenen Krankenhäuser eine Investitionsförderung durch leistungsorientierte Investitionspauschalen ermöglicht werden (Klemperer, 2010, S. 288).

Wenn über Kostensteigerungen im Gesundheitswesen in Deutschland gesprochen wird, wird dafür häufig die stationäre Versorgung verantwortlich gemacht, da auf sie etwa ein Drittel der Ausgaben der GKV entfallen (s. Abbildung 10-1) und dort seit dem Jahre 2000 deutliche Kostensteigerungen zu verzeichnen sind, wie die nachstehende Abbildung zeigt.

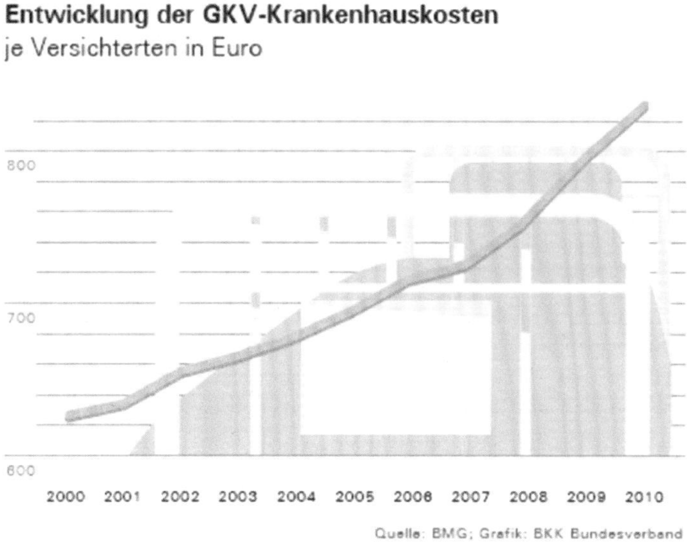

Abb. 11-4: Entwicklung der GKV-Krankenhauskosten von 2000 bis 2010 je Versicherten (Quelle: BKK-Faktenspiegel 08/2011)

Der Hauptfinanzierungsträger der Krankenhäuser ist die GKV, wie die unten stehende Tabelle deutlich macht. Sie hat mit fast 53 Mrd. Euro im Jahre 2007 einen Anteil von 78,5% der Gesamtausgaben für die stationäre Versorgung.

In der folgenden Tabelle wird deutlich, dass in den letzten 15 Jahren die Ausgabenanteile in GKV und PKV deutlich angestiegen sind, während die öffentlichen Haushalte ihren Anteil um ca. 27% reduziert haben. Den größten Anstieg verzeichnen aber die privaten Haushalte, auch wenn der absolute Betrag eher klein ausfällt und im Jahre 2007 nur etwa 2,3% der Gesamtausgaben beträgt. Hier sind die von dem Versicherten zu zahlenden Zuzahlungen für Krankenhausbehandlungstage (zurzeit 10 Euro pro Tag für maximal 28 Tage) relevant.

	2007	**Veränderung 1992–2007**
Ausgaben insges.		
▪ in Mio. Euro	67.309	+44,9
▪ in % des BIP	2,78	
Öffentliche Haushalte	3.033	-27,0
GKV	52.859	+51,3
PKV	6.652	+62,4
GUV	841	+15,0
Arbeitgeber	2.307	+37,4
Private Haushalte	1.551	+107,4

Tab. 11-3: Anteile der Finanzierungsträger an den Ausgaben für Krankenhäuser (Simon, 2010, S. 276 gekürzt)

Um längerfristig die Finanzierbarkeit des stationären Sektors zu gewährleisten, sind von der Politik verschiedene Instrumente etabliert worden. So wurde durch das Krankenhausfinanzierungsgesetz von 1972 das **Selbstkostendeckungsprinzip** eingeführt, das für das Krankenhaus eine retrospektive Kostenerstattung für jeden Tag, den ein Patient im Krankenhaus verbrachte, unabhängig von der Diagnose und dem Alter des Patienten vorsah. Da durch dieses Vergütungssystem ein Anreiz zur Verlängerung der Verweildauer für das Krankenhaus und zur Reduzierung der durchgeführten Behandlungen bestand, wurde 1993 mit dem **Gesundheitsstrukturgesetz** eine Deckelung des Budgets eingeführt, um eine wirtschaftlichere Leistungserbringung, die nicht an dem Selbstkostendeckungsprinzip orientiert war, sicherzustellen. Jetzt wurden neben den weiterhin bestehenden tagesgleichen Pflegesätzen bestimmte Krankenhausleistungen durch **Fallpauschalen** und Sonderentgelte pauschaliert vergütet, so dass für das Krankenhaus kein Anreiz mehr zur Leistungsausweitung und Verlängerung der Verweildauern bestand. Mit dem GKV-Gesundheitsreformgesetz von 2000 sollte ab dem Jahre 2003 ein durchgängiges, leistungsorientiertes und pauschalierendes Vergütungssystem eingeführt werden, das keine Pflegesätze mehr beinhaltet und bis zum Jahre 2010 die stufenweise Umstellung des Vergütungssystems in der stationären Versorgung auf Fallpauschalen (Diagnose Related Groups – DRG) für alle Leistungen im Krankenhaus vorsieht. Damit sollen

Anreize für eine wirtschaftliche Leistungserbringung gesetzt werden. Aus ökonomischen Gründen ist es nun für ein Krankenhaus sinnvoll, Patienten möglichst kurze Zeit aufzunehmen und zu behandeln. Mit der Einführung von Fallpauschalen im Krankenhaus ist somit das System der Berechnung und Erstattung der laufenden Kosten grundlegend reformiert worden, indem Patienten aufgrund ihrer Diagnose in Gruppen eingeteilt werden, für die eine pauschale Vergütung (durchschnittliche Behandlungskosten) gewährt wird. Damit wird das Prinzip der Erstattung der tatsächlich angefallenen Kosten verlassen. Das deutsche DRG-System 2010 umfasst 2.100 Fallpauschalen und 143 Zusatzentgelte, die für noch nicht von den DRG-Fallpauschalen abgedeckte Untersuchungs- und Behandlungsmethoden bezahlt werden (für eine genaue Beschreibung des Fallpauschalensystems s. Simon, 2010, S. 298ff).

Bei der Einführung des Fallpauschalensystems für die Krankenhäuser war befürchtet worden, dass es zu einer Selektion bei der Aufnahme der Patienten zu Lasten von multimorbiden Kranken, um nur die leichteren Fälle mit einer kürzeren Liegezeit behandeln zu müssen, und zu der zu frühen Entlassung von „blutigen" Patienten kommen würde. Dies hat sich in den wenigen Projekten der Begleitforschung bisher nicht bestätigt. Es ist jedoch zu beachten, dass bisher nur ein kurzer Zeitraum bei wenigen Krankenhäusern betrachtet wurde und die Ergebnisse von längerfristig angelegten, repräsentativen Studien noch ausstehen.

11.5 Perspektiven

Längerfristig wird davon ausgegangen, dass es zu einer stärkeren Zusammenlegung und Privatisierung bei den Krankenhäusern kommen wird, um durch die Nutzung von Synergien den Ressourcenverbrauch einzudämmen, und sich die Öffentliche Hand immer mehr aus der Finanzierung der stationären Versorgung zurückziehen wird. Weiter ist geplant, das Fallpauschalensystem auf alle Krankenhausarten und sämtliche Diagnose- und Behandlungsgruppen auszudehnen, um die Finanzierbarkeit des Systems längerfristig sicherzustellen und mehr Vergleichsmöglichkeiten und Transparenz zwischen den Krankenhäusern zu schaffen. Ein weiterer Bettenabbau und eine Reduzierung der Verweildauern bei gleichzeitiger Erhöhung der Fallzahlen ist wahrscheinlich.

Gleichzeitig hat der Gesetzgeber die Möglichkeit geschaffen, dass Krankenhäuser verstärkt in die ambulante Versorgung, z.B. durch die Beteiligung an Medizinischen Versorgungszentren (MVZ), einbezogen werden. Zudem sind seit 1993 Krankenhäuser zum ambulanten Operieren zugelassen und können seit 2004 im Rahmen der Integrierten Versorgung entsprechende Organisationsformen mitgestalten. Mit diesen Aktivitäten wird deutlich, dass die starre Trennung zwischen ambulantem und stationärem Sektor immer stärker aufgehoben wird.

☐ Zusammenfassung

- Versicherte haben einen Anspruch auf Krankenhausbehandlung, die alle medizinisch notwendigen Leistungen umfasst. Zudem können sie das Krankenhaus frei wählen.
- Voraussetzung für die vollstationäre Krankenhausbehandlung ist im Allgemeinen die Überweisung durch einen niedergelassenen Arzt.
- Die Bundesländer haben einen Sicherstellungsauftrag für die stationäre Versorgung. Dafür erstellt jedes Bundesland einen Krankenhausplan und einen Investitionsplan.
- Die Finanzierung der Krankenhäuser besteht aus zwei Säulen: Die Investitionskosten für Gebäude und Ausstattung bezahlen die Bundesländer, die laufenden Kosten werden von den Nutzern bzw. Krankenkassen finanziert.
- Das System der Berechnung und Erstattung der Kosten für die stationäre Versorgung wird seit einigen Jahren neu in Bezug auf das Fallpauschalensystem gestaltet.
- Das Fallpauschalensystem basiert auf den diagnosebezogenen Fallgruppen (DRG), indem für jede Gruppe durchschnittliche Behandlungskosten errechnet und pauschaliert erstattet werden.

☐ Wichtige Schlagwörter

▶ Duale Finanzierung der Krankenhäuser ▶ Fallpauschalen (Diagnose Related Groups – DRG) ▶ Gesundheitsstrukturgesetz ▶ Krankenhausbedarfsplan ▶ Selbstkostendeckungsprinzip ▶ Sicherstellungsauftrag ▶ Verweildauer

Wichtige Schlagwörter sind im Glossar am Buchende erklärt.

☐ Wiederholungsfragen

[1] Wie werden die Kosten für die stationären Behandlungen zwischen Bundesländern und Krankenversicherung aufgeteilt?

[2] Welche Entwicklungen hinsichtlich der Bettenanzahl und der Verweildauern lassen sich in den letzten 15 Jahren beobachten?

[3] Warum wurden Fallpauschalen für die Vergütung von Krankenhausleistungen eingeführt?

[4] Welche Krankheitsgruppen sind am häufigsten Anlass für eine Krankenhausbehandlung?

[5] Welche Personengruppe nimmt am häufigsten eine stationäre Behandlung in Anspruch?

Lösungshinweise finden Sie im Web-Service.

☐ Literatur

Bölt, U., Graf, T. (2009). Stationäre Gesundheitsversorgung in Deutschland. In: Wirtschaft und Statistik, 12, S. 1227–1242

Klauber, J., Robra, B.P., Schellschmidt, H. (Hrsg.) (2005). Krankenhausreport 2004. Stuttgart: Schattauer Verlag

Klemperer, D. (2010). Sozialmedizin – Public Health. Lehrbuch für Gesundheits- und Sozialberufe. Bern: Verlag Hans Huber

Plamper, E., Lüngen, M. (2006). Die stationäre Versorgung. In: Lauterbach, K.W. et al. (Hrsg.). Gesundheitsökonomie. Lehrbuch für Mediziner und andere Gesundheitsberufe (S. 149–174). Bern: Verlag Hans Huber

Simon, M. (2008). Das Gesundheitssystem in Deutschland. Eine Einführung in Struktur und Funktionsweise. Bern: Verlag Hans Huber, 2. Auflage

Simon, M. (2010). Das Gesundheitssystem in Deutschland. Eine Einführung in Struktur und Funktionsweise. Bern: Verlag Hans Huber, 3. überarbeitete und aktualisierte Auflage

Sozialgesetzbuch V

www.destatis.de

12 Rehabilitation

☐ Lernziele

In diesem Kapitel erfahren Sie,

- warum die Rehabilitation einen hohen Stellenwert im Rahmen des Gesundheitssystems inne hat und welche Ziele sie verfolgt,
- welche Formen der Rehabilitation bei welchen gesundheitlichen Problemen in Deutschland existieren,
- welche Entwicklungen sich in der rehabilitativen Versorgung in Deutschland abzeichnen und
- welchen Herausforderungen sich die rehabilitative Versorgung zukünftig stellen muss.

Neben der Kuration (SGB V) und der Pflege (SGB XI) stellt die Rehabilitation (SGB IX) die dritte Säule des gesundheitlichen Versorgungssystems im Rahmen der Sozialversicherung in Deutschland dar. Durch die mit der Alterung der Bevölkerung verbundene Zunahme von **Multimorbidität** und **Pflegebedürftigkeit** einerseits und der Verlängerung der Erwerbstätigkeitsphase bis 67 Jahre und der damit verbundenen Notwendigkeit der Erhaltung und Verlängerung der Arbeitsfähigkeit andererseits spielt die Rehabilitation eine wichtige Rolle im Rahmen des Versorgungssystems. Erst mit dem SGB IX wurde im Jahre 2001 eine Aktualisierung und Zusammenfassung des Rehabilitationsrechtes vorgenommen, um die Zersplitterung der Rehabilitation auf viele Zuständigkeiten und Träger aufzuheben. Doch auch jetzt sind Regelungen für die Begriffsbestimmung und für die Leistungsgewährung in der Rehabilitation sowohl im SGB V als auch im SGB IX zu finden.

12.1 Rechtliche Rahmenbedingungen zur Rehabilitation in den Sozialgesetzbüchern

Das SGB V regelt vor allem das System der Gesetzlichen Krankenversicherung und fühlt sich für die Rehabilitation von Menschen, die nicht im Erwerbsleben stehen, zuständig; das sind vor allem Kinder und ältere Menschen. Durch das SGB IX wird die Rehabilitation allgemein geregelt und die Erhaltung bzw. Wiederherstellung der Arbeitsfähigkeit steht im Mittelpunkt. „Mit dem SGB IX wurde die Transparenz und ‚Nutzerfreundlichkeit' z.B. durch gemeinsame Servicestellen (§§ 22 – 25) erhöht. Weiterhin wurden Rechtsvorschriften mehrerer Sozialleistungsträger zusammengefasst, Wunsch- und Wahlrechte der Rehabilitanden verbessert (§ 9 SGB IX) und ein persönliches, auch trägerübergreifendes Budget ermöglicht (§ 17) (Klemperer, 2010, S. 307)". Oberstes Ziel der Rehabilitation soll die Ermöglichung der gleichberechtigten Teilhabe am gesellschaftlichen Leben und die Selbstbestimmung von (behinderten) Menschen sein. § 4 SGB IX regelt die Leistungen zur Teilhabe mit folgendem Ziel:

- „Behinderung abzuwenden, zu beseitigen, zu mindern, ihre Verschlimmerung zu verhüten oder ihre Folgen zu mildern,
- Einschränkungen der Erwerbsfähigkeit oder Pflegebedürftigkeit zu vermeiden, zu überwinden, zu mindern oder eine Verschlimmerung zu verhüten sowie den vorzeitigen Bezug anderer Sozialleistungen zu vermeiden oder laufende Sozialleistungen zu mindern,
- die Teilhabe am Arbeitsleben entsprechend den Neigungen und Fähigkeiten dauerhaft zu sichern oder
- die persönliche Entwicklung ganzheitlich zu fördern und die Teilhabe am Leben in der Gesellschaft sowie eine möglichst selbständige und selbstbestimmte Lebensführung zu ermöglichen oder zu erleichtern" (ebd., S. 308).

Generell werden zur Erreichung dieser Ziele folgende Ansatzpunkte der Rehabilitation unterschieden:

- berufliche Rehabilitation (Leistungen zur Teilhabe am Arbeitsleben) (zur Verminderung der Berufs- und Erwerbsunfähigkeit),
- medizinische Rehabilitation (zur Verminderung von Gesundheitsschäden),
- Teilhabe am Leben in der Gesellschaft (soziale Rehabilitation zur Wiedereingliederung von Behinderten in das familiäre, kulturelle und berufliche Leben),
- Unterhaltssichernde und andere ergänzende Leistungen.

Während einer medizinischen Rehabilitation werden je nach Bedarf im Allgemeinen folgende Maßnahmen entsprechend der Klassifikation therapeutischer Leistungen (KTL) durchgeführt:

- Ärztliche Behandlung
- Krankengymnastik
- Physikalische Therapie
- Sport- und Bewegungstherapie
- Ergotherapie
- Patientenschulung und Gesundheitsbildung
- Psychologische Diagnostik und Beratung

- Entspannungstechniken
- Ernährungsberatung
- Soziale, sozialrechtliche und berufliche Beratung
- Arbeitsbezogene Maßnahmen.

Die berufliche Rehabilitation oder Leistungen zur Teilhabe am Arbeitsleben (LTA) zentrieren sich demgegenüber hauptsächlich auf folgende Aspekte:

- Hilfen zur Erhaltung oder Erlangung eines Arbeitsplatzes
- Berufsvorbereitung
- Berufliche Anpassung, Ausbildung und Weiterbildung
- Gründungszuschuss bei Aufnahme einer selbständigen Tätigkeit
- Eingliederungszuschüsse für Arbeitgeber
- Leistungen in einer anerkannten Werkstatt für behinderte Menschen.

Die Erhaltung eines bestehenden Arbeitsplatzes steht hier im Mittelpunkt.

Nach § 6 SGB IX können Rehabilitationsträger die gesetzlichen Krankenkassen, die Bundesagentur für Arbeit, die gesetzliche Unfallversicherung, die gesetzliche Rentenversicherung, Träger der Kriegsopferfürsorge, der öffentlichen Jugendhilfe und der Sozialhilfe sein.

> Im Bereich der Rentenversicherung stellt der Grundsatz ‚Reha vor Rente' die wichtigste Handlungsmaxime dar, während es in der Krankenversicherung das Prinzip ‚Reha vor Pflege' ist.

„Die wichtigsten rechtlichen Prinzipien, die in den Sozialgesetzbüchern festgelegt werden, sind:

- Es besteht ein Rechtsanspruch der Betroffenen, wenn Rehabilitationsbedürftigkeit vorliegt.
- Von Behinderung bedrohte Personen sind rechtlich Behinderten gleichgestellt.
- Es besteht eine Mitwirkungspflicht der Betroffenen, d.h. der Betroffene kann zur Teilnahme an Rehabilitationsmaßnahmen verpflichtet werden.
- Stationäre Maßnahmen können nur erbracht werden, wenn ambulante Maßnahmen nicht ausreichen (‚ambulant vor stationär')" (Brennecke, 2004, S. 266).

Seit 2007 hat man den Zugang der Versicherten zu den Rehabilitationsleistungen durch eine Verlängerung des Wiederholungszeitraumes zwischen zwei Rehabilitationsmaßnahmen von drei auf vier Jahre erschwert und die Zuzahlung der Versicherten für stationäre Rehabilitationsmaßnahmen auf max. 28 Tage à

10 Euro pro Tag angehoben. Zudem wurde die Verweildauer in einer Rehabilitationseinrichtung von regelmäßig vier auf drei Wochen verkürzt.

12.2 Definition von Rehabilitationsbedürftigkeit und Schwerbehinderung

Entsprechend dem SGB IX, § 2 sind Menschen behindert, „wenn ihre körperliche Funktion, geistige Fähigkeit oder seelische Gesundheit mit hoher Wahrscheinlichkeit länger als sechs Monate von dem für das Lebensalter typischen Zustand abweichen und daher ihre Teilhabe am Leben in der Gesellschaft beeinträchtigt ist. Sie sind von Behinderung bedroht, wenn die Beeinträchtigung zu erwarten ist“ (SGB IX, § 2). Damit knüpft das SGB IX an dem Konzept der WHO der **ICF** (International Classification of Functioning, Disabilities and Health) an und geht über das im SGB V vorherrschende Klassifikationssystem in Bezug auf Krankheiten (ICD = International Classification of Diseases) hinaus. Durch das ICF-Konzept wird das biopsychosoziale Krankheitsmodell repräsentiert, in dem die Krankheit oder Beeinträchtigung als Ergebnis von sich wechselseitig beeinflussenden somatischen, psychischen und sozialen Faktoren angesehen wird. Es geht bei der ICF also im Wesentlichen um die funktionale Gesundheit einer Person auf verschiedenen Ebenen.

Das Konzept der ICF stellt die Basis für die Rehabilitationsbegutachtungen dar, die durch Ärzte durchgeführt wird. Erst nach einer solchen Begutachtung besteht ein Rechtsanspruch auf finanzielle oder sachwerte Unterstützung. Nach dem Rentenrecht von 2001 wird zwischen vollständiger oder teilweiser Erwerbsminderung unterschieden. Danach ist jemand teilweise erwerbsgemindert, wenn er aus gesundheitlichen Gründen dem Arbeitsmarkt täglich mindestens drei, aber weniger als sechs Stunden zur Verfügung stehen kann. Wer weniger als drei Stunden berufstätig sein kann, gilt als voll erwerbsgemindert. Für Versicherte in der Rentenversicherung hat eine Erwerbsminderung einen Anspruch auf Rentenzahlung zur Folge. Der Grad der Behinderung, der im Schwerbehindertenrecht geregelt wird, ist als Maßstab für behinderungsbedingte Funktionseinschränkungen zu werten und wird bei der Einteilung in eine **Schwerbehinderung** verwendet. Als schwer behindert gelten Personen, die einen Grad der Behinderung (GdB) von mindestens 50% aufweisen. Zum Ausgleich von Nachteilen erhalten Schwerbehinderte Vergünstigungen, wie z.B. freie Fahrt im öffentlichen Personennahverkehr, Steuererleichterungen, einen verbesserten Kündigungsschutz oder mehr Urlaubstage (DRV, 2008b).

Soll wegen einer Gesundheitsschädigung oder aufgrund einer Behinderung eine Rehabilitationsmaßnahme durchgeführt werden, muss ein Antrag auf Rehabilitationsleistung bei dem zuständigen Sozialleistungsträger gestellt werden, der in Bezug auf die sozialmedizinische Notwendigkeit und leistungsrechtliche Voraussetzung geprüft wird. Diese Begutachtung übernimmt bei der Rentenversicherung der sozialmedizinische Dienst, bei der Krankenversicherung der **medizinische Dienst der Krankenversicherung (MDK)**. Bei diesen Begutachtungen geht es um die Beurteilung der Rehabilitationsbedürftigkeit sowie ggf. die Festlegung der einzuleitenden Rehabilitationsleistungen. Grundlage für die Begutachtung ist der Befundbericht des niedergelassenen Arztes sowie weitere Berichte über früher veranlasste medizinische Leistungen.

Grundsätzlich unterscheidet man zwischen einer medizinischen Rehabilitation, die sehr häufig auch im Anschluss an eine Krankenhausbehandlung im Sinne einer Anschlussheilbehandlung erfolgen kann, und der beruflichen, schulischen Rehabilitation, die bei bereits eingetretener oder drohender Verminderung der Berufs- und Erwerbstätigkeit zum Zwecke der beruflichen oder schulischen Reintegration durchgeführt wird.

12.3 Struktur der rehabilitativen Versorgung

Die Deutsche Rentenversicherung Bund (DRV) (vor 1.10.2005: Verband der Rentenversicherung – VDR- und Bundesversicherungsanstalt – BfA) ist der größte Anbieter und Durchführer von Rehabilitationsmaßnahmen. Daneben bieten im Wesentlichen noch die Bundesknappschaft, die Seekasse, die Bahnversicherungsanstalt, die gesetzliche Unfallversicherung und die gesetzliche Krankenversicherung sowie private Krankenversicherer medizinische und berufliche Rehabilitationsmaßnahmen an.

Neben der stationären Form der Rehabilitation werden auch teilstationäre oder ambulante Formen angeboten. Die gesetzliche Rentenversicherung als strukturverantwortlicher Träger erbringt die Maßnahmen zur **medizinischen Rehabilitation** überwiegend stationär, so dass die Anzahl der Reha-Leistungen beim DRV Bund in den letzten Jahren annähernd stabil geblieben sind. Nach Angaben in dem Reha-Bericht 2010 wurden im Jahre 2008 bei der Rentenversicherung 1,6 Mio. Anträge auf medizinische Rehabilitation gestellt. „Die Rentenversicherung führte 942.622 Leistungen zur medizinischen Rehabilitation durch. Davon entfielen 37.568 auf die Rehabilitation von Kindern und Jugendlichen. Die ambulanten Reha-Leistungen machen inzwischen 11% aller medizinischen Reha-Leistungen aus. Die Anschlussheilrehabilitation (AHB) umfasste 2008 mit 276.000 Leistungen knapp ein Drittel aller medizinischen Reha-Leistungen. Zur Reha-Nachsorge führte die Rentenversicherung 97.998 Leistungen durch. 30.373 Rehabilitanden erhielten durch die stufenweise Wiedereingliederung

Unterstützung bei ihrer beruflichen Wiedereingliederung. … Die Rentenversicherung belegte 2008 rund 65.000 Betten in stationären Reha-Einrichtungen, den größten Teil davon in Vertragseinrichtungen" (Deutsche Rentenversicherung Bund, 2010a, S. 6). Die Maßnahmen werden in gut 1.200 stationären Vorsorge- und Rehabilitationseinrichtungen angeboten, die folgende Fachabteilungen hatten.

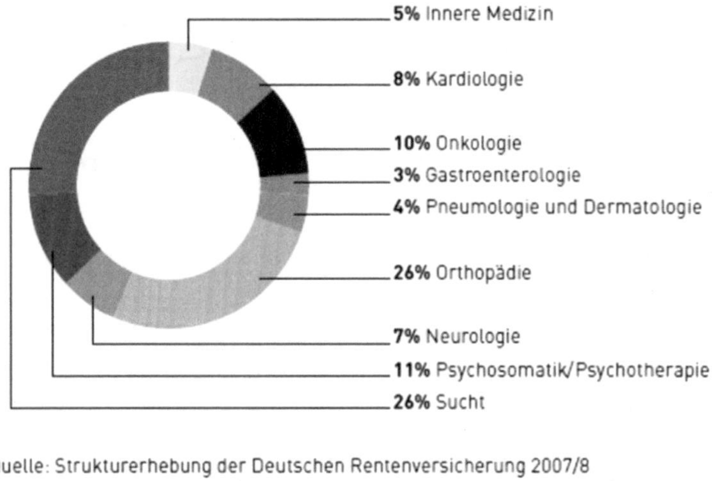

Abb. 12-1: Fachabteilungen in stationären Reha-Einrichtungen (Quelle: Deutsche Rentenversicherung Bund, 2010a, S. 46)

Die meisten Fachabteilungen sind danach in der Orthopädie und in dem Bereich von Abhängigkeitserkrankungen/Sucht zu finden, was sich mit den hauptsächlichen Indikationsbereichen für eine Rehabilitation deckt (s. Kap. 12.4).

Leistungen zur Teilhabe am Arbeitsleben (LTA) **(berufliche Rehabilitation)** wurden im Jahre 2008 durch 385.842 Anträge bei der Rentenversicherung gestellt. „121.069 Leistungen zur Teilhabe am Arbeitsleben (LTA) wurden 2008 abgeschlossen. … Etwa ein Viertel der LTA sind berufliche Bildungsleistungen" (ebd., S. 7).

12.4 Inanspruchnahme rehabilitativer Leistungen

Seit 1998 ist ein Anstieg der Inanspruchnahme von Maßnahmen der medizinischen Rehabilitation festzustellen, wie die folgende Abbildung zeigt.

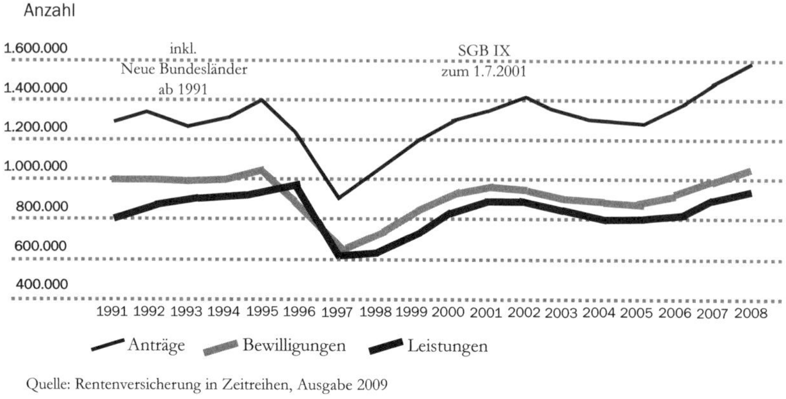

Abb. 12-2: Medizinische Rehabilitation – Anträge, Bewilligungen und Leistungen 1991 – 2008 (Quelle: Deutsche Rentenversicherung Bund, 2010a, S. 20)

Die Graphik macht deutlich, dass im Jahre 2008 von den 1,6 Mio. Anträgen auf medizinische Rehabilitation etwa 70% bewilligt und 15% abgelehnt worden sind. 15% gehörten nicht in die Zuständigkeit der Rentenversicherung, so dass sie an einen anderen Kostenträger weitergeleitet werden mussten. Im Jahre 2008 erreicht das Niveau der Bewilligungen etwa das von 1995, obwohl deutlich mehr Anträge als im Jahre 1995 gestellt worden sind. Nach Auskunft der Rentenversicherung liegt das aber vor allem an Änderungen bei der Erfassung der Anträge, da Anträge nicht nur bei dem zuständigen Kostenträger, sondern auch bei dem, bei dem der Antrag zuerst eingegangen ist, registriert werden (Doppelerfassungen).

Personen, die im Jahre 2008 an medizinischen Rehabilitationsleistungen teilgenommen haben (knapp 1 Mio.), waren am häufigsten (etwa ein Drittel) wegen Erkrankungen von Muskeln, Skelett und Bindegewebe in einer Rehabilitationseinrichtung. Das Durchschnittsalter für eine medizinische Rehabilitation lag im Jahre 2008 für Frauen bei 51,2 Jahren und für Männer bei 50,5 Jahren (Deutsche Rentenversicherung Bund, 2010a, S. 6). Bei der beruflichen Rehabilitation betrug es 44,4 Jahre bei Frauen und 43,6 Jahre bei Männern (ebd.).

Betrachtet man die indikationsspezifischen Gründe für eine medizinische Rehabilitation, so fällt die hohe Rate der Erkrankungen von Skelett, Muskeln und Bindegewebe auf, wie die folgende Abbildung zeigt.

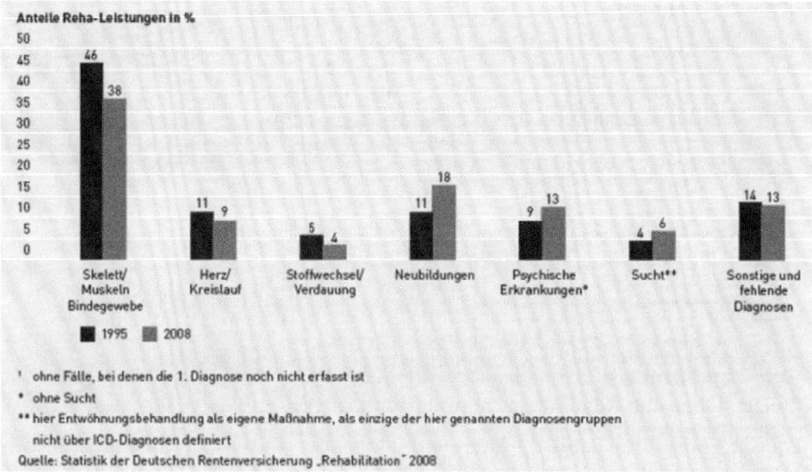

Abb. 12-3: Krankheitsspektrum in der medizinischen Rehabilitation Erwachsener (ambulant und stationär): 1995 und 2008 (Quelle: Deutsche Rentenversicherung Bund, 2010a, S. 26)

Die Rate der Muskel-/Skeletterkrankungen hat sich zwar zwischen 1995 und 2008 verringert, so dass jetzt nur noch etwa jeder Dritte gegenüber etwa jedem Zweiten im Jahre 1995 deshalb an einer Rehabilitation teilnimmt; diese Indikationsgruppe steht aber immer noch an erster Stelle, gefolgt von Neubildungen, psychischen Erkrankungen und Herz-/Kreislaufkrankheiten im Jahre 2008. Bei den Neubildungen, psychischen Erkrankungen und bei Suchterkrankungen ergeben sich zwischen 1995 und 2008 Steigerungen in den Raten, während die Prävalenzen bei den anderen Indikationsgruppen zurückgegangen sind.

Bei der ambulanten medizinischen Rehabilitation ergibt sich ein ähnliches Bild, wie die unten stehende Abbildung verdeutlicht. Auch hier stehen bei Männern und Frauen Erkrankungen von Muskel, Skelett und Bindegewebe an erster Stelle, gefolgt von Entwöhnungsbehandlungen aufgrund einer Sucht, Rehabilitationsmaßnahmen bei Herz-/ Kreislaufkrankheiten sowie bei psychischen Störungen. Zwischen den beiden Geschlechtsgruppen treten geringfügig unterschiedliche Prävalenzraten auf, die jedoch in der Rangreihe keine gravierenden Differenzen aufweisen. Rehabilitationsmaßnahmen wegen Neubildungen werden häufiger im stationären Sektor durchgeführt. Dagegen werden besonders bei Männern Suchtbehandlungen eher ambulant absolviert.

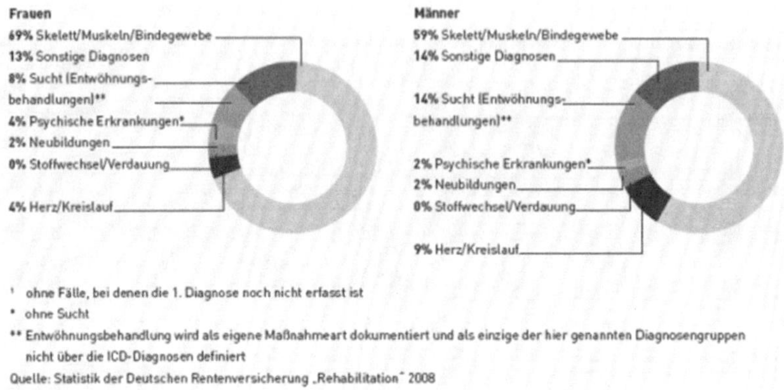

Abb. 12-4: Ambulante medizinische Rehabilitation 2008: Krankheitsspektrum (Quelle: Deutsche Rentenversicherung Bund, 2010a, S. 26)

Je nach Indikationsbereich, Alter und Höhe der durchschnittlichen Behandlungstage treten weitere Unterschiede bei Männern und Frauen bei der Inanspruchnahme von Rehabilitationsleistungen auf (siehe Deutsche Rentenversicherung Bund, 2010a, S. 24–32).

12.5 Kosten der rehabilitativen Versorgung

Die Kosten für Rehabilitationsleistungen bei der Rentenversicherung beliefen sich im Jahre 2008 auf insgesamt 5,1 Mrd. Euro, wovon 3,8 Mrd. Euro auf die medizinische und 1,1 Mrd. Euro auf die Leistungen zur Teilhabe am Arbeitsleben entfielen. Der Rest umfasst Sozialversicherungsbeiträge (Deutsche Rentenversicherung Bund, 2010a, S. 7). Im Durchschnitt verursacht eine stationäre medizinische Maßnahme Kosten in Höhe von 2.478 Euro, wobei die Kosten je nach Indikationsbereich sehr unterschiedlich ausfallen, wie die folgende Tabelle zeigt, und auch im ambulanten Bereich deutlich niedriger liegen.

Indikationsbereich	Ambulant	Stationär
Kardiologie	1.498,55 Euro	2.398,66 Euro
Pneumologie	1.498,55 Euro	2.398,66 Euro
Rückenschmerzen	1.498,55 Euro	2.398,66 Euro
Psychosomatik	4.202,70 Euro	4.935,53 Euro
Sucht	2.418,00 Euro	9.708,21Euro

Tab. 12-1: Direkte Kosten der Rehabilitation im Jahre 2008 nach Indikationsbereichen – ambulant und stationär (Quelle: Deutsche Rentenversicherung, 2008a)

Den Zeitverlauf für rehabilitative Aufwendungen bei der Rentenversicherung seit 1995 zeigt die folgende Graphik.

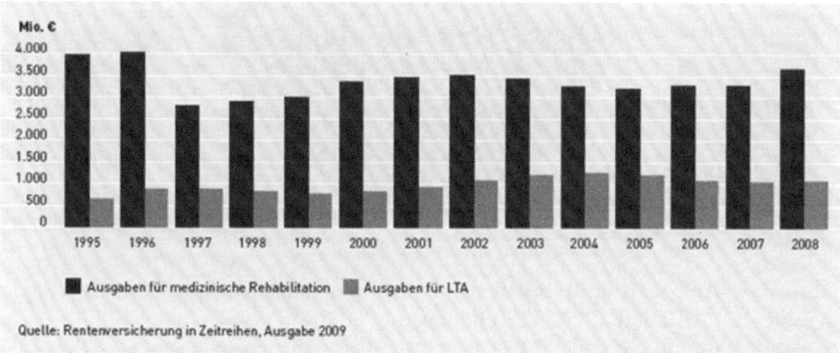

Abb. 12-5: Aufwendungen für Leistungen zur medizinischen Rehabilitation und zur Teilhabe am Arbeitsleben (LTA) inkl. Übergangsgeld (Quelle: Deutsche Rentenversicherung Bund, 2010a, S. 65)

Anhand der Abbildung wird deutlich, dass mit dem Wachstums- und Beschäftigungsförderungsgesetz (WFG), das zum 1.1.1997 in Kraft trat, deutliche Einsparpotenziale bei der Rentenversicherung realisiert werden konnten, das aber seitdem die Aufwendungen sukzessive wieder angestiegen sind. Die Ausgabenreduzierung betraf im Wesentlichen die medizinische Rehabilitation. Im Jahre 2008 erreichen sie ungefähr das Niveau von 1995. Im Vergleich mit der Rentenversicherung sind die Ausgaben der Gesetzlichen Krankenversicherung (GKV) für Vorsorge- und Rehabilitationsleistungen mit 2,6 Mrd. Euro im Jahre 2009 etwa um die Hälfte niedriger und verteilen sich auf folgende Formen (s. unten stehende Abbildung).

Bei der Gesetzlichen Krankenversicherung wurden im Jahre 2009 ca. 2,6 Mrd. Euro für Rehabilitationsmaßnahmen ausgegeben; davon entfielen fast 1,7 Mrd. Euro auf Anschlussheilbehandlungen. An zweiter Stelle der Ausgaben stehen mit 322 Mio. Euro stationäre Rehabilitationsleistungen, wie die unten stehende Abbildung zeigt.

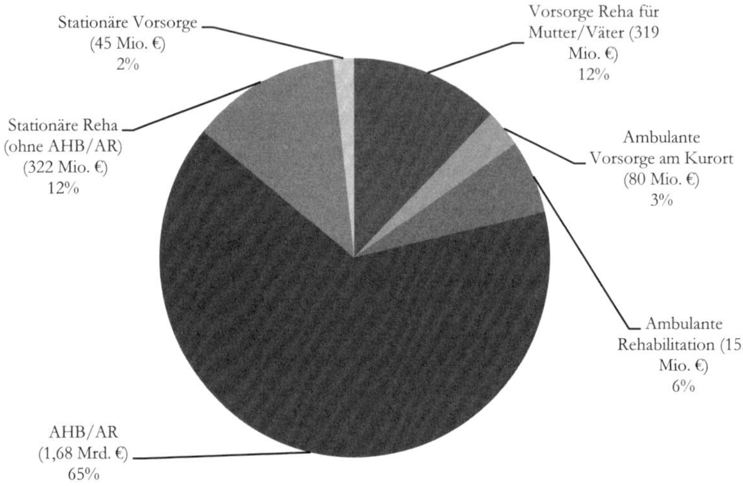

Abb. 12-6: Ausgaben der GKV für Vorsorge und Rehabilitation 2009 (GKV Spitzenverband, 2010 und eigene Berechnungen)

Die Ausgaben beziehen sich im Jahre 2008 auf gut 1 Mio. Fälle, wovon wiederum mehr als die Hälfte Anschlussheilbehandlungen betreffen, gefolgt von ambulanten Vorsorgemaßnahmen am Kurort mit knapp 164.000 Fällen (GKV Spitzenverband, 2010). Die Anzahl der Fälle von Personen, die an einer Maßnahme teilgenommen haben, ist bei der GKV nur geringfügig geringer als bei der Rentenversicherung, so dass davon ausgegangen werden muss, dass das Leistungsspektrum zwischen beiden Kostenträgern unterschiedlich sein muss.

12.6 Qualitätssicherung in der Rehabilitation

Da in den vergangenen Jahren häufig Kritik an der Effektivität der Rehabilitation geäußert wurde – vielfach wurde von „Kurlaub" gesprochen -, hat die Rentenversicherung seit einigen Jahren ein System der **Qualitätssicherung** aufgebaut. Dieses System beinhaltet unter anderem Untersuchungen zur Effektivität und Effizienz einzelner Rehabilitationsleistungen, Befragungen von Teilnehmern an einer Rehabilitationsmaßnahme zur Zufriedenheit mit und zum Erfolg der Rehabilitation oder die Durchführung von Modellprojekten zur Regelung eines besseren Zugangs zur Rehabilitation, die ja heutzutage nur auf Antrag des Versicherten zustande kommt, sofern es sich nicht um eine Anschlussheilbehandlung direkt im Anschluss an einen Krankenhausaufenthalt handelt. Gerade die Rehabilitandenbefragungen sind für die Rentenversicherung ein wichtiges Instrument, um Ansatzpunkte zur Gestaltung von besseren, bedarfsgerechten und zielgruppenspezifischen Angeboten zu erhalten und diese dann zu etablieren. Ergebnisse aus einer solchen Rehabilitandenbefragung zeigt die folgende Graphik.

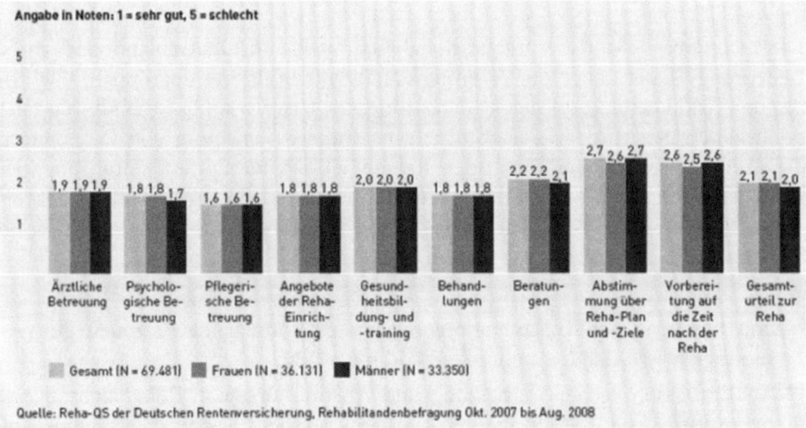

Abb. 12-7: Zufriedenheit der Rehabilitanden mit ihrer medizinischen Rehabilitation: Körperliche Erkrankungen 2007/8 (Quelle: Deutsche Rentenversicherung, 2010a, S. 34)

Aus diesen Resultaten zog die Rentenversicherung die Konsequenz, dass die Unterstützung für die Zeit nach der Rehabilitation und die Abstimmung der Rehabilitationsplanung und -zielsetzung intensiviert werden müssen (ebd.). Ergänzt werden solche Befragungen durch Befragungen bzw. Beurteilungen von Entlassungsberichten von Experten im Sinne eines Peer Review-Verfahrens. Dazu wurde ein Manual mit einer Checkliste zu den einzelnen Merkmalen entwickelt. Die Einschätzungen der Experten werden den Rehabilitationseinrichtungen zurückgemeldet und ggf. Schulungen angeboten. Damit sollen Mängel behoben werden.

Alle Rehabilitationseinrichtungen dokumentieren pro Rehabilitanden die durchgeführten therapeutischen Leistungen entsprechend der Klassifikation therapeutischer Leistungen (KTL).

> Hinsichtlich des Erfolges einer Rehabilitation stellt die Rentenversicherung fest, dass 65% der Rehabilitanden nach einer Rehabilitation wegen körperlicher Erkrankungen ihre Leistungsfähigkeit als gebessert betrachten und 83% der Rehabilitanden sind nach zwei Jahren nach ihrer Rehabilitation noch erwerbstätig (ebd., S. 6 und 39ff).

12.7 Perspektiven

Die medizinische und berufliche Rehabilitation hat in Deutschland eine große Bedeutung, die im Zuge der Alterung der Bevölkerung mit der Zunahme chronischer Krankheiten und der Verlängerung der Erwerbstätigkeit zukünftig eher noch zunehmen wird, was auch durch die frühere Verlegung von Patienten in die Anschlussheilbehandlung oder Rehabilitation durch die Einführung der Fallpauschalen (DRG's) bedingt ist. Trotz dieser steigenden Bedeutung gibt es einige Problembereiche, die angegangen werden müssen, um die Rehabilitation effektiver und effizienter zu gestalten. Dazu zählen

- die Verstärkung der Reha-Forschung, um genauere Aussagen zur Effektivität und Effizienz der Rehabilitation machen zu können; hier können die Gesundheitswissenschaften unterstützend mithelfen;
- die Verbesserung der Vernetzung und Abstimmung von Rehabilitationseinrichtungen mit den anderen Systemen der Gesundheitsversorgung (Pohontsch & Deck, 2010);
- stärkere Einbindung sowie mehr Fort- und Weiterbildung der niedergelassenen Ärzteschaft zur Rehabilitation;
- die Verbesserung des Zugangs zu Rehabilitationsmaßnahmen für Versicherte/Patienten;
- Etablierung von besseren Konzepten zur Nachsorge im Anschluss an die Rehabilitation;
- die stärkere Berücksichtigung der Patientenperspektive und
- Fortführung einer übergreifenden und ergebnisbezogenen Qualitätssicherung.

Die Voraussetzungen dafür sind im SGB IX gelegt worden.

☐ Zusammenfassung

- Durch das SGB IX wurde im Jahre 2001 eine Aktualisierung und Vereinheitlichung des Rehabilitationsrechtes erzielt.
- Ziele der Rehabilitation sind die Beseitigung und Minderung der Verschlimmerung von Behinderungen und gesundheitlichen Störungen sowie die Vermeidung von Pflegebedürftigkeit und der Erhalt der Erwerbsfähigkeit. Die Teilhabe am sozialen Leben und die Erhaltung der Selbständigkeit stehen dabei im Mittelpunkt.
- Es wird im Wesentlichen zwischen beruflicher, sozialer und medizinischer Rehabilitation unterschieden.
- Im Rahmen der medizinischen Rehabilitation durch die Rentenversicherung werden überwiegend stationäre Maßnahmen durchgeführt.
- Sowohl bei den Maßnahmen zur medizinischen Rehabilitation der Rentenversicherung als auch der gesetzlichen Krankenversicherung sind Erkrankungen von Muskeln, Skelett und Bindegewebe die häufigsten Gründe für eine stationäre oder ambulante Rehabilitationsmaßnahme.
- Nach Rückgang der Bewilligung und Inanspruchnahme von Rehabilitationsleistungen im Jahre 1997 durch das Wachstums- und Beschäftigungsförderungsgesetz (WFG) ist seitdem ein kontinuierlicher Anstieg der Beantragung und Bewilligung von Rehabilitationsmaßnahmen festzustellen.
- Die Kosten für die Durchführung von Rehabilitationsmaßnahmen bei der Renten- und Krankenversicherung beliefen sich im Jahre 2008 auf gut 7,5 Mrd. Euro.

☐ Wichtige Schlagwörter

▶ Berufliche Rehabilitation ▶ ICF ▶ Medizinische Rehabilitation ▶ Medizinischer Dienst der Krankenversicherung (MDK) ▶ Multimorbidität ▶ Pflegebedürftigkeit ▶ Qualitätssicherung ▶ Schwerbehinderung

Wichtige Schlagwörter sind im Glossar am Buchende erklärt.

☐ Wiederholungsfragen

[1] Welche Auswirkungen hat die Orientierung der Rentenversicherung an der ICF für die Versicherten?

[2] Was waren die Gründe für die Einführung eines Qualitätssicherungssystems bei der Rentenversicherung und welche Maßnahmen sind etabliert worden?

[3] Welchen Herausforderungen muss sich die Rentenversicherung in Bezug auf die Rehabilitation zukünftig stellen? Welcher Handlungsbedarf leitet sich daraus ab?

Lösungshinweise finden Sie im Web-Service.

☐ Literatur

Brennecke, R. (Hrsg.) (2004). Lehrbuch Sozialmedizin. Bern: Verlag Hans Huber

Deutsche Rentenversicherung Bund (2010a). Reha-Bericht 2010. Berlin: DRV

Deutsche Rentenversicherung Bund (2010b). Reha und Rente für schwerbehinderte Menschen. Berlin: DRV, 5. Auflage

Deutsche Rentenversicherung Bund (2008a). Rehabilitation – Statistik der Deutschen Rentenversicherung 1995 bis 2008. Berlin: DRV,

Deutsche Rentenversicherung Bund (2008b). Rehabilitation – was erwartet mich dort? Berlin: DRV, 10. Aufl.

GKV Spitzenverband (2010). Kennzahlen der Gesetzlichen Krankenversicherung. Berlin

Klemperer, D. (2010). Sozialmedizin – Public Health. Lehrbuch für Gesundheits- und Sozialberufe. Bern: Verlag Hans Huber

Müller-Fahrnow, W. (Hrsg.) (1994). Medizinische Rehabilitation. Versorgungsstrukturen, Bedarf und Qualitätssicherung. Weinheim, München: Juventa Verlag

Pohontsch, N., Deck, R. (2010). Überwindung von „Schnittstellenproblemen" in der medizinischen Rehabilitation. Monitor Versorgungsforschung, 06, S. 40–43.

13 Pflege

☐ Lernziele

In diesem Kapitel erfahren Sie,

- warum die Pflegewissenschaft eine zunehmend höhere Bedeutung im Rahmen des Gesundheitssystems inne hat und welche Ziele sie verfolgt,
- wie Pflegebedarf und Pflegebedürftigkeit definiert werden,
- warum eine Pflegeversicherung in Deutschland etabliert wurde und welche Aufgaben sie wahrnimmt,
- welche Entwicklungen sich in der pflegerischen Versorgung in Deutschland abzeichnen und
- welchen Herausforderungen sich die Pflege und die pflegerische Versorgung zukünftig stellen müssen.

Fragen nach angemessenen Pflegekonzepten, nach der **Pflegebedürftigkeit** und dem **Pflegebedarf** sowie nach der **Pflegeversicherung** sind in den letzten Jahren häufig diskutiert worden, da die Pflege neben der ambulanten, stationären und Arzneimittelversorgung zu einem der wichtigsten Versorgungsbereiche des deutschen Gesundheitssystems zählt. Bis 1991 zählte die pflegerische und hauswirtschaftliche Versorgung im Falle der Pflegebedürftigkeit nicht zum Leistungsspektrum der Gesetzlichen Krankenversicherung. Die Kosten einer Langzeitpflege mussten von dem Pflegebedürftigen oder von den Angehörigen selbst getragen werden. Sollte die finanzielle Leistungsfähigkeit erschöpft sein, wurden die Kosten von der Sozialhilfe übernommen, so dass Pflegebedürftige häufig zu Sozialhilfeempfängern wurden, was wiederum die Kassen der Kommunen als Träger der Sozialhilfe belastete. Diese Situation und die demographische Entwicklung mit einer Zunahme der älteren, chronisch kranken und pflegebedürftigen Menschen führten Anfang der 1990er Jahre zu Überlegungen der Einführung einer allgemeinen Pflegeversicherung, um das Risiko der Pflegebedürftigkeit abzusichern.

13.1 Pflegebedarf und Pflegebedürftigkeit

Nach Angaben des Statistischen Bundesamtes sind im Jahre 2007 etwa 2,25 Mio. Menschen pflegebedürftig (Stat. Bundesamt, 2008), was einen Anteil von ca. 2,8% der Gesamtbevölkerung ausmacht. Von diesen 2,25 Mio. Pflegebedürftigen entfallen 68% auf Frauen und 83% sind 65 Jahre und älter bzw. 35% über 85 Jahre (ebd., S. 4).

In den letzten Jahren hat es eine Diskussion um die Begriffe ‚Pflegebedarf und Pflegebedürftigkeit' gegeben. Unter Pflegebedarf versteht man die Summe der Tätigkeiten, bei denen eine teilweise oder vollständige Unterstützung einer Person durch Dritte erforderlich ist (SGB XI, § 14 ff); die Hilfebedürftigkeit muss mindestens 6 Monate andauern (Gerlinger & Röber, 2009). Im § 14, Abs. 1 des SGB XI heißt es: „Pflegebedürftig im Sinne dieses Buches sind Personen, die wegen einer körperlichen, geistigen oder seelischen Krankheit oder Behinderung für die gewöhnlichen und regelmäßig wiederkehrenden Verrichtungen im Ablauf des täglichen Lebens auf Dauer, voraussichtlich für mindestens sechs Monate, in erheblichem oder höherem Maße (§ 15) der Hilfe bedürfen". Mit Pflegebedürftigkeit ist also der Umstand gemeint, aufgrund eines gesundheitlichen Problems auf pflegerische Hilfen angewiesen zu sein. In Deutschland werden zur Beschreibung eines Pflegeproblems im Wesentlichen Konzepte, die sich auf die Möglichkeit der Befriedigung menschlicher Grundbedürfnisse und die Ausübung von elementaren Lebensaktivitäten beziehen, herangezogen. Zur Feststellung des individuellen Pflegebedarfs muss ein Antrag bei der Pflegeversicherung gestellt werden, der durch den Medizinischen Dienst der Krankenversicherung (MDK) nach festgelegten Kriterien, die in der Begutachtungsrichtlinie (BRi) festgeschrieben sind, begutachtet werden muss. Im Rahmen der Begutachtung verwendet der Gutachter ein Formular, das sich in drei aufeinander aufbauende Teile gliedert:

[1] Die Erhebung der aktuellen Versorgungssituation und der Pflege begründenden Diagnosen beim Antragsteller und bei der Betreuungsperson;

[2] gutachterliche Wertung der Informationen zur aktuellen Versorgungssituation;

[3] Empfehlungen des Gutachters zur Versorgungsgestaltung und Prognose des Pflegebedarfs.

Wenn dabei ein Pflegebedarf von mehr als 1,5 Stunden pro Tag (= Mindestumfang) festgestellt wird, gilt die Person als pflegebedürftig. Mit Hilfe der Begutachtungsergebnisse erfolgt eine Eingruppierung in eine Pflegestufe, wodurch die Höhe der aus der Pflegeversicherung zu erstattenden Leistungen bestimmt wird. Damit werden Stufen der Pflegebedürftigkeit unter Rückgriff auf den Pflegeaufwand bestimmt. Zur Zeit gibt es 3 Pflegestufen in Deutschland, wobei noch eine weitere, so genannte Pflegestufe 0 im Jahre 2008 durch das Pflege-Weiterentwicklungsgesetz eingerichtet wurde, die bei Personen (häufig bei an Demenz Erkrankten oder geistig und psychisch Behinderten) verwendet wird, die einen Pflegebedarf im Bereich der Grundpflege und hauswirtschaftlichen Versorgung haben, der nicht das Ausmaß der Pflegestufe 1 erreicht.

Pflegestufe	**Täglicher Zeitaufwand insgesamt (inkl. Hauswirtschaft)**	**Davon Zeitaufwand für Körperpflege, Ernährung, Mobilität (Grundpflege)**	**Weitere Voraussetzungen des täglichen Hilfebedarfs**
Stufe 1 Erheblich pflegebedürftig	mindestens 90 Minuten	über 45 Minuten	mindestens zwei Verrichtungen bei der Körperpflege, Ernährung und Mobilität sowie zusätzlich mehrfach in der Woche bei der hauswirtschaftlichen Versorgung
Stufe 2 Schwerpflegebedürftige	mindestens drei Stunden	mindestens zwei Stunden	dreimal bei mindestens zwei Verrichtungen bei der Körperpflege, Ernährung und Mobilität sowie zusätzlich mehrfach in der Woche bei der hauswirtschaftlichen Versorgung
Stufe 3 Schwerstpflegebedürftige	mindestens fünf Stunden	mindestens vier Stunden	rund um die Uhr, auch nachts, bei der Körperpflege, Ernährung und Mobilität sowie zusätzlich mehrfach in der Woche bei der hauswirtschaftlichen Versorgung

Tab. 13-1: Einteilung der Pflegestufen mit dem jeweiligen, zu Grunde gelegten Zeitaufwand (Quelle: SGB XI, § 15, in Anlehnung an Simon, 2010, S. 330)

Seit Einführung der Pflegeversicherung hat sich die Anzahl der Pflegebedürftigen in den Pflegestufen sehr unterschiedlich entwickelt, wie die Tabelle verdeutlicht:

	Anzahl der Pflegebedürftigen			
	Insgesamt	**Pflegestufe 1**	**Pflegestufe 2**	**Pflegestufe 3**
1995	1.061.418	-	-	-
1996	1.546.746	620.318	670.147	256.281
1997	1.659.948	727.864	675.965	256.119
1998	1.738.118	804.356	682.431	251.331
1999	1.826.362	872.264	698.846	255.252

2000	1.822.169	892.583	683.266	246.320
2001	1.839.602	916.623	679.472	243.507
2002	1.888.969	956.376	685.524	247.069
2003	1.895.417	971.209	679.159	245.049
2004	1.925.703	991.467	685.558	248.678
2005	1.951.953	1.010.844	688.371	252.738
2006	1.968.505	1.033.272	683.109	252.124
2007	2.029.285	1.077.718	693.077	258.490
2008	2.113.485	1.136.500	712.624	264.364
2009	2.240.077	1.221.231	746.220	275.626

Tabelle 13-2: Entwicklung der Zahl der Pflegebedürftigen in der Sozialen Pflegeversicherung am Jahresende nach Pflegestufen (BMG, 2010, zit. nach Rothgang et al., 2010, S. 42)

Diese Zahlen machen deutlich, dass sich die Zahl der Pflegebedürftigen von 1995 bis 2009 insgesamt mehr als verdoppelt hat, wobei der stärkste Zuwachs mit ca. 97% auf die Pflegestufe 1 entfällt, während die Pflegestufe 2 um 11,4% gestiegen ist und in der Pflegestufe 3 nur geringfügige Schwankungen in den 14 Jahren festzustellen sind. Insgesamt entspricht die Zunahme der Pflegebedürftigkeit 111%. Zukünftig wird mit weiteren Zunahmen gerechnet (Landtag NRW, 2005), so dass für das Jahr 2050 mit über 4 Mio. Pflegebedürftigen gerechnet wird. Das sind dann etwa 6% der Bevölkerung von dann rund 74 Mio. Menschen. Auch die Anzahl der älteren Menschen (65 Jahre und älter) wird um rund 6,7 Mio. auf 23,4 Mio. Personen zunehmen. Das ist ein Anteil von einem Drittel der Bevölkerung im Jahre 2050 (Rothgang et al., 2009).

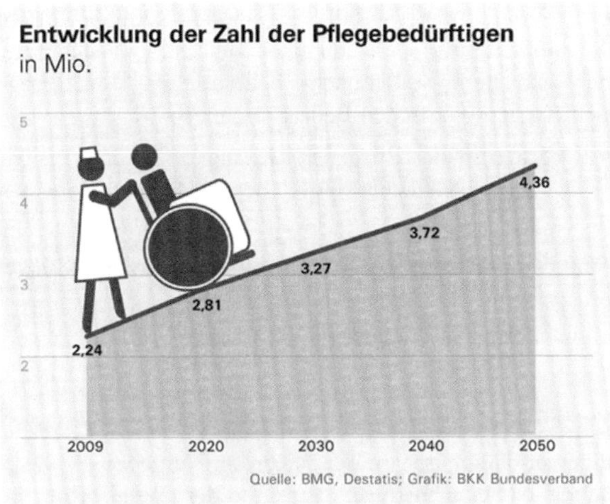

Abb. 13-1: Entwicklung der Anzahl der Pflegebedürftigen (Quelle: BKK-Faktenspiegel, Juli 2010)

13.2 Pflegeversicherung

Im Jahre 1994 wurde ein Pflegeversicherungsgesetz (PflegeVG) verabschiedet, das ab dem Jahre 1995 die Einführung einer gesetzlichen Pflegeversicherung nach dem Modell der Krankenversicherung für Deutschland vorsah. Die Pflegeversicherung betrifft alle krankenversicherten Bürgerinnen und Bürger. Wenn man Pflichtmitglied einer Krankenkasse ist, wird man Mitglied der Pflegekasse dieser Krankenkasse (Soziale Pflegeversicherung; SPV), ist man jedoch freiwillig in einer gesetzlichen oder privaten Krankenkasse versichert, kann man zwischen sozialer oder privater Pflegeversicherung (PPV) wählen. Damit ist die Pflegeversicherung ein fester Bestandteil des Sozialversicherungssystems geworden. Gleichzeitig wurden mit der Einführung der Pflegeversicherung die Leistungen wegen Schwerstpflegebedürftigkeit aus dem GKV-Leistungskatalog gestrichen, da diese nun durch die Pflegeversicherung abgedeckt sind.

Die soziale Pflegeversicherung gewährt ihren Versicherten Dienst-, Sach- und Geldleistungen für die Grundpflege und hauswirtschaftliche Versorgung bei Nachweis einer vom MDK attestierten Pflegebedürftigkeit. „Im Unterschied zur gesetzlichen Krankenversicherung, in der die Bedarfsdeckung Vorrang vor dem Grundsatz der Beitragssatzstabilität genießt und die Beitragssätze so zu gestalten sind, dass sie zur Finanzierung der medizinisch notwendigen Leistungen ausreichen, hat in der sozialen Pflegeversicherung die Beitragssatzstabilität Vorrang vor der Bedarfsdeckung.“ (Simon, 2008, S. 316) Aus diesem Grunde spricht man bei der sozialen Pflegeversicherung auch von einer Teilkasko-Versicherung bzw. von einem Budgetierungssystem, weil je nach Pflegestufe ein fester Betrag erstattet wird, der sich nicht an dem faktischen Bedarf orientiert.

Geld- und Sachleistungen werden in der Pflegeversicherung abhängig von der festgestellten Pflegestufe in unterschiedlicher Höhe bezahlt. Die wichtigsten Leistungsarten sind

- Pflegegeldzahlungen für die häusliche Pflege für privat organisierte Pflegepersonen;
- Pflegesachleistung für einen ambulant tätigen Pflegedienst;
- Teilstationäre Pflegeleistungen und
- Leistungen für die Dauerpflege in einem Heim (vollstationäre Versorgung).

Da die Höhe der Leistungen abhängig ist von der Pflegestufe, ergeben sich sehr unterschiedliche monatliche Erstattungsbeträge, die sich in der unten stehenden Tabelle auf den 1.1.2010 beziehen und die verschiedenen Erstattungsformen berücksichtigen.

Höhe und Art	**Pflegestufe 1**	**Pflegestufe 2**	**Pflegestufe 3**
Geldleistung für häusliche Pflege	225	430	685
Sachleistung für ambulante Pflegedienste	440	1.040	1.510
Teilstationäre Pflege (Tages- und Nachtpflege)	440	1.100	1.510
Kombination aus Pflegegeld, Pflegesachleistung und teilstationärer Pflege (Höchstbetrag)	660	1.560	2.265
Vollstationäre Pflege	1.023	1.279	1.510

Tabelle 13-3: Erstattungsbeträge ab 1.1.2010 für die verschiedenen Pflegestufen und Versorgungsformen (Quelle: SGB XI, §§ 36)

Neben diesen Erstattungsmöglichkeiten gibt es noch die Möglichkeit der Gewährung einer Ersatz- oder „Verhinderungs“pflege für maximal 4 Wochen jährlich, wenn bei einer länger als 6 Monate dauernden häuslichen Pflege eine Ersatzkraft für die Pflegeperson wegen Krankheit, Urlaub oder sonstigen Gründen engagiert werden muss. Zudem können die Kosten für Kurzzeitpflege in einer stationären Einrichtung im Bedarfsfall für 4 Wochen pro Kalenderjahr bis zu 1.510 Euro von der Pflegekasse übernommen werden. Um den zu Pflegenden in seinem Wohnumfeld belassen zu können, können Verbesserungen des Wohnumfeldes, z.B. Beseitigung von Schwellen, Anbringung von Haltegriffen und Handläufen, Rollstuhlrampe, Einbau eines Treppenliftes u.a., durch die Pflegekasse in Höhe von maximal 2.557 Euro gezahlt werden, wobei der Pflegebedürftige 10% der Kosten für die Umbaumaßnahme finanzieren muss. Der Spitzenverband der Pflegekassen hat in einem gemeinsamen Rundschreiben hierfür im Jahre 2002 allgemeine Regelungen erlassen. Grundsätzlich muss die Notwendigkeit von Wohnfeldverbesserungen von einem Pflegedienst bestätigt werden.

Gegenüber der häuslichen und teilstationären Pflege ist die vollstationäre nachrangig. Die Notwendigkeit einer vollstationären Pflege wird mit Ausnahme der Pflegestufe 3 durch den MDK überprüft. Von der Pflegekasse wird eine monatliche Pauschale (s.o.) an das Pflegeheim gezahlt. Die Kosten für Unterbringung und Verpflegung sowie Investitionskosten sind durch den Pflegebedürftigen selbst zu zahlen. Sollte das Einkommen des Pflegebedürftigen und der unterhaltspflichtigen Angehörigen nicht ausreichen, kann „Hilfe zur Pflege" beim zuständigen Sozialhilfeträger, für den das jeweilige Bundesland zuständig ist, beantragt werden.

Die Beiträge zur sozialen Pflegeversicherung entsprechen seit dem 1.7.2008 bundeseinheitlich 1,95% des Einkommens bis zur Beitragsbemessungsgrenze von 3.750 Euro monatlich im Jahre 2010, wovon Arbeitgeber und Arbeitnehmer mit Ausnahme des Bundeslandes Sachsen jeweils 0,975% zahlen. Hinzu kommt ein Zusatzbeitrag für Kinderlose ab Vollendung des 23. Lebensjahres von 0,25%, der nur vom Versicherten zu zahlen ist. Im Jahre 2009 waren knapp 70 Mio. Menschen in der Sozialen Pflegeversicherung versichert (BMG, 2010). Über 50% der Leistungsempfänger sind älter als 80 Jahre. Mehr als die Hälfte der Anspruchsberechtigten erhält Leistungen nach der Pflegestufe 1, zwei Drittel aller Pflegebedürftigen werden zu Hause von Angehörigen und/oder Pflegediensten gepflegt. Am teuersten ist die vollstationäre Pflege mit 9,3 Mrd. Euro im Jahre 2009 (ebd.). Dieser Ausgabenanteil lag im Jahre 1999 noch bei etwas über 7 Mrd. Euro

Bereits kurz nach der Einführung der sozialen Pflegeversicherung im Jahre 1994 und insbesondere im Verlauf der letzten 10 Jahre gab es Diskussionen und Kritikpunkte an dem Pflegeversicherungsgesetz, die sich im Wesentlichen auf folgende Aspekte bezogen:

- Zu enger, an Krankheiten orientierter Pflegebedürftigkeitsbegriff mit einer zu starken Orientierung am Zeitaufwand für die Pflege (Gerlinger & Röber, 2009),
- Längerfristige Finanzierbarkeit, insbesondere die Notwendigkeit einer kapitalgedeckten Versicherung zur Absicherung der demographischen Risiken und Probleme,
- Zu rigides Leistungsspektrum, das nicht dem Bedarf insbesondere von an Demenz Erkrankten gerecht wird.

Diese Defizite werden mit dem Pflege-Weiterentwicklungsgesetz (PfWG) aus dem Jahre 2008 in vielen Punkten aufgegriffen. Dazu zählen folgende Maßnahmen:

- Einführung von **Pflegestützpunkt**en und Pflegeberatung (Case-Management)
- Förderung der (geriatrischen) Rehabilitation
- Regelungen zur Pflegezeit
- Ausweitung der Qualitätsprüfungen und Publikation der Qualitätsberichte
- **Leistungsdynamisierung**
- Beitragssatzerhöhung.

Mit diesen Maßnahmen wird die Reform nicht als nachhaltig oder groß bewertet. Rothgang gibt folgende Einschätzung. „Der Schwerpunkt des Gesetzes liegt dabei in der Verbesserung der infrastrukturellen Voraussetzungen der Pflege. Als zentrale diesbezügliche Instrumente können die Einführung von Pflegestützpunkten und die Maßnahmen zur Qualitätssicherung gelten. ... Die im PfWG vorgesehene Leistungsdynamisierung ist sowohl kurz- als auch mittel- und langfristig unzureichend. ... Schließlich ist es im PfWG nicht gelungen, eine nachhaltige Reform der Finanzierung der SPV zu erreichen“ (Rothgang et al, 2009, S.11f).

13.3 Das System der ambulanten Pflege

Ambulante Pflegeeinrichtungen umfassen in Deutschland Sozialstationen und private Pflegedienste. Insgesamt gibt es zurzeit mehr als 11.000 ambulante Pflegeeinrichtungen (BMG, 2010). Nach Simon charakterisieren folgende Strukturmerkmale die ambulante Pflege:

- „Der Sicherstellungsauftrag für die pflegerische Versorgung der Versicherten ist den Pflegekassen übertragen.

- Es gibt keine staatliche Kapazitätsplanung. Die Kapazitätssteuerung erfolgt im Wesentlichen durch Versorgungsverträge zwischen den Pflegekassen und Pflegeeinrichtungen.
- Die Leistungserbringung erfolgt fast ausschließlich durch freigemeinnützige und private Träger, öffentliche Träger spielen nur eine geringe Rolle.
- Es gibt kein einheitliches Vergütungssystem, sondern je nach Kostenträger unterschiedliche“ (Simon, 2008, S. 342).

Das Leistungsspektrum ist in der ambulanten Pflege sehr weit. Neben der hauswirtschaftlichen Versorgung kann die Grund- und Behandlungspflege, aber auch Intensivpflege durchgeführt werden. Der Anspruchsberechtigte kann Geldleistungen oder ambulante Sachleistungen, deren Umfang durch die Pflegestufe bedingt ist, beanspruchen.

In den letzten 10 Jahren hat sich die Struktur der Trägerschaft von Pflegeeinrichtungen deutlich zu Gunsten von privaten Anbietern verändert. Betrug die Anzahl der privaten Einrichtungen im Jahre 1999 5.504 absolut oder 50,9%, so ist er auf 6.903 bzw. 59,9% im Jahre 2007 angestiegen. Die Anzahl der freigemeinnützigen Pflegeeinrichtungen hat sich demgegenüber von 5.103 im Jahre 1999 auf 4.435 im Jahre 2007 verringert (Stat. Bundesamt, 2008, S. 15). Pflegeeinrichtungen in öffentlicher Trägerschaft spielen mit knapp 200 nur eine geringe Rolle und haben sich in den letzten 10 Jahren nur geringfügig reduziert (ebd.).

Knapp 260.000 der in ambulanten Einrichtungen untergebrachten Pflegebedürftigen (gesamt gut 500.000) befinden sich im Jahre 2007 in freigemeinnützigen, 200.000 in privaten und knapp 9.000 in öffentlichen Einrichtungen (ebd.).

Diesen gut 500.000 Pflegebedürftigen steht im Jahre 2007 ein Pflegedienstpersonal von knapp 240.000 Personen gegenüber. Das Pflegedienstpersonal hat sich seit 1999 bis 2007 um etwa 30% erhöht. Dabei ist der Anteil der Vollbeschäftigten annähernd gleich geblieben. Die Zunahme wird im Wesentlichen durch eine deutliche Erhöhung des Anteils der Teilzeit- und geringfügig Beschäftigten bedingt. Die Teilzeitquote in der ambulanten Pflege beträgt ungefähr 70%. Ebenso hat sich die Zahl der Praktikanten, Schüler und Auszubildenden in diesem Zeitraum fast verdoppelt, macht jedoch mit etwa 3.500 Personen im Jahre 2007 nur einen kleinen Teil des Pflegepersonals aus (1,5%) (Ebd., S. 6 ff).

Ein weiteres Charakteristikum der ambulanten Pflege betrifft den hohen Frauenanteil: fast 90% der Pflegekräfte sind weiblich. Damit liegt der Anteil deutlich über der allgemeinen Teilzeitquote. „Der hohe Anteil der Teilzeitbeschäftigung ergibt sich zum einen daraus, dass ein Teil des ausgebildeten Pflegepersonals nur nebenberuflich in der ambulanten Pflege arbeitet. Zum anderen rekrutiert sich die ambulante Pflege und hauswirtschaftliche Versorgung traditionell in starkem

Maße aus Frauen, die diese Tätigkeit neben der Kindererziehung ausüben oder nach einer Familienphase wieder in den ursprünglichen Pflegeberuf zurückkehren wollen, aber keine Vollzeitbeschäftigung aufnehmen können oder wollen“ (Simon, 2008, S. 347).

Im Gegensatz zur ärztlichen Versorgung existiert für die ambulante Pflege keine staatliche Kapazitätsplanung. Das Zusammenspiel von Angebot und Nachfrage bestimmt im Wesentlichen die Angebotsstrukturen. Insbesondere die Anbieter sind aber gesetzlichen Regelungen unterworfen, die sich hauptsächlich auf die Qualität der Versorgung beziehen. Nach SGB XI müssen die Pflegekassen Versorgungsverträge mit den Trägern von Pflegeeinrichtungen abschließen, in denen Art, Umfang und Inhalt der allgemeinen Pflegeleistungen festgeschrieben werden, zu denen die Einrichtung gegenüber dem zu Pflegenden verpflichtet ist. Nur diese Leistungen werden vergütet. Durch diesen Vertrag erhält die Einrichtung die Zulassung zur Versorgung im Sinne eines Versorgungsauftrages. Zur Erledigung des Versorgungsauftrages muss die Pflegeeinrichtung gesetzliche Voraussetzungen erfüllen, die sich darauf beziehen, dass die Pflegeeinrichtung durch eine ausgebildete Pflegekraft geleitet wird, eine leistungsfähige und wirtschaftliche pflegerische Versorgung sichergestellt wird und dass die Einrichtung sich verpflichtet, ein einrichtungsinternes Qualitätsmanagement einzurichten und weiter zu entwickeln (SGB XI, §§ 71, 72). Die Pflegeeinrichtung muss zusätzlich zu dem Versorgungsvertrag mit den Pflegekassen einen gesonderten Pflegevertrag mit jedem Pflegebedürftigen abschließen. In diesem Vertrag werden Art, Inhalt und Umfang der für den einzelnen Pflegebedürftigen zu erbringenden Leistungen sowie die dafür vereinbarte Vergütung festgelegt. Damit soll die Position des zu Pflegenden gegenüber der Einrichtung gestärkt werden.

Eine weitere Besonderheit für den Pflegebereich ist darin zu sehen, dass Pflegeeinrichtungen regelmäßig Leistungs- und Qualitätsnachweise gegenüber den Pflegekassen vorlegen müssen, die wiederum von Sachverständigen und Prüfstellen geprüft werden. Durch diese Qualitätsnachweise wird die Erfüllung der Qualitätsanforderungen nach dem SGB XI festgestellt und sie rechtfertigen den Anspruch auf Vergütung der erbrachten Leistungen.

13.4 Das System der stationären Pflege

Nach Simon umfasst das Leistungsspektrum der stationären Pflegeeinrichtungen die Grundpflege, Behandlungspflege und hauswirtschaftliche Versorgung (Simon, 2008, S. 370). Nach Art der Versorgung werden unterschieden:

- Die vollstationäre Pflege (rund um die Uhr),
- Die teilstationäre Pflege (nur tagsüber oder nur nachts) und

- Die Kurzzeitpflege (vorübergehende vollstationäre Pflege bis zu maximal 4 Wochen pro Kalenderjahr).

Zwischen dem System der ambulanten und stationären Pflege bestehen viele Ähnlichkeiten, da für beide das SGB XI bindend ist. Simon fasst folgende zentrale Strukturmerkmale für die stationäre Pflege zusammen:

- „Der Sicherstellungsauftrag für die pflegerische Versorgung der Versicherten ist den Pflegekassen übertragen.
- Es gibt keine Kapazitätsplanung durch den Staat oder die gemeinsame Selbstverwaltung. Die Kapazitätssteuerung erfolgt durch Versorgungsverträge zwischen den Pflegekassen und Pflegeeinrichtungen.
- Die Leistungserbringung erfolgt weit überwiegend durch freigemeinnützige und private Träger, öffentliche Träger spielen nur eine geringe Rolle (ebd., S. 371).

Die Anzahl der Pflegeheime hat sich von 1999 bis 2007 um ca. 25% vermehrt, so dass im Jahre 2007 mehr als 11.000 Heime verfügbar sind (Stat. Bundesamt, 2008). Der größte Teil der Heime befindet sich in freigemeinnütziger Trägerschaft (n=6.072), danach kommen mit 4.322 Heime in privater Trägerschaft und nur 635 Heime befinden sich in öffentlicher Trägerschaft (ebd.). Man unterscheidet Heime für ältere Menschen, Behinderte, psychisch Kranke und Schwerkranke und Sterbende. Die Zunahme der Anzahl der Heime ist besonders auf den Anstieg der Heime für ältere Menschen zurückzuführen, von denen wiederum etwa drei Viertel an Demenz erkrankt sind. Die Anzahl der Heimplätze insgesamt hat sich von 645.456 im Jahre 1999 auf 799.059 im Jahre 2007 vermehrt, wovon sich der überwiegende Anteil auf die vollstationäre Dauerpflege (ca. 88%) bezieht. Dort sind auch die stärksten Zunahmen in den letzten 10 Jahren zu verzeichnen.

Das Pflegepersonal hat sich in dem gleichen Zeitraum von 440.940 im Jahre 1999 auf 573.545 Beschäftigte im Jahre 2007 vermehrt (Zunahme um ca. 30%). Dies ist insbesondere auf einen Anstieg der Teilzeit- und geringfügig Beschäftigten zurückzuführen, während die Anzahl der Vollzeitbeschäftigten annähernd gleich geblieben ist. Der überwiegende Tätigkeitsbereich des Heimpersonals entfällt dabei auf die Pflege und Betreuung. Die soziale Betreuung und Tätigkeiten aus dem hauswirtschaftlichen und haustechnischen Bereich nehmen nur einen untergeordneten Stellenwert ein.

Ähnlich wie im ambulanten Bereich der Pflege ist auch im stationären Bereich der hohe Anteil von Teilzeitbeschäftigten und weiblichen Beschäftigten auffallend. Die Organisation der stationären Pflege erfolgt nach ähnlichen Prinzipien des SGB XI, §§ 71 und 72 wie in der ambulanten Pflege und basiert auf einer

Vielzahl von Versorgungsverträgen zwischen den Pflegekassen und den Pflegeeinrichtungen. Zusätzlich zu diesem Versorgungsvertrag muss der Heimträger einen Heimvertrag mit dem Bewohner abschließen, was durch das Heimgesetz geregelt wird. Im Heimvertrag werden die Rechte und Pflichten beider Vertragsparteien sowie das zu entrichtende Entgelt geregelt.

13.5 Entwicklungsperspektiven

Bereits mit der Einführung der Pflegeversicherung war klar, dass der dem Gesetz zugrunde gelegte Begriff der Pflegebedürftigkeit, der sich auf die Defizite bei den Alltagskompetenzen bezieht, zu eng gefasst worden war, da er die Belange von demenziell Erkrankten zu wenig berücksichtigt. Demenziell Erkrankte bedürfen einer viel stärker ausgeprägten allgemeinen Betreuung und Beaufsichtigung, als das bei der verrichtungsbezogenen Begutachtung entsprechend dem geltenden Begutachtungsrecht erfasst wird. Die Normen wurden in der Zwischenzeit teilweise überarbeitet, jedoch konnten die sozialrechtlichen Probleme des Pflegebedürftigkeitsbegriffs nicht vollständig aus dem Weg geräumt werden. Aus diesem Grunde hat das Bundesgesundheitsministerium im Jahre 2006 einen Beirat einberufen, der den Pflegebedürftigkeitsbegriff überprüfen soll. Dieser Beirat hat im Februar 2009 seinen Abschlussbericht und im Mai 2009 einen Umsetzungsbericht vorgelegt (Schaeffer et al., 2008, Windeler et al., 2008 und Wingenfeld et al. 2007). „Der Kern des Beiratsvorschlags bildet ein neues **Begutachtungsassessment**, das von Pflegewissenschaftlern der Universität Bielefeld entwickelt und in einem groß angelegten Feldversuch getestet wurde. … Das modular aufgebaute Assessment umfasst 8 Module, von denen allerdings nur die ersten sechs für die Einstufung der Pflegebedürftigkeit genutzt werden sollen:

[1] Mobilität,

[2] kognitive und kommunikative Fähigkeiten,

[3] Verhaltensweisen und psychische Problemlagen,

[4] Selbstversorgung,

[5] Umgang mit krankheits-/therapiebedingten Anforderungen und Belastungen,

[6] Gestaltung des Alltagslebens und soziale Kontakte,

[7] Außerhäusliche Aktivitäten,

[8] Haushaltsführung“ (Rothgang et al., 2009).

Die mit Hilfe des Assessment festgestellten Bedarfsgrade müssen nun angemessenen Leistungshöhen bzw. Pflegestufen zugeordnet werden, die durch eine neuerliche Pflegeversicherungsreform in die Praxis umgesetzt werden müssen. Dafür müssen jedoch vorher die finanziellen Folgen berechnet werden.

Dies steht in einem engen Zusammenhang mit den Prognosen hinsichtlich der längerfristigen Entwicklung der Pflegebedürftigkeit und der Finanzierbarkeit im Rahmen der Pflegeversicherung. So haben CDU, CSU und FDP in ihrem Koalitionsvertrag im Jahre 2009 vorgesehen, dass die Pflegeversicherung längerfristig auf ein Kapital gedecktes System umgestellt werden soll. Grundsätzlich muss davon ausgegangen werden, dass sich einerseits der Anteil der älteren Menschen und auch der Pflegebedürftigen bis zum Jahre 2050 deutlich vergrößern wird, andererseits wird das häusliche Pflegepotenzial (durch den Partner, die Kinder oder nicht-familiale Pflegepersonen) aufgrund steigender Erwerbsquoten von Frauen, mehr Einpersonenhaushalte oder kultureller Veränderungen in Bezug auf die Pflegebereitschaft abnehmen. Damit werden mehr professionelle und außerfamiliäre Pflegemöglichkeiten immer wichtiger. Das bedeutet aber auch, dass sich die Pflege stärker zu einem gesellschaftlich angesehenen, gut bezahlten Beruf entwickeln muss, um genügend Pflegekräfte rekrutieren zu können. Andererseits könnte das zu weiteren Finanzierungsproblemen führen.

13.6 Mögliche Aufgaben der Gesundheitswissenschaften im Bereich der Pflege

Da der Bereich der Pflege zukünftig eine große Bedeutung im Gesundheitssystem einnehmen wird, wie in den vorherigen Abschnitten dargestellt wurde, sind vielfältige Aufgaben zu lösen, die von Pflege- und Gesundheitswissenschaftlern und -wissenschaftlerinnen gemeinsam bearbeitet werden müssen. Dazu zählen u.a. folgende:

- Analyse der Ist-Situation in der Pflege und Abschätzung der Entwicklungen in Bezug auf zu Pflegende, Pflegepersonal, pflegende Familienangehörige etc.,
- Bedarfsanalyse in Bezug auf die Einrichtungen, deren Form und Finanzierbarkeit,
- Eruierung der Bedürfnisse von zu Pflegenden im Sinne einer Nutzerorientierung,
- Entwicklung von bedarfsgerechten, angemessenen Betreuungs- und Informationsangeboten im Bereich der Pflege bei Vermeidung einer noch stärkeren Fragmentierung der Angabote,
- Evaluierung von Effektivität und Effizienz von neuen Betreuungsangeboten,

- Unterstützung bei der Weiterentwicklung der Pflegeversicherung inkl. Abschätzung der Konsequenzen von neuen Finanzierungsmodellen auf die Bevölkerung.

☐ Zusammenfassung

- Neben der Kuration und Rehabilitation ist der Pflegesektor zu einem wichtigen Bereich der Gesundheitsversorgung geworden, der zukünftig durch die Alterung der Bevölkerung und die Zunahme der Anzahl der Pflegebedürftigen an Bedeutung gewinnen wird.
- Seit 1994 ist in Deutschland mit dem SGB IX ein System der Pflegeversicherung aufgebaut worden, das die größten Risiken für die Menschen abdecken soll. Im Gegensatz zur Krankenversicherung handelt es sich bei der Pflegeversicherung um eine „Teilkaskoversicherung".
- Jeder Bürger ist verpflichtet, sich in der sozialen oder privaten Pflegeversicherung zu versichern.
- Zur Sicherstellung der Pflege ist ein vielfältiges Netz von ambulanten und stationären Pflegeeinrichtungen aufgebaut worden. Seit 1999 hat sich die Anzahl der ambulanten und stationären Pflegeeinrichtungen deutlich erhöht. Das Pflegepersonal in diesen Einrichtungen besteht zum größten Teil aus weiblichen Teilzeit- oder geringfügig Beschäftigten.
- Um eine angemessene, längerfristige pflegerische Versorgung zu gewährleisten, ist eine weitere Pflegereform notwendig, die den Pflegebedürftigkeitsbegriff, die Sicherstellung von ausreichendem Pflegepersonal und die finanziellen Grundlagen der Pflegeversicherung aufgreift.

☐ Wichtige Schlagwörter

▶ Begutachtungsassessment ▶ Leistungsdynamisierung ▶ Pflegebedarf ▶ Pflegebedürftigkeit ▶ Pflegestützpunkt ▶ Pflegeversicherung

Wichtige Schlagwörter sind im Glossar am Buchende erklärt.

http://www.uvk-lucius.de/service

☐ Wiederholungsfragen

[1] Welche Leistungen können durch die Soziale Pflegeversicherung bezahlt werden?

[2] Wodurch ist die starke Zunahme von ambulanten und stationären Pflegeeinrichtungen bedingt?

[3] Wer hat den Sicherstellungsauftrag für die ambulanten Pflegeeinrichtungen?

[4] Welche Entwicklungen kommen zukünftig auf die Pflegeversicherung zu und wie kann sie damit umgehen?

[5] Warum sind die Definition und die Umsetzung eines neuen Pflegebedürftigkeitsbegriffes so wichtig?

Lösungshinweise finden Sie im Web-Service.

☐ Literatur

Bundesministerium für Gesundheit (BMG) (2010). Daten zur Pflegeversicherung. Berlin (download unter: http://www.bmg.bund.de)

Bundesverband der Betriebskrankenkassen (2010). BKK-Faktenspiegel, Juli: Soziale Pflegeversicherung. Essen

Gerlinger, T., Röber, M. (2009). Die Pflegeversicherung. Bern: Verlag Hans Huber

Klemperer, D. (2010). Sozialmedizin – Public Health. Lehrbuch für Gesundheits- und Sozialberufe. Bern: Verlag Hans Huber

Klie, T. (2005). Pflegeversicherung. Hannover: Vincentz-Verlag

Landtag Nordrhein-Westfalen (Hrsg.) (2005). Situation und Zukunft der Pflege in NRW. Bericht der Enquete-Kommission des Landtags von Nordrhein-Westfalen. Düsseldorf

Rothgang, H., Borchert, L., Müller, R., Unger, R. (2008). GEK-Pflegereport 2008. Medizinische Versorgung in Pflegeheimen. GEK-Edition: Schriftenreihe zur Gesundheitsanalyse, Band 66. Schwäbisch Gmünd.

Rothgang, H., Kulik, D., Müller, R., Unger, R. (2009). GEK-Pflegereport 2009. Schwerpunktthema: Regionale Unterschiede in der Pflegerischen Versorgung. GEK-Edition: Schriftenreihe zur Gesundheitsanalyse, Band 73. Schwäbisch Gmünd.

Rothgang, H., Iwansky, S., Müller, R., Sauer, S., Unger, R. (2010). Barmer GEK-Pflegereport 2010. Schwerpunktthema: Demenz und Pflege. Schriftenreihe zur Gesundheitsanalyse, Band 5. Schwäbisch Gmünd.

Schaeffer, D., Wingenfeld, K., Büscher, A., Heine, U., Ganseweid, B. (2008). Das neue Begutachtungsinstrument zur Feststellung von Pflegebedürftigkeit. Anlagenband. Studie im Rahmen des Modellprogramms nach § 8, Abs. 3, SGB XI im Auftrag der Spitzenverbände der Pflegekassen. Bielefeld: Universität, Institut für Pflegewissenschaften und Medizinischer Dienst der Krankenversicherungen Westfalen-Lippe

Simon, M. (2008). Das Gesundheitssystem in Deutschland. Eine Einführung in Struktur und Funktionsweise. Bern: Verlag Hans Huber, 2. Auflage

Simon, M. (2010). Das Gesundheitssystem in Deutschland. Eine Einführung in Struktur und Funktionsweise. Bern: Verlag Hans Huber, 3., überarbeitet und aktualisierte Auflage

Sozialgesetzbuch V und XI

Statistisches Bundesamt (Hrsg.) (2008). Pflegestatistik 2007. Pflege im Rahmen der Pflegeversicherung – Deutschlandergebnisse. Wiesbaden

Windeler, J., Görres, S., Thomas, S., Kimmel, A., Langer, I., Reif, K., Wagner, A. (2008). Maßnahmen zur Schaffung eines neuen Pflegebedürftigkeitsbegriffs und eines neuen bundesweit einheitlichen und reliablen Begutachtungsinstrumentes zur Feststellung der Pflegebedürftigkeit nach dem SGB XI. Abschlussbericht Hauptphase 2 (Oktober 2008). Bremen: Universität, Institut für Public Health und Pflegeforschung

Wingenfeld, K., Büscher, A., Schaeffer, D. (2007). Recherche und Analyse von Pflegebedürftigkeitsbegriffen und Einschätzungsinstrumentarien. Studie im Rahmen des Modellprogramms nach § 8, Abs. 3, SGB XI im Auftrag der Spitzenverbände der Pflegekassen. Bielefeld: Universität, Institut für Pflegewissenschaften

14 Zahnmedizinische Versorgung

☐ Lernziele

In diesem Kapitel erfahren Sie,

- warum die Zahnmedizin ein wichtiger Bereich der gesundheitlichen Versorgung darstellt und darum im Rahmen der Gesundheitswissenschaften berücksichtigt werden sollte,
- welche Fragestellungen und Probleme im Bereich der Mundgesundheit besonders relevant sind,
- welche Entwicklungen sich in der Zahnmedizin und in der zahnmedizinischen Versorgung abzeichnen und
- welche präventiven Ansätze in der Zahnmedizin zurzeit durchgeführt werden und welcher zukünftige Bedarf bestehen wird.

Im Rahmen der Betrachtung des Systems der gesundheitlichen Versorgung in Deutschland wird häufig die zahnmedizinische Versorgung vernachlässigt. Das ist umso erstaunlicher, da es sich um einen Sektor handelt, der von fast jedem Versicherten jährlich in Anspruch genommen wird und der einen hohen Kostenanteil der Gesetzlichen Krankenversicherung bindet. Zudem sind gerade bei der Inzidenz von **Parodontalerkrankungen** und Karies sowie bei der (präventiven) Versorgung in Deutschland in den letzten 20 Jahren große Erfolge erzielt worden. Hier kann die Gesundheitswissenschaft Unterstützung geben bei der zielgruppenorientierten Ansprache und Motivation der Bevölkerung.

14.1 Verbreitung von Erkrankungen und Störungen der Mundgesundheit

Karies und Parodontalerkrankungen inkl. der Folgen zählen weltweit zu den häufigsten Infektionskrankheiten. „Bei Kindern und Jugendlichen gelang es in Deutschland seit den 1970er-Jahren, die Kariesprävalenz durch Maßnahmen der Gruppenprophylaxe, die die Untersuchung der Mundhöhle, Erhebung des Zahnstatus, Zahnschmelzhärtung durch regelmäßige lokale Fluoridierung, Ernährungsberatung und Mundhygieneinstruktionen umfassen, um ca. 80% zu senken“ (RKI, 2009, S. 14). Die folgende Abbildung zeigt den Rückgang des mittleren Kariesbefalls in den Altersgruppen der 6- bis 7-Jährigen und der 12-Jährigen in den letzten 10 Jahren.

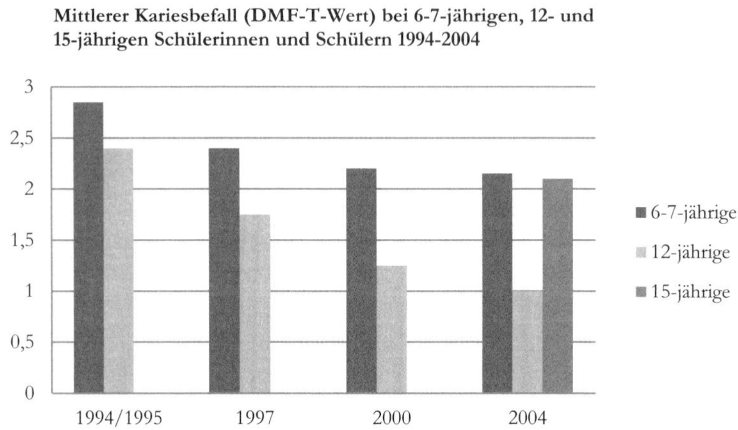

Abb. 14-1: Mittlerer Kariesbefall bei 6- bis 7-jährigen und 12- bis 15-jährigen Schülerinnen und Schülern (Quelle: RKI, 2009, S. 15)

In den einzelnen Bundesländern treten große Variationen in den Prävalenzraten mit z.B. 11% in Bremen und 36% in Mecklenburg-Vorpommern bei den 6- bis 7-Jährigen auf. Im Jahre 2005 haben deutschlandweit gut 70% der 12-Jährigen ein Gebiss ohne Karieserfahrung. Im Vergleich mit anderen europäischen Ländern steht Deutschland damit neben Großbritannien. In beiden Ländern sind nur durchschnittlich 0,7 Zähne wegen Karies erkrankt (BKK-Faktenspiegel, 2010, S. 2). Deutlich ungünstiger sieht die Situation bei den 15-jährigen Jugendlichen aus, wie die obige Abbildung für das Jahr 2004 zeigt. Das wird vom RKI damit begründet, dass im Alter von 15 Jahren alle bleibenden Zähne durchgebrochen und somit die Zahnreihen geschlossen sind, so dass mehr Zähne kariös werden können. Ein weiterer Grund bezieht sich auf die mit dem Beginn der Pubertät zunehmende Vernachlässigung der Mundhygiene (RKI, 2009, S. 16). Hinsichtlich des Zusammenhangs zwischen sozialer Lage und **Mundgesundheit** bei Kindern und Jugendlichen kann konstatiert werden, dass hier ein inverser Zusammenhang besteht, d.h. Kinder und Jugendliche mit einem niedrigen Bildungsstatus weisen ein höheres Kariesrisiko und einen höheren Sanierungsgrad auf (ebd.).

Bei der Erwachsenenpopulation hat sich in den letzten 10 Jahren die **Kariesprävalenz** nicht so stark verändert, wie die nachfolgende Abbildung für die Anteile an gesunden, fehlenden, gefüllten oder kariösen Zähne zeigt.

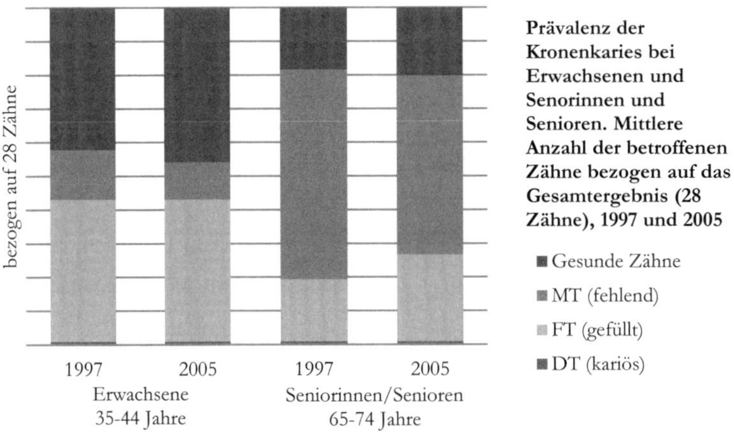

Abb. 14-2: Prävalenz von Kronenkaries bei Erwachsenen (Quelle: RKI, 2009, S. 17)

Für die Erwachsenen in beiden Altersklassen wird zu beiden Zeitpunkten ein hoher Anteil an fehlenden, gefüllten oder kariösen Zähnen deutlich. Im Alter ab 55 Jahren kommt neben der Kronenkaries der Wurzelkaries hinzu. Auch hier ist ein Zusammenhang mit der sozialen Lage zu beobachten.

Parodontalerkrankungen und ihre Schweregrade bei Erwachsenen zeigt die folgende Abbildung. Auch hier wird eine Zunahme der Beeinträchtigungen für beide Altersgruppen zwischen 1997 und 2005 ersichtlich.

Durch den oben beschriebenen Rückgang von Karies und dem damit bedingten höheren Zahnerhalt werden in allen Altersgruppen immer weniger Zähne gezogen, so dass das Risiko für Parodontalerkrankungen und ein daraus abgeleiteter Behandlungsbedarf zukünftig steigen wird.

Weitere Krankheiten der Kaumuskulatur, der Kiefergelenke und Veränderungen der Mundschleimhaut betreffen jeweils etwa unter 10% der Bevölkerung (Bauer et al., 2009).

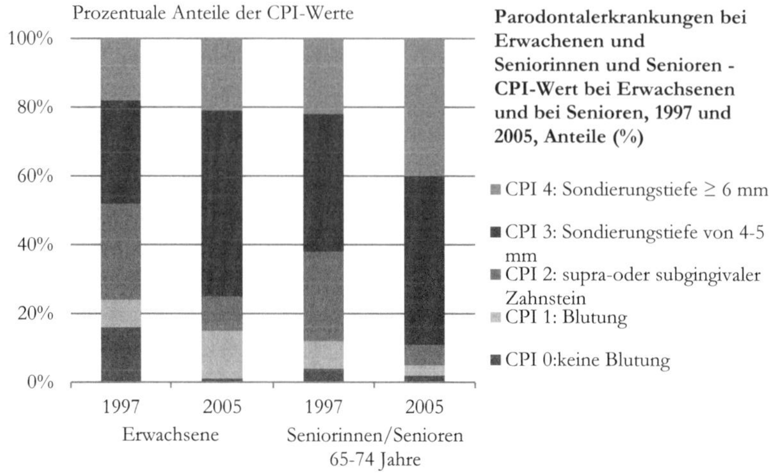

Abb. 14-3: Parodontalerkrankungen bei Erwachsenen (Quelle: RKI, 2009, S.19)

14.2 Zahnmedizinische Versorgung in Deutschland

Entsprechend den aufgezeigten Entwicklungen der Prävalenz von Zahnerkrankungen ist die Versorgung in den letzten 20 Jahren gekennzeichnet durch eine starke Leistungsverschiebung vom Zahnersatz hin zum stärkeren Erhalt der Zahngesundheit und oraler Strukturen. „Dabei wird die Zunahme bei den konservierenden Leistungen flankiert durch Steigerungen bei den Parodontalbehandlungen und den individualprophylaktischen Maßnahmen“ (ebd., S. 86).

So kann seit Mitte der 1980er Jahre ein Rückgang der Füllungen je Versicherten um etwa 20% beobachtet werden, was insbesondere auf eine Verbesserung der Mundhygiene der Patienten und der prophylaktischen Bemühungen der Zahnärzte zurückgeführt werden kann. Dabei ist auch der Austausch von intakten Amalgamfüllungen eingerechnet, so dass eigentlich der positive Trend noch höher angesetzt werden müsste.

Weiter ist eine Zunahme der Wurzelbehandlungen und Wurzelfüllungen sowie eine Abnahme der Zahnentfernungen (Extraktionen) seit diesem Zeitraum festzustellen (Bauer et al., 2009). Kieferorthopädische Behandlungen weisen im internationalen Vergleich eine hohe Behandlungsquote auf. Die Verbesserung der Mundgesundheit wird auch an rückläufigen Leistungen in der **Prothetik** deutlich. „So haben die Brückenversorgungen je Versicherten um 56%, die

Versorgung eines Lückengebisses mit partiellen Prothesen um 18% sowie die Totalprothesen um 29% abgenommen. Lediglich die Einzelkronen haben um 8% zugenommen“ (Bauer et al., 2009, S. 130). Insgesamt hat die Implantologie im Sinne der Erweiterung des Therapiespektrums in den letzten Jahren an Bedeutung gewonnen.

Die zahnmedizinische Versorgung wird in Deutschland durch ca. 46.000 zahnärztliche Praxen bzw. knapp 58.000 Zahnärzte im Jahre 2008 (s. Abbildung unten) durchgeführt. Damit versorgt ein behandelnd tätiger Arzt im Jahre 2007 1.247 Einwohner oder durchschnittlich 80 Zahnärzte stehen für 100.000 Einwohner zur zahnmedizinischen Versorgung der Bevölkerung zur Verfügung (Bauer et al., 2009, S. 181). Damit weist Deutschland im internationalen Vergleich eine sehr hohe Zahnarztdichte auf. Die Zahnarztdichte ist in den neuen Ländern höher als in den alten. Ähnlich wie in der allgemeinen Medizin entwickelt sich auch die Zahnmedizin zu einem Frauenberuf.

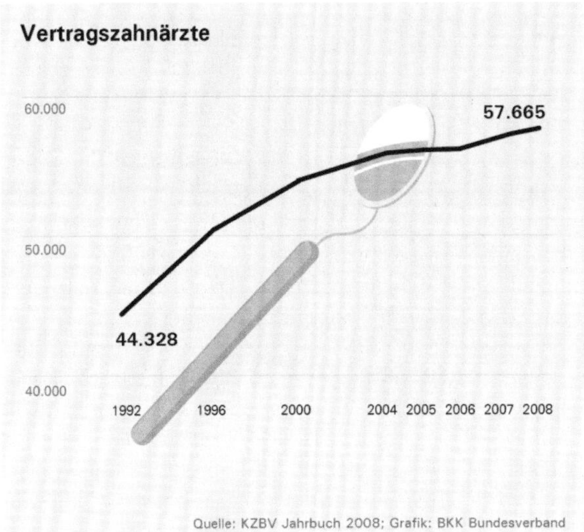

Abb. 14-4: Vertragszahnärzte in Deutschland (Quelle: BKK-Faktenspiegel, März 2010, S. 2)

Die Einzelpraxis stellt die dominante Niederlassungsform dar. Gerade in den letzten Jahren haben Praxisgemeinschaften an Bedeutung gewonnen. Den niedergelassenen Zahnärzten stehen im Jahre 2006 7.136 zahntechnische Gewerbelabore oder 66.000 Zahntechniker zur Verfügung, d.h. pro Labor sind etwa 8,3 Zahntechniker im Durchschnitt beschäftigt.

14.3 Finanzierung der zahnärztlichen Versorgung

Im Jahre 2009 wurden insgesamt 11,25 Mrd. Euro für die zahnärztliche Versorgung und für Zahnersatz von der GKV ausgegeben. Im Vergleich zu den Ausgaben für Krankenhausbehandlungen, Arzneimittel und ärztliche Behandlungen macht das einen kleineren Teil der gesamten Leistungsausgaben aus. Das hängt damit zusammen, dass seit einigen Jahren der Versicherte zu hohen Zuzahlungen für Zahnersatz verpflichtet ist.

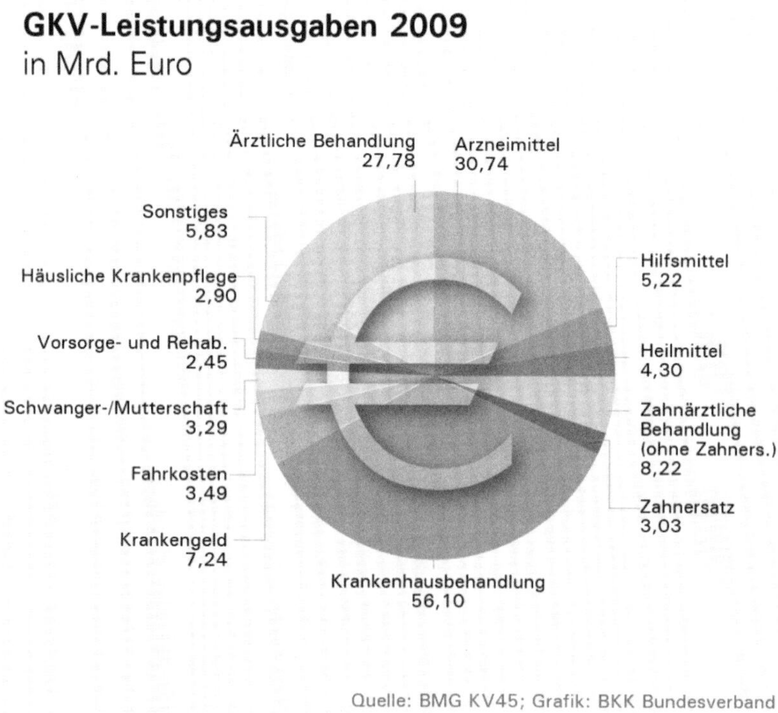

Abb. 14-5: GKV-Leistungsausgaben 2009 (Quelle: BKK-Faktenspiegel, März 2010, S. 1)

Im Vergleich mit anderen westlichen Ländern liegt Deutschland an der Spitze bei den Gesundheitsausgaben für die zahnmedizinische Versorgung, wenn man den Anteil der zahnmedizinischen Leistungen an den gesamten Gesundheitsausgaben berücksichtigt, obwohl seit 1980 die Ausgaben deutlich zurückgegangen sind (Bauer et al., 2009, S. 218f).

Im Vergleich mit der ärztlichen Behandlung ist die zahnärztliche etwa halb so hoch und hat in den letzten 10 Jahren nicht so stark zugenommen wie erstere (siehe unten stehende Abb.). Auch hier ist zu berücksichtigen, dass die Selbstbeteiligung durch die Versicherten in diesem Zeitraum stark zugenommen hat und dass Festzuschüsse für Zahnersatz eingeführt worden sind.

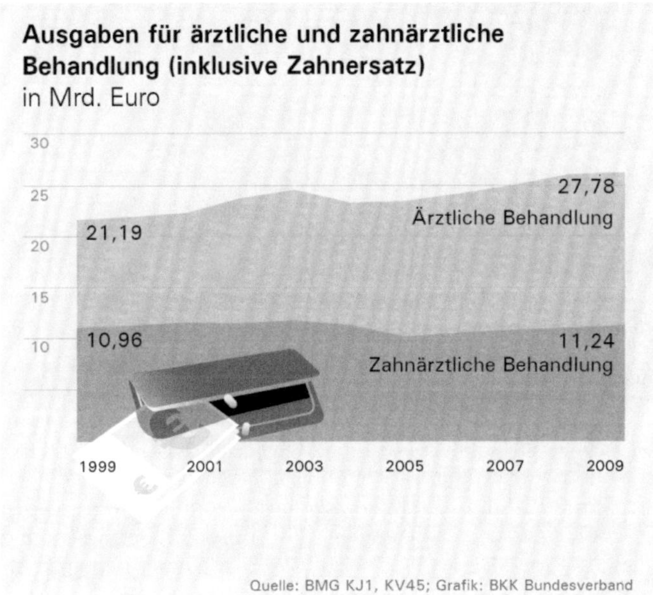

Abb. 14-6: Ausgaben für die ärztliche und zahnärztliche Behandlung in Deutschland (Quelle: BKK-Faktenspiegel, März 2010, S. 1)

Differenziert man die Kosten für die zahnärztliche Behandlung nach den verschiedenen zahnmedizinischen Teilsektoren, so wird deutlich, dass der größte Teil der Ausgaben die zahnmedizinische Behandlung und damit den Zahnerhalt betrifft, gefolgt von Zahnersatz und kiefernorthopädischen Behandlungen (siehe Abb. unten).

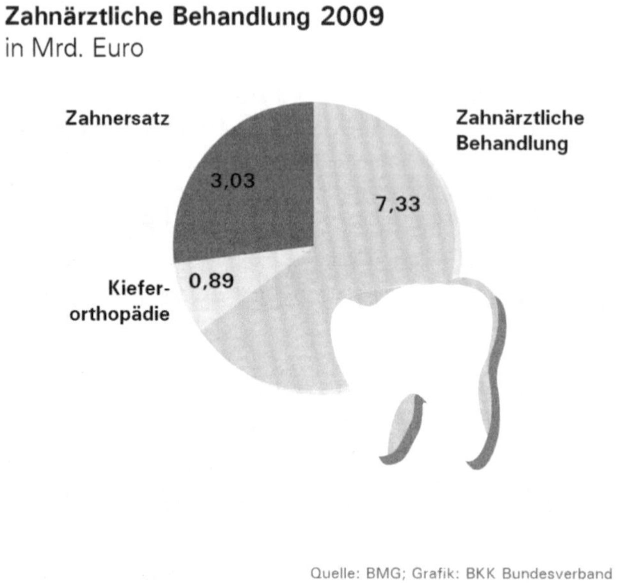

Abb. 14-7: Zahnärztliche Behandlung 2009 (Quelle: BKK-Faktenspiegel, März 2010, S. 2)

Die zahnärztliche Behandlung umfasst die Individualprophylaxe, Parodontosebehandlung und konservierend chirurgische Behandlungen. Hier gab es seit 2004 einen Anstieg um 0,7 Mrd. Euro. Beim Zahnersatz konnten die Ausgaben aufgrund der Festzuschüsse begrenzt werden. Für Brücken, Prothesen und Implantate gab die GKV im Jahre 2004 3,7 Mrd. Euro aus. Dieser Betrag ist bis 2009 auf 3,0 Mrd. Euro gesunken (BKK-Faktenspiegel, März 2010, S. 2).

14.4 Präventive Ansätze zur Verbesserung und zum Erhalt der Mundgesundheit

Wie bereits aus den Entwicklungen zu den Prävalenzen von Erkrankungen und Störungen der Mundgesundheit ablesbar war, lassen sich orale Erkrankungen gut und einfach präventiv beeinflussen. An erster Stelle stehen dabei Fluoridierungsmaßnahmen, die die Benutzung fluoridhaltiger Zahnpasten, Fluoridierung des Trinkwassers oder des Speisesalzes umfassen können. Durch Fluoride wird die Remineralisierung des Zahnschmelzes unterstützt, so dass es zu einer Reduktion von Karies kommt.

http://www.uvk-lucius.de/service

Eine weitere effektive Präventionsmaßnahme, die bereits im Kindesalter durchgeführt und von der GKV bezahlt wird, betrifft die Gruppen- und Individualprophylaxe. Im Rahmen der Gruppenprophylaxe werden Untersuchungen zur Entdeckung von Zahnproblemen bei Kindern und Jugendlichen in Kindergärten und Schulen vom **Öffentlichen Gesundheitsdienst** (Schulzahnärzte), den gesetzlichen Krankenkassen, den Kommunen und niedergelassenen Zahnärzten durchgeführt. „Nach § 21 SGB V besteht ein gesetzlicher Auftrag, flächendeckend Maßnahmen zur Verbesserung der Mundgesundheit und zur Verhütung von Zahn-, Mund- und Kiefernkrankheiten bei Kindern bis zwölf Jahren durchzuführen. In Schulen und Behinderteneinrichtungen, in denen das durchschnittliche Kariesrisiko der Schüler überproportional hoch ist, werden die Maßnahmen bis zum 16. Lebensjahr durchgeführt. … Der Gesetzgeber führte 1999 außerdem die „**Zahnärztlichen Früherkennungsuntersuchungen**“ (§ 26 Abs. 1 SGB V) für Kinder bis zur Vollendung des 6. Lebensjahres ein. Zu den Früherkennungsuntersuchungen auf Zahn-, Mund- und Kieferkrankheiten gehören insbesondere die Inspektion der Mundhöhle, die Einschätzung oder Bestimmung des Kariesrisikos, die Ernährungs- und Mundhygieneberatung sowie Maßnahmen zur Schmelzhärtung der Zähne und zur Keimsenkung“ (Individualprophylaxe) (RKI, 2009, S. 35).

Diese Maßnahmen der Kariesprävention sollen möglichst mit Präventionsmaßnahmen zur Ernährung kombiniert werden, die insbesondere auf die Reduzierung der Stärke- und Zuckeraufnahme abzielen. Besonders gesüßter Tee, Softdrinks und Süßigkeiten enthalten viel Zucker und sollen durch Obst, Gemüse oder durch zahnfreundliche Süßigkeiten ersetzt werden.

Eine weitere präventive Maßnahme, die bei Kindern eingesetzt wird, stellt die Fissurenversiegelungen dar. Dafür werden nach dem Durchbruch der endgültigen Zähne die noch kariesfreien Fissuren mit einem dünn fließenden Kompositmaterial (Kunststoff) versiegelt. Der Nutzen dieser Maßnahme im Sinne einer Reduzierung der Kariesanfälligkeit wurde in verschiedenen Studien nachgewiesen (RKI, 2009, S. 32).

Die hier beschriebenen Präventionsmaßnahmen zeigen trotz ihres hohen Erfolges, dass häufig noch Unterschiede in der Akzeptanz und Inanspruchnahme aufgrund der sozialen Lage bestehen, d. h. dass zukünftig verstärkt Angebote für bildungsferne Bevölkerungsgruppen mit Migrationshintergrund entwickelt und eingesetzt werden müssen. Dabei können Gesundheitswissenschaftler behilflich sein.

14.5 Entwicklungsperspektiven

Obwohl in der zahnmedizinischen Prävention und Behandlung in den letzten Jahren große Erfolge erzielt worden sind und damit die Anzahl der eigenen Zähne erhöht werden konnte, können gerade bei älteren Menschen zukünftig Parodontitis und Wurzelkaries vermehrt auftreten. Dies ist dadurch begründet, dass immer mehr Zähne in der Mundhöhle verbleiben und diese somit Entzündungsrisiken ausgesetzt sind. Auf der anderen Seite wird die Anzahl der Totalprothesenträger unter den älteren Menschen abnehmen bzw. der Schritt zu Zahnlosigkeit in einem höheren Alter als bisher erfolgen. Hier wird es notwendig werden, zukünftig spezielle Behandlungsangebote für Hochbetagte zu entwickeln und stärker eine zugehende Betreuung im Alten- oder Pflegeheim anzubieten. Dafür ist auch eine stärkere Kooperation mit Ärzten, die die allgemeinmedizinische Betreuung in einem Altenheim vornehmen, notwendig.

Zudem wird es wichtig sein, den Weg von der kurativen zur präventiven Zahnheilkunde weiter auszubauen, um eine bessere Vorsorgeorientierung zu gewährleisten.

Eine andere Entwicklungsperspektive betrifft die technischen Möglichkeiten der Zahnbehandlungen. So haben implantologische Maßnahmen bereits in der jüngsten Vergangenheit an Bedeutung zugenommen. Dies wird sich weiter verstärken. Im Sinne einer Qualitätssicherung müssen hier im Vorfeld einer Implantierung stärker die Risiken und Komplikationen abgeschätzt und in die Behandlung einbezogen werden. Im Bereich der Implantologie sind zudem mehr Studien zur Überlebenswahrscheinlichkeit, zu Komplikationen und zur Lebensqualität durchzuführen, um zuverlässige Aussagen zur Qualität der Versorgung machen zu können. Ebenso fehlen Studien zur Qualität und Effektivität der kieferorthopädischen Behandlung. Mit Bauer et al. (2009) kann man zusammenfassend formulieren: „Maßnahmen zur Qualitätssicherung werden zunehmend wichtiger, um vorhandene Mängel in der Prozess- und Ergebnisqualität zu beheben. Dies gilt nicht nur im Hinblick auf die Umsetzung von Maßnahmen zur Verbesserung eines (praxis-) internen Qualitätsmanagements, sondern insbesondere auch im Hinblick auf Instrumente der vergleichenden externen Qualitätssicherung" (Bauer et al., 2009, S. 246). Mit Ausnahme der medizintechnischen Entwicklungen können Gesundheitswissenschaftler bei der Lösung der formulierten zukünftigen Aufgaben unterstützend wirken.

http://www.uvk-lucius.de/service

☐ Zusammenfassung

- Die Mundgesundheit hat sich in Deutschland in den letzten Jahren deutlich verbessert, was durch einen Kariesrückgang und eine Verminderung des Zahnverlustes deutlich wird.
- Für die Verbesserung der Mundgesundheit sind ebenfalls die präventiven Anstrengungen, wie die Anwendung von Fluoridpräparaten, die Individual- und Gruppenprophylaxe, Fissurenversiegelung und Ernährungsberatung, relevant.
- Zukünftig wird sich das zahnmedizinische Behandlungsspektrum auf Therapieformen für ältere Menschen verschieben, da ihre speziellen Mundgesundheitsprobleme mit einem hohen Betreuungsaufwand anteilsmäßig zunehmen werden.

☐ Wichtige Schlagwörter

▶ Kariesprävalenz ▶ Mundgesundheit ▶ Öffentlicher Gesundheitsdienst ▶ Parodontalerkrankungen ▶ Prothetik ▶ Zahnärztliche Früherkennungsuntersuchungen

🕮 Wichtige Schlagwörter sind im Glossar am Buchende erklärt.

☐ Wiederholungsfragen

[1] Wie hat sich die Prävalenz von Erkrankungen der Mundgesundheit bei Kindern und Jugendlichen in den letzten 10 Jahren entwickelt?

[2] Welche präventiven Maßnahmen zur Erhaltung der Mundgesundheit werden in Deutschland hauptsächlich durchgeführt?

[3] Mit welchen Maßnahmen versucht man in Deutschland, die Kostensteigerungen bei der Zahnmedizin einzudämmen?

[4] Welche Entwicklungen müssen in der Zahnmedizin in den kommenden Jahren bewältigt werden und wie will man das machen?

Lösungshinweise finden Sie im Web-Service.

☐ Literatur

Bauer, J., Neumann, T., Saekel, R. (2009). Zahnmedizinische Versorgung in Deutschland. Mundgesundheit und Versorgungsqualität – eine kritische Bestandsaufnahme. Bern: Verlag Hans Huber

BKK-Faktenspiegel (März 2010). Schwerpunktthema ärztliche und zahnärztliche Versorgung. Essen

Informationsdienst des Instituts der deutschen Zahnärzte (2010). IDZ-Informationen, Nr. 1 und 2, Köln

RKI (Robert Koch Institut) (Hrsg.) (2009). Mundgesundheit. Gesundheitsberichterstattung des Bundes, Heft 47, Berlin

15 Arzneimittelversorgung

☐ Lernziele

In diesem Kapitel erfahren Sie,

- warum die Arzneimittelversorgung ein wichtiges Thema im Rahmen der Gesundheitswissenschaften ist,
- welche gesetzlichen Regelungen für den Arzneimittelsektor bindend sind,
- welche zukünftigen Entwicklungen sich abzeichnen und
- wie die Probleme durch die Gesundheitspolitik gelöst werden.

Die Versorgung mit Arzneimitteln stellt ein wichtiges Thema im Rahmen der Gesundheitsversorgung dar, da immer wieder Fragen der Effektivität, Qualität und Sicherheit von Arzneimitteln, der Kosten und der Erstattungsfähigkeit durch die GKV gestellt werden. Seit einigen Jahren haben die Ausgaben für Arzneimittel die Ausgaben für die ambulante Versorgung überholt und stehen damit an zweiter Stelle des Ausgabenspektrums hinter den Ausgaben für die stationäre Versorgung, wie die Abbildung 14-5 für 2009 verdeutlicht und die folgende Abbildung in der Entwicklung von 1998 bis 2008 zeigt.

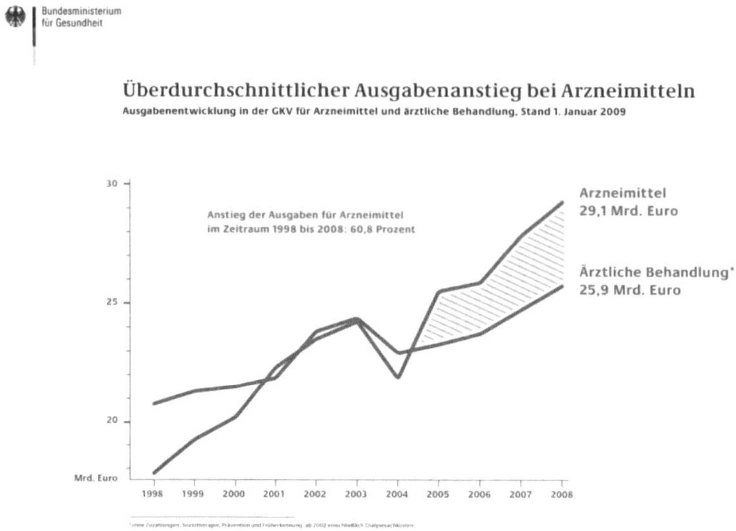

Abb. 15-1: Ausgabenanstieg bei Arzneimitteln von 1998–2008. (Quelle: BMG, 2010)

Ende 2009 betrugen die Arzneimittelausgaben bereits gut 31 Mrd. Euro. Dieser Ausgabenanstieg macht die Bedeutung und die politische Handlungsnotwendigkeit in diesem Bereich sichtbar.

15.1 Rahmenbedingungen der Arzneimittelversorgung

Was unter einem Arzneimittel zu verstehen ist, wird in dem **Arzneimittelgesetz (AMG)** geregelt. Danach sind Arzneimittel Stoffe und Zubereitungen, die als Mittel zur Heilung oder Verhütung von Krankheiten, für ärztliche Diagnosen sowie zur Erkennung, Wiederherstellung, Besserung oder Beeinflussung von Körperfunktionen eingesetzt werden (AMG, § 2 Abs. 1). Neben den therapeutischen Zwecken haben Arzneimittel danach also auch den Zweck der Diagnosestellung. Grundsätzlich werden folgende Arzneimittelarten unterschieden:

- **Freiverkäufliche Arzneimittel** = over the counter (OTC)-Arzneimittel – Freigabe auch in Drogerien und Lebensmittelgeschäften,
- **Apothekenpflichtige Arzneimittel** – Verkauf nur in Apotheken keine ärztliche Verordnung (Rezept) erforderlich,

- **Verschreibungspflichtige Arzneimittel** – Abgabe nur in Apotheken nach ärztlicher Verordnung,
- **Betäubungsmittel** – Festlegung der Abgabe und der Dokumentation im Betäubungsmittelgesetz (strenge Auflagen).

Für die Arzneimittelversorgung in Deutschland sind neben dem AMG weitere Rechtsvorschriften relevant, die in der folgenden Tabelle zusammengefasst sind.

Rechtsvorschrift (Abkürzung)	Regelung/Festlegung von
Arzneimittelgesetz (AMG)	Herstellung, Zulassung, Abgabe, staatliche Überwachung
Arzneimittelpreisverordnung (AMPreisV)	Preisaufschläge für pharmazeutische Großhändler und Apotheken
Apothekengesetz (ApoG)	Erlaubnis für die Apotheke
Apothekenbetriebsordnung (ApoBetrO)	Anforderung an die Apotheke
Sozialgesetzgebung Buch V (SGB V)	Leistungsansprüche der gesetzlich Versicherten (GKV-Versicherte), Aufgaben der gemeinsamen Selbstverwaltung, Rahmenbedingungen zur Arzneimittelversorgung

Tab. 15-1: Relevante Rechtsvorschriften für die Arzneimittelversorgung in Deutschland (Quelle: Redaelli et al., 2006, S. 176)

Alle in den Verkehr zu bringenden Fertigarzneimittel müssen seit 1978 nach § 21 des AMG in Deutschland zugelassen werden, um die Arzneimittelsicherheit zu gewährleisten. Das Verfahren zur Zulassung ist ebenfalls im AMG geregelt (§§ 22 ff.).

„Das System der Arzneimittelversorgung ist geprägt durch folgende Merkmale:

- Eine staatliche Regulierung und staatliche Überwachung,
- Die Leistungserbringung (Produktion, Vertrieb und Abgabe) durch private Unternehmen,
- Ein Monopol der Arzneimittelabgabe durch Apotheken,
- Die staatliche Regulierung der Preisbildung,
- Einen Leistungsanspruch der GKV-Versicherten und
- Die Vereinbarung von Rahmensetzungen durch die gemeinsame Selbstverwaltung."

(Simon, 2008, S. 225 bzw. 2010, S. 235)

Knapp 1.000 Unternehmen mit knapp 120.000 Beschäftigten sind in Deutschland in der pharmazeutischen Industrie tätig. Den Vertrieb der Arzneimittel an die Apotheken übernimmt der Großhandel, der wiederum aus 16 Unternehmen mit ca. 100 Niederlassungen besteht. Endverbraucher erhalten ihr Arzneimittel aus öffentlichen oder Krankenhausapotheken. Im Jahre 2009 gab es 21.548 Apotheken (ABDA, 2010), davon waren 3.224 Filialapotheken. In den öffentlichen Apotheken arbeiteten im Jahre 2009 48.002 Apotheker, wovon 69,3% weiblich waren, 53.734 Pharmazeutisch-technische Assistenten und 35.769 Helfer, so dass insgesamt knapp 150.000 Arbeitsplätze in öffentlichen Apotheken zur Verfügung standen (ebd.). Im Jahre 2009 haben gegenüber dem Vorjahr 352 Apotheken geschlossen und 298 neu eröffnet (ebd.). Ein wesentlicher Grund für den Rückgang von Apotheken ist in dem intensiven, in den letzten Jahren durch gesetzliche Vorgaben (**Rabattverträge**, Freigabe der Preisbildung für Arzneimittel der Selbstmedikation) zunehmenden Konkurrenzkampf zwischen den einzelnen Apotheken zu sehen.

15.2 Umfang und Art von Arzneimittelverordnungen

Im Jahre 2009 gab es etwa 54.000 verkehrsfähige und registrierte Arzneimittel in Deutschland; davon war der größere Teil verschreibungspflichtig und gut ein Drittel apothekenpflichtig.

Nach Simon gab es im Jahre 2007 ca. 580 Mio. Arzneimittelverordnungen (Simon, 2010, S. 243). Bei einer Umrechnung auf ca. 70 Mio. Versicherte bedeutet das, dass knapp 8 Verordnungen pro Jahr und pro Versichertem ausgestellt werden. Die Ergebnisse des Bundesgesundheitssurvey von 1998 zeigen, dass über 70% der 18- bis 79-Jährigen mindestens eine Arzneimittelanwendung in den letzten 7 Tagen vor der Befragung im Rahmen des Survey angeben; bezogen auf die letzten 12 Monate sind es gut 90%, die regelmäßig Medikamente einnehmen (RKI, 2003, S. 14), wobei Frauen deutlich höhere Raten als Männer im Arzneimittelgebrauch aufweisen. Dabei ist zu bedenken, dass der größte Teil des Arzneimittelgebrauchs (ca. 80%) auf im Verhältnis wenige schwer oder chronisch kranke Menschen (unter 20%) entfällt, die häufig sehr viele verschiedene Medikamente gleichzeitig einnehmen müssen.

Entsprechend den Angaben im Arzneimittelverordnungsreport von 2009 sind die zehn verordnungsstärksten Arzneimittelgruppen in der folgenden Tabelle dargestellt.

Arzneimittelgruppe	Anzahl Verordnungen in Mio.	Umsatz in Euro in Mio.	Defined daily dosis (DDD) in Mio.
[1] Angiotensinhemmstoffe	46,2	1.888,6	6.178,0
[2] Antibiotika	39,1	753,4	353,3
[3] Antiphlogistika/ Antirheumatika	37,4	607,1	1.011,0
[4] Analgetika	35,4	1.398,4	571,9
[5] Betarezeptorenblocker	35,0	691,3	2.147,1
[6] Antidiabetika	29,5	1.690,6	1.955,4
[7] Psycholeptika	25,4	1.103,3	582,5
[8] Ulkustherapeutika	25,3	1.138,7	1.798,8
[9] Antiasthmatika	24,3	1.458,0	1.210,8
[10] Diuretika	20,7	399,0	1.916,3

Tab. 15-2: Die verordnungsstärksten Arzneimittelgruppen 2008. (Quelle: Schwabe/Paffrath, 2009, S. 6)

Die Tabelle macht deutlich, dass sich die Arzneimittelverordnungen auf verhältnismäßig wenige Arzneimittelgruppen begrenzen, die im Wesentlichen die Krankheitsgruppen der Herz-/Kreislaufkrankheiten, Schmerzen, Stoffwechselkrankheiten inkl. Diabetes, Magen-Darm-Krankheiten und rheumatische Erkrankungen umfassen. Sowohl die Arzneimittelverordnungen als auch der Verbrauch sind von Alter und Geschlecht abhängig. Erwartungsgemäß sind die Verordnungen und der Verbrauch im höheren Alter höher als im Kindesalter und bei Frauen höher als bei Männern (RKI, 2003). Generell kann konstatiert werden, dass sich die hohen Arzneimittelverordnungen und –kosten auf wenige Patienten konzentrieren (Glaeske et al., 2010).

Neben den Verordnungen von Arzneimitteln spielt mittlerweile die Selbstmedikation eine große Rolle im Rahmen des Arzneimittelverbrauchs, da viele Arzneimittel nicht verschreibungspflichtig und frei erhältlich sind. Im Jahre 2005 betrug der Umsatz an diesen Arzneimitteln 5,4 Mrd. Euro oder knapp 17% des Gesamtumsatzes an Arzneimitteln in öffentlichen Apotheken von 32,4 Mrd. Euro (berechnet nach Simon, 2008, S. 233). Die relativ starke Bedeutung der Selbstmedikation hat in den letzten Jahren durch die Erhöhung der Zuzahlungen, so dass Patienten vermehrt auf preiswertere, rezeptfreie Medikamente zurückgreifen, den Ausschluss von Bagatellarzneimitteln bzw. nicht verschreibungspflichtigen Arzneimitteln aus der Erstattungspflicht durch die GKV und das gestiegene Gesundheitsbewusstsein in Bezug auf alternative Heilmethoden noch zugenommen.

15.3 Ausgaben und Kosten für Arzneimittel

Wie bereits zu Beginn dieses Kapitels erwähnt wurde, haben sich die Gesamtausgaben für Arzneimittel von 2,16 Mrd. Euro im Jahre 1970 auf über 30 Mrd. Euro im Jahre 2009 erhöht. Das entspricht einem Zuwachs von ca. 1.500% oder einer Verfünfzehnfachung in 40 Jahren.

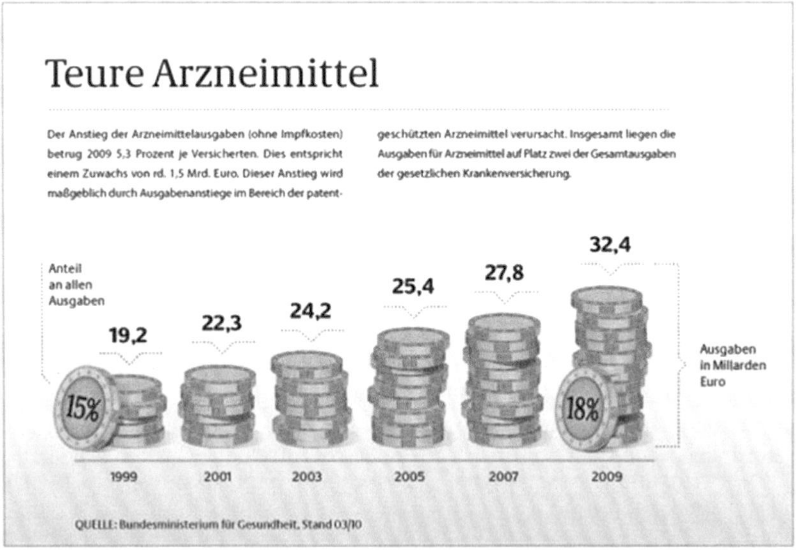

Abb. 15-2: Anstieg der Arzneimittelausgaben 1999–2009 (Quelle: BMG, 2010)

Im Vergleich mit den anderen Leistungsarten im Gesundheitswesen können seit einigen Jahren bei den Arzneimittelausgaben überdurchschnittliche Zuwachsraten festgestellt werden, so dass sie seit dem Jahre 2005 nach den Ausgaben für die Krankenhausbehandlung an zweiter Stelle der GKV-Leistungsausgaben stehen (siehe Abb. 10-1). Besonders stark fällt der Ausgabenanstieg im Bereich der patentgeschützten Arzneimittel aus. An diesen verdienen die Arzneimittelhersteller auch am meisten. Um hier Begrenzungen vorzunehmen, sind im Jahre 2004 mit dem GKV-Modernisierungsgesetz Maßnahmen zu Ausgabeneinsparungen, wie die Herausnahme der Erstattungspflicht von nicht verschreibungspflichtigen Medikamenten aus dem GKV-Leistungskatalog, die Erhöhung des Herstellerrabatts für die Krankenkassen und die Anhebung der Zuzahlungen durch Versicherte, eingeführt worden (siehe Kap. 15.4), deren Wirkung jedoch nur von kurzer Dauer war. Generell kann man konstatieren, dass Einsparungen im Arzneimittelsektor vor allem durch eine Verlagerung der Kosten zu Lasten der Versicherten realisiert worden sind. So muss seit 2004 der Versicherte für jedes verordnete Medikament 10% des Abgabepreises zuzahlen, mindestens aber 5 Euro und höchstens 10 Euro, jedoch nicht mehr als den Abgabepreis.

Betrachtet man die Verteilung der Arzneimittelausgaben auf die beteiligten Institutionen, fällt auf, dass etwa zwei Drittel des Umsatzes an die Arzneimittelhersteller geht, 16% durch die Mehrwertsteuer an den Staat, 15,5% an die Apotheken und 4% an den Großhandel, wie die folgende Abbildung zeigt.

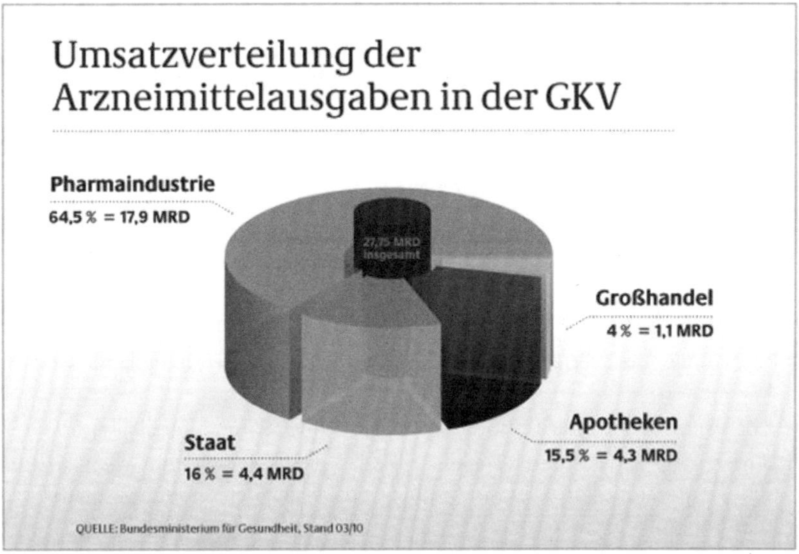

Abb. 15-3: Umsatzverteilung der Arzneimittelausgaben in der GKV (Quelle: BMG, 2010)

Nach Simon sind die Ausweitungen in den Arzneimittelausgaben in den letzten Jahren nicht auf Mengenausweitungen (Erhöhung der Anzahl der Verordnungen und Tagesdosen), sondern auf die Verordnung teurerer Medikamente zurückzuführen (Simon, 2008, S. 234). Hierbei spielen besonders die **Analogpräparate** eine wichtige Rolle. Es handelt sich dabei um Medikamente, die ausgehend von bereits bekannten Arzneimitteln durch geringfügige Veränderung der

Zusammensetzung unter einem neuen Namen zu einem höheren Preis als neues Medikament auf den Markt gebracht werden. Häufig haben solche Medikamente keinen therapeutischen Vorteil gegenüber dem Vorläufermedikament und werden deshalb oft als „Scheininnovation“ bezeichnet.

Im internationalen Vergleich liegt Deutschland bei dem Arzneimittelverbrauch im durchschnittlichen Bereich, bei den Ausgaben jedoch im oberen.

15.4 Regulierungen und Entwicklungen im Arzneimittelsektor

Um den beständigen Ausgabenanstieg im Arzneimittelsektor zu begrenzen, nimmt der Staat Einfluss auf die Gestaltung der Preise und die Verordnungsfähigkeit von Medikamenten. Diese Regulierungen sind sehr zahlreich, komplex und teilweise schwer verständlich und widersprüchlich. Nach dem Gutachten des Sachverständigenrates Gesundheit von 2001 bestehen folgende Handlungsmöglichkeiten (SVR-Gesundheit, 2001, zit. nach Redaelli et al., 2006, S. 186):

- „Allgemeine Positiv- und Negativlisten,
- Positiv-Listen einzelner Krankenkassen,
- Zentrale Preisfixierung, Preisverhandlung oder Ausschreibung durch den Staat,
- Staatliche Gewinnkontrolle der Unternehmen,
- Dezentrale Preisverhandlungen der Hersteller mit den Krankenkassen im Wettbewerb,
- Förderung preiswerter Importarzneimittel sowie Re- und Parallelimporte,
- Ausweitung der Festbetragsregelung auch auf patengeschützte Medikamente, d.h. Festsetzung von Erstattungsobergrenzen auf der Grundlage pharmakoökonomischer Studien,
- Senkung der Festbeträge,
- Senkung der Mehrwertsteuer,
- Erhöhung und/oder Änderung der Selbstbeteiligung der Patienten, z.B. durch Übergang zu einer indikationsspezifischen oder prozentualen Selbstbeteiligung“

Damit sind im Wesentlichen Handlungsoptionen angesprochen, die den Leistungskatalog der GKV, den Herstellerabgabepreis und Erstattungsregelungen für die Versicherten tangieren. Andere Möglichkeiten beziehen sich auf Änderungen der Arzneimittelpreisverordnungen, Aufhebung der Preisbindung, Lockerung des Mehr- und Fremdbesitzverbotes von Apotheken, Erleichterung der **Aut-Idem-Abgabe** oder Zulassung von Versandhandel werden ebenfalls im politischen Raum diskutiert. Nach Redaelli und anderen sind die Negativliste, die Festbetragsregelung, die Aut-Idem-Regelung, die Einführung von Richtgrößen und die Wirtschaftlichkeitsprüfungen sowie die Zulassung von Versandhandel bereits eingeführt worden (Redaelli et al., 2006, S. 187). So werden Arzneimittel bei Erkältungskrankheiten, grippalen Infekten, Mund- und Rachentherapeutika, Abführmittel und Arzneimittel gegen Reisekrankheit nicht mehr durch die GKV erstattet und können somit als Bestandteile einer Negativliste gewertet werden. Die Aut-Idem-Regelung existiert seit 2002 und verpflichtet die Apotheker, die Arzneimittelausgabe wirtschaftlich zu gestalten, d.h. bei Abgabe eines Arzneimittels bei gleicher Wirkstoffangabe das preisgünstigere Medikament an den Patienten/Versicherten zu geben. Mit dem Arzneimittelbudget-Ablösungsgesetz aus dem Jahre 2002 wurde neu geregelt, dass für jede einzelne Arztpraxis Richtgrößen von der KV ermittelt werden, die sich an den arztgruppenspezifischen Werten orientiert. Werden diese Richtgrößen überschritten, werden Auffälligkeitsprüfungen durchgeführt und es tritt ggf. ein Regress ein und die Praxis muss die Mehrausgaben erstatten. Es gibt aber viele Ausnahmeregelungen, die z.B. Besonderheiten in der Praxisklientel, einen hohen Rentneranteil oder Praxisspezialisierungen betreffen. Ein weiterer Diskussionspunkt in Bezug auf die Steuerung der Arzneimittelversorgung stellt die **„vierte Hürde“** dar. Damit ist gemeint, dass das bisherige Zulassungsverfahren, das sich auf die Qualität, Wirksamkeit und Unbedenklichkeit eines Medikamentes bezieht, um den Nachweis der Wirtschaftlichkeit erweitert werden sollte. Eine pharmakoökonomische Bewertung neuer Arzneimittel soll also die Erstattungsfähigkeit aus dem Leistungskatalog der GKV bestimmen. Eine solche Prüfung setzt aber die Durchführung von neutralen, nicht Interessen geleiteten Studien voraus, die durch herstellerunabhängige Wissenschaftler beurteilt werden. Dies war in Deutschland durch das **Institut für Qualität und Wirtschaftlichkeit im Gesundheitswesen** (IQWiG) geplant, ist aber durch Interventionen der Pharma-Industrie geändert worden.

Ein immer wieder diskutierter Aspekt zur Steuerung des Arzneimittelmarktes stellt die Höhe des Mehrwertsteuersatzes auf Arzneimittel dar. In Deutschland liegt der Mehrwertsteuersatz für Medikamente zurzeit bei 16%, gewünscht wird aber eine Absenkung auf den reduzierten Steuersatz von 7%, wie es in den meisten anderen Ländern der EU der Fall ist. Das würde die GKV und damit besonders die Versicherten entlasten, aber den Staat durch sinkende Steuereinnahmen belasten.

15.5 Arzneimittelrisiken

Um Arzneimittelrisiken zu vermeiden, muss für ein Medikament bei der Zulassung gegenüber der Arzneimittelzulassungsbehörde die Qualität, Wirksamkeit und Unbedenklichkeit durch klinische Studien nachgewiesen werden, wobei die Überprüfung der Wirksamkeit am Patienten späteren Studien vorbehalten bleibt. „Das Wissen um die Sicherheit von Arzneimitteln ist zum Zeitpunkt der Zulassung (also) unvollständig. … Unerwünschte Arzneimittelwirkungen (UAW) … fallen erst bei der Behandlung größerer Patientenzahlen auf" (Klemperer, 2010, S. 299). Um diese Unvollständigkeit auszuräumen, sieht das Arzneimittelgesetz (AMG) in den §§ 62 und 63 vor, dass eine Beobachtung, Sammlung und Auswertung der Arzneimittelrisiken vorgenommen wird. Im Allgemeinen geschieht dies durch Meldungen der Ärzte. Das extra eingerichtete **Institut für Arzneimittel und Medizinprodukte (BfArM)** hat die Aufgabe der Bewertung und der Sammlung neuer Erkenntnisse zu Arzneimittelrisiken bzw. von unerwünschten Arzneimittelwirkungen. Generell kann konstatiert werden, dass das Wissen um Arzneimittelrisiken in Deutschland unzureichend ist, Studienresultate zu unerwünschten Wirkungen häufig nicht veröffentlicht werden, so dass die Transparenz unbefriedigend ist, und neutrale Patienteninformationen fehlen. Gerade zu diesem letzten Punkt kann die Gesundheitswissenschaft wichtige Hilfestellungen geben, indem sie z.B. die Gründe für Unter-, Über- und Fehlversorgung im Arzneimittelsektor untersucht, die Erfahrungen und Wünsche der Versicherten und Patienten eruiert und diese in Interventionsmaßnahmen einarbeitet.

Insgesamt kann zu dem Arzneimittelsektor festgestellt werden, dass er ein sehr komplexer, unübersichtlicher und schwer zu durchschauender Bereich des Gesundheitswesens ist, der durch sehr mächtige Interessensvertretungen beeinflusst wird und damit staatlichen Regulierungsversuchen nur schwer zugänglich ist bzw. diese oft verwässert werden. Hinsichtlich der Arzneimittelverordnungen kommen sowohl Über-, Unter- und Fehlversorgungen vor. Die Effizienz der Arzneimitteltherapie im Vergleich mit anderen Therapieansätzen ist nur selten belegt, so dass eine bedarfsgerechte Steuerung der Versorgung vermisst wird (Glaeske & Jahnsen, 2002, Glaeske & Schicktanz, 2010). Aus diesem Grund fordert Glaeske im Arzneimittelsektor mehr Versorgungsqualität und Bedarfsgerechtigkeit, was seines Erachtens nur durch eine Verstärkung der anbieterunabhängigen Versorgungsforschung gewährleistet werden kann (ebd.).

☐ Zusammenfassung

- Die finanziellen Aufwendungen der GKV für die Arzneimittelversorgung nehmen heutzutage den zweiten Platz im Rahmen der Gesamtausgaben der GKV ein.
- Die Arzneimittelversorgung ist rechtlich in verschiedenen Rechtsvorschriften und Gesetzen geregelt.
- Zurzeit gibt es knapp 55.000 verkehrsfähige Arzneimittel in Deutschland.
- Etwa 80% des Arzneimittelgebrauchs entfällt auf etwa 20% (schwer oder chronisch kranke)Versicherte, wobei sich die verordnungsstärksten Arzneimittel auf wenige Krankheitsgruppen (KHK, Schmerzen, rheumatische und Stoffwechselkrankheiten) beziehen.
- Um den Ausgabenanstieg im Arzneimittelsektor einzugrenzen, hat die Gesundheitspolitik in den letzten Jahren viele Regulierungsversuche durchgeführt, wie z.B. Zuzahlungen durch die Versicherten, Rabattverträge, Ausschluss von Bagatellarzneimitteln aus dem GKV-Leistungskatalog, Nutzenbewertung der Arzneimittel, Positivlisten.
- Die Kostensteigerungen im Arzneimittelmarkt sind besonders auf die Verordnung teurer, patentgeschützter Medikamente zurückzuführen und nicht auf eine Mengenausweitung.
- Es bestehen in der Arzneimittelversorgung viele Unklarheiten in Bezug auf die Risiken, die Effektivität der Arzneimitteltherapie im Vergleich mit anderen Therapieansätzen, die Effizienz, die Patientenwünsche etc., so dass hier mehr unabhängige Forschung notwendig ist.

☐ Wichtige Schlagwörter

▶ Analogpräparate ▶ Arzneimittelgesetz (AMG) ▶ Aut-Idem-Abgabe ▶ Institut für Arzneimittel und Medizinprodukte (BfArM) ▶ Institut für Qualität und Wirtschaftlichkeit im Gesundheitswesen (IQWiG) ▶ Rabattverträge ▶ „vierte Hürde“

Wichtige Schlagwörter sind im Glossar am Buchende erklärt.

☐ Wiederholungsfragen

[1] Wie hat sich der Arzneimittelsektor in den letzten 40 Jahren entwickelt?

[2] Welche Arzneimittelgruppen sind besonders für die Kostensteigerungen im Arzneimittelmarkt der letzten Jahre verantwortlich?

[3] Welche Instrumente setzt die Politik ein, um die Ausgabensteigerungen im Arzneimittelsektor einzugrenzen?

[4] Was versteht man unter der „Vierten Hürde"?

[5] Was muss sich in Deutschland verändern, damit eine bedarfsgerechte Arzneimittelversorgung für die Versicherten verfügbar ist?

Lösungshinweise finden Sie im Web-Service.

☐ Literatur

ABDA – Bundesvereinigung Deutscher Apothekerverbände (2010). Zahlen, Daten, Fakten. Download unter: http//www.abda.de.

Arzneimittelgesetz (AMG)

BKK-Faktenspiegel (März 2011). Arzneimittel. Essen.

Bundesministerium für Gesundheit (BMG) (2010). Download unter http://www.bmg-bund.de/amnog-infografik1 und 10-03-19-Anstieg-Arzneimittelausgaben und Umsatzverteilung-in-der-GKV

Glaeske, G., Janhsen, K. (2002). GEK-Arzneimittel-Report 2002. Auswertungsergebnisse der GEK-Arzneimitteldaten aus den Jahren 2000 bis 2001. Bremen, Schwäbisch-Gmünd: Schriftenreihe zur Gesundheitsanalyse, Band 23

Glaeske, G., Schicktanz, C. (2010). Barmer GEK Arzneimittel-Report 2010. Auswertungsergebnisse der Barmer GEK Arzneimitteldaten aus den Jahren 2008–2009. Bremen, Schwäbisch-Gmünd: Schriftenreihe zur Gesundheitsanalyse, Band 2

Klemperer, D. (2010). Sozialmedizin – Public Health. Lehrbuch für Gesundheits- und Sozialberufe. Bern: Verlag Hans Huber

Redaelli, M, Stock, S., Gerber, A. (2006). Arzneimittelversorgung. In: Lauterbach, K.W. et al. (Hrsg.). Gesundheitsökonomie. Lehrbuch für Mediziner und andere Gesundheitsberufe (S. 175–193). Bern: Verlag Hans Huber

Robert Koch Institut (RKI) (2003). Bundes-Gesundheitssurvey: Arzneimittelgebrauch. Konsumverhalten in Deutschland. Berlin: Beiträge zur Gesundheitsberichterstattung des Bundes

Sachverständigenrat für die Konzertierte Aktion im Gesundheitswesen (Sachverständigenrat Gesundheit) (2001). Gutachten 2000/2001. Bedarfsgerechtigkeit und Wirtschaftlichkeit. Bonn

Schwabe, U., Paffrath, D. (2009). Arzneiverordnungs-Report 2009. Aktuelle Daten, Kosten, Trends und Kommentare. Berlin:Springer

Simon, M. (2008). Das Gesundheitssystem in Deutschland. Eine Einführung in Struktur und Funktionsweise. Bern: Verlag Hans Huber, 2. Auflage

Wanek, V. (1994). Machtverteilung im Gesundheitswesen. Struktur und Auswirkungen. Frankfurt/Main: Verlag für Akademische Schriften

16 Versorgung mit Heil- und Hilfsmitteln

□ Lernziele

In diesem Kapitel erfahren Sie,

- warum die Versorgung mit Heil- und Hilfsmitteln ein wichtiger Bereich des deutschen Gesundheitssystems ist,
- was unter Heil- und Hilfsmitteln zu verstehen ist und wie häufig sie verordnet werden,
- welche Entwicklungen und Probleme sich abzeichnen und wie sie gelöst werden können und
- welche Aufgaben die Gesundheitswissenschaften dabei übernehmen können.

Die Versorgung mit Heil- und Hilfsmitteln ist ein Thema, das in den letzten Jahren an Bedeutung gewonnen hat. Ungefähr 6% der Leistungsausgaben in der GKV werden jährlich für die Finanzierung von Heil- und Hilfsmittel ausgegeben. Das waren im Jahre 2009 knapp 10 Mrd. Euro (s. Abb. 14-5). Heil- und Hilfsmittel stellen mittlerweile den viertgrößten Ausgabenblock im Gesundheitswesen dar. Insgesamt sind die Kosten für diesen Bereich in den vergangenen Jahren beständig gestiegen, aber auch der Bedarf an solchen Leistungen hat zugenommen, so dass man von einem Wachstumsmarkt ausgeht.

Bei dem Heil- und Hilfsmittelbereich handelt es sich um einen Sektor, über den bisher nur spärliche Informationen verfügbar sind, so dass man hier von Intransparenz, mangelnden Nutzenbewertungen und geringer Evidenzbasierung sprechen kann.

16.1 Begriffsklärung

Jeder Versicherte in der GKV hat Anspruch auf Heil- und Hilfsmittel, soweit diese medizinisch erforderlich sind.

Heilmittel sind persönlich zu erbringende medizinische Leistungen z.B. aus der Physiotherapie, **Podologie**, **Ergotherapie**, **Logopädie** oder Sprachtherapie (Heilmittel-Richtlinie, 2004). Sie sollen dazu dienen, eine Krankheit zu heilen oder zu lindern oder Pflegebedürftigkeit zu verhindern. Heilmittel werden in einer Heilmittel-Richtlinie zusammengefasst und zur Abrechnung der Leistungen gibt es ein bundeseinheitliches Heilmittelpositionsnummernverzeichnis, das folgende Zuordnungen vorsieht:

Physiotherapie:	Heilmittelposition X0101–X2002
Logopädie:	Heilmittelposition X3001–X3401
Ergotherapie:	Heilmittelposition X4001–X4502
Podologie:	Heilmittelposition X8001–X8006
Kur/ambulante Vorsorge:	Heilmittelposition X6001–X7304
Sonstige Heilmittel:	Heilmittelposition X9701–X9936

Das „X" bezeichnet den jeweiligen Leistungserbringer; so entspricht z.B. X1 Masseure und medizinische Bademeister, X2 Krankengymnasten und Physiotherapeuten oder X6 Krankenhaus. Bereits im Jahre 2009 hat der **Gemeinsame Bundesausschuss** eine Überarbeitung der Heilmittel-Richtlinie beschlossen, um eine neue Strukturierung vorzunehmen. So müssen zukünftig die Diagnosen nicht nur in Bezug auf die ICD, sondern auch auf die ICF auf den Verordnungen spezifiziert werden und die Prüfpflicht der Physiotherapeuten in Bezug auf Vollständigkeit und Plausibilität soll erweitert werden. Ende 2009 wurde die überarbeitete Heilmittel-Richtlinie den Verbänden zur Stellungnahme vorgelegt, so dass Anfang 2010 die Änderungswünsche formuliert waren. Eine neue Heilmittel-Richtlinie ist jedoch noch nicht verabschiedet worden.

Hilfsmittel sind medizinische Produkte, die helfen sollen, eine Krankenbehandlung zu sichern, eine drohende Behinderung zu verhindern oder hinauszuzögern oder eine bestehende Behinderung auszugleichen (G-BA, 2009). Zu den Hilfsmitteln zählen z.B. Inkontinenzhilfen, Kompressionsstrümpfe, Rollstühle, Hörhilfen, Schuheinlagen, Prothesen, Gehhilfen u. ä. Auch für die Hilfsmittel liegt ein Hilfsmittelverzeichnis (HMV) mit entsprechenden Abrechnungskennzahlen vor.

16.2 Rechtliche Rahmenbedingungen

Nach dem SGB V müssen Heil- und Hilfsmittel durch einen Arzt verordnet werden. Eine Erstattung durch die GKV erfolgt nur dann, wenn der therapeutische Nutzen durch den Gemeinsamen Bundesausschuss anerkannt und die Qualität der Leistungserbringung gewährleistet ist. Die Leistung darf nur von Leistungserbringern erbracht und bei der Krankenkasse abgerechnet werden, wenn sie mit den Landesverbänden der Krankenkassen einen Vertrag mit einer

Vergütungsvereinbarung abgeschlossen haben. Sowohl für Heil- als auch für Hilfsmittel gibt es jeweils ein bundeseinheitliches Positionsnummern- bzw. Abrechnungsnummernverzeichnis. Bei den Heilmitteln sind die Indikationen und die Behandlungsdauer angegeben.

Ein Regelfall liegt vor, wenn die Auswahl aus den Vorgaben des Regelkatalogs möglich ist. Für eine Verordnung außerhalb des Regelfalles ist eine Begründung und Zustimmung der Krankenkasse erforderlich. Zur Steuerung der Verordnungen legen der Spitzenverband der gesetzlichen Krankenversicherungen und die Kassenärztliche Bundesvereinigung regionale Heilmittelvereinbarungen fest. „Mehr als andere Versorgungsbereiche wird die Hilfs- und Heilmittelversorgung durch eine hohe Zahl von Verträgen mit Leistungserbringern vor allem auf der Ebene der einzelnen Krankenkasse und durch eine schwierig zu überblickende Vertragslandschaft geprägt“ (Sauer et al., 2010, S. 10). Heil- und Hilfsmittel sind über die Einführung von Richtgrößen budgetiert und können nur mit begründeten Besonderheiten der Praxis bzw. der Patienten bei Überschreitung belegt werden. Liegen die Ausgaben bei einem Arzt über 15% des Volumens wird ein Prüfverfahren und bei 25% ein Regressverfahren eingeleitet. Die Sorge vor Regressen führt deshalb oft zum Verzicht von Verordnungen durch die Ärzte, so dass von den zuständigen Berufsverbänden (der Physiotherapie, Ergotherapie, Logopädie etc.) bei chronisch Kranken Unterversorgungen befürchtet werden.

16.3 Häufigkeiten und Arten der verordneten Heil- und Hilfsmittel

Physiotherapeutische Leistungen stellen innerhalb der Heilmittelversorgung den größten und ausgabenstärksten Leistungsbereich dar. Ergotherapeutische und logopädische Maßnahmen folgen auf Rang 2 und 3. Bei allen diesen Bereichen sind in den letzten Jahren überdurchschnittliche Steigerungsraten realisiert worden. Das wird mit dem zunehmenden Anteil von älteren Menschen begründet, für die verstärkt Funktionseinschränkungen, Mobilitäts- und Gleichgewichtsstörungen im höheren Alter zu beobachten sind, so dass mobilisierende und aktivierende Maßnahmen notwendig werden. Unter einer geschlechtsspezifischen Perspektive ist festzustellen, dass mit Ausnahme von Kindern unter 10 Jahren Frauen häufiger als Männer sowohl Hilfs- als auch Heilmittel verordnet bekommen.

Nach den Analysen mit den Daten der Barmer-GEK treten bei der Inanspruchnahme dieser Leistungen durch die Versicherten große Asymmetrien auf, so dass wenige Versicherte den Großteil der Leistungen in Anspruch nehmen. So

„bekamen nur etwa 17% und damit 313 Tsd. aller Versicherten der GEK eine Verordnung eines Heil- bzw. Hilfsmittels. … So entfallen … im Jahre 2009 30% der Gesamtausgaben für Heilmittel auf 0,65% der Versicherten, die eine Heilmittelverordnung bekommen haben" (Sauer et al., 2010, S. 23).

Im Rahmen der Versorgung mit Heilmitteln stehen physiotherapeutische Verordnungen an erster Stelle der Prävalenz. Da der Indikationsbereich sehr groß ist, werden hierunter vielfältige Maßnahmen subsumiert. Neben der traditionellen Krankengymnastik zählen dazu Massagen, Maßnahmen der manuellen Therapie, manuelle Lymphdrainage, Wärme- und Kältetherapie. Nach den Analysen der GEK-Daten wurden im Jahre 2009 673.214 Rezepte für eine physiotherapeutische Behandlung für 284.583 Versicherte ausgestellt. Dafür musste die Krankenkasse ca. 75 Mio. Euro verausgaben bzw. 111,05 Euro pro Rezept (Sauer et al., 2010, S.60). Dabei war die Krankengymnastik die ausgabenstärkste Verordnungsposition gefolgt von der manuellen Therapie, wie die folgende Tabelle für die GEK zeigt.

APN	Leistungsbezeichnung	Ausgabe in Euro	Anteil an den Gesamtausgaben in %	Anzahl Rezepte	Anzahl LV
20501	KG, auch Atemgymnastik, auch auf neurologischer Grundlagen	31.468.463,14	42,09	351.573	172.960
21201	Physiotherapie: Manuelle Therapie	8.240.767,51	11,02	89.916	54.053
20710	Krankengymnastik zur Behandlung von zentralen Bewegungsstörungen, erworben nach Abschluss der Hirnreife nach Bobath	4.164.290,30	5,57	19.068	4.511
20201	Physiotherapie: Manuelle Lymphdrainage, Großbehandlung	3.649.158,51	4,88	22.071	8.209
20106	Physiotherapie: Klassische Massagetherapie (KMT)	3.591.957,87	4,80	65.433	47.855

Tab. 16-1: Die ausgabenintensivsten Verordnungspositionen der Physiotherapie 2009 der GEK (Quelle: Sauer et al., 2010, S. 63)

Ergotherapeutische Maßnahmen, bei denen es sich um komplexe, aktivierende und handlungsorientierte Maßnahmen handelt, um motorische, sensorische, psychische und kognitive Störungen auszugleichen, werden nach den GEK-Analysen neben den Kindern unter 10 Jahren vor allem bei den 40- bis unter 50-Jährigen durchgeführt. Bei der GEK fielen im Jahre 2009 etwa 45.000 Rezepte mit einem Ausgabenvolumen von insgesamt 14,4 Mio. Euro bzw. knapp 320 Euro pro Rezept an (ebd., S. 55).

Die **Logopädie** wird zur Behebung von Störungen der Stimme und des Sprechens eingesetzt. Bei logopädischen Maßnahmen handelt es sich im Wesentlichen um Sprechtherapie, Atem- oder Entspannungsübungen. Nach den Analysen der GEK-Daten entfallen zwei Drittel aller logopädischen Maßnahmen auf Kinder unter 10 Jahre (Quelle: Sauer et al., 2010, S. 58). Der Rest betrifft hauptsächlich ältere Menschen, z.B. nach einem Schlaganfall.

Die **Podologie**, die der Behandlung von krankhaften Veränderungen des Fußes dient, betrifft nach den GEK-Daten hauptsächlich die Altersgruppe der ab 50-Jährigen und hier zu knapp zwei Drittel die Männer (Quelle: Sauer et al., 2010, S. 63). Im Vergleich mit den anderen Heilmittelverordnungen macht die Podologie nur einen geringen Anteil aus, obwohl auch hier in den letzten Jahren große Steigerungsraten zu beobachten sind. So wurden bei der GEK im Jahre 2009 knapp 13.000 Rezepte mit einem Ausgabenvolumen von ca. 1,16 Mio. Euro für podologische Behandlungsmaßnahmen abgerechnet (Quelle: Sauer et al., 2010, S. 64).

Im Rahmen der **Hilfsmittelversorgung** werden am häufigsten Einlagen und Bandagen verordnet, gefolgt von Inhalations- und Atemtherapiegeräten sowie Kommunikationshilfen. In der folgenden Tabelle sind die zehn am häufigsten verordneten Produktgruppen für die GEK-Versicherten zusammengefasst. Prozentual stehen auch hier für beide Geschlechtsgruppen Einlagen und Bandagen an erster Stelle, am teuersten sind jedoch Hörhilfen.

Produktgruppe	**Männer mit Hilfsmittelleistungen**		**Frauen mit Hilfsmittelleistungen**	
	Anteil in %	**Ausgaben pro LV in Euro**	**Anteil in %**	**Ausgaben pro LV in Euro**
08-Einlagen	4,57	85,67	6,03	83,10
05-Bandagen	4,05	110,42	4,63	102,08
17-Hilfsmittel mit Kompresstherapie	1,50	114,82	2,66	145,99

25-Sehhilfen	1,66	50,67	1,95	44,03
10-Gehhilfen	1,44	53,41	1,42	56,57
09-Elektro-stimulationsgeräte	0,94	86,60	1,42	89,09
31-Schuhe	1,02	349,61	1,22	236,00
15-Inkontinenzhilfen	0,71	500,05	0,71	423,53
23-Orthesen/Schienen	0,59	502,30	0,64	444,08
13-Hörhilfen	0,72	747,48	0,52	728,24

Tab. 16-2: Zehn Produktgruppen der höchsten Prävalenz und Ausgaben pro Leistungsversichertem der GEK nach Geschlecht im Jahr 2009 (Quelle: Sauer et al., 2010, S. 74)

16.4 Kosten

Im Jahre 2009 gaben die gesetzlichen Krankenkassen insgesamt ca. 5,5 Mrd. Euro für Hilfsmittel und 4,5 Mrd. Euro für Heilmittel aus (Sauer et al. 2010, S. 7). Das entspricht 3,13% bzw. 2,56% der Gesamtausgaben. Heil- und Hilfsmittel zusammengenommen machen also im Jahre 2009 etwa 10 Mrd. Euro oder knapp 6% der gesamten GKV-Ausgaben aus (BMG, 2010).

Genauere Analysen sind mit den Daten der Barmer-GEK möglich, die zeigen, dass im Jahre 2009 etwa 443 Mio. Euro für physiotherapeutische, 83,3 Mio. Euro für ergotherapeutische und 59,2 Mio. Euro für logopädische Maßnahmen ausgegeben worden sind, wie die unten stehende Tabelle zeigt.

	Anzahl Versicherte mit Leistungen	**Ausgaben in Euro pro Versichertem mit Leistungen 2009**	**Ausgaben in Euro 2009 für die BARMER GEK**	**Änderung Ausgaben in Euro je Versichertem zu 2008 in %**
Ergotherapie	86.719	961,07	83.343.081,79	+4,56
Logopädie	89.407	661,75	59.164.679,48	+4,27
Physiotherapie	1.566.036	282,64	442.625.806,94	+4,64
Podologie	46.754	178,61	8.350.633,04	+27,65

Tab. 16-3: Ausgaben der BARMER-GEK für unterschiedliche Heilmittel im Jahr 2009 in Euro (Quelle: Sauer et al., 2010, S. 23)

Auffallend sind die relativ hohen Veränderungsraten gegenüber dem Vorjahr, die sich auch bei einer längeren zeitlichen Betrachtungsdauer zeigen.

Ähnliche Entwicklungen sind ebenfalls in Bezug auf die Hilfsmittelverordnungen festzustellen, wie die unten stehende Graphik zeigt. In der einen Kurve sind die Entwicklungen von 2004 bis 2009 für die GKV insgesamt und in der zweiten Kurve für die GEK dargestellt. Danach sind die Steigerungen für die GEK seit 2008 deutlich steiler als für die GKV insgesamt, liegen aber noch unter dem Niveau für die GKV.

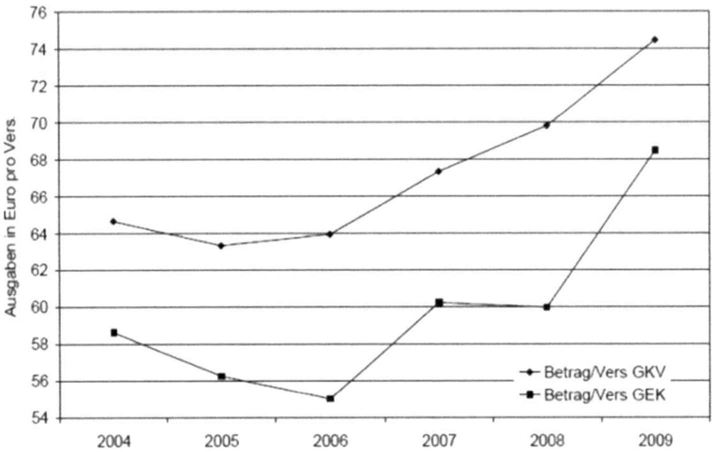

Abb. 16-1: Ausgabenentwicklung für Hilfsmittel in der GKV und GEK in Beiträgen pro Versichertem 2004 bis 2009 (Quelle: BMG, 2010, zitiert nach Sauer et al., 2010, S. 69)

Durch die Zunahme der älteren Bevölkerung mit einem höheren Behandlungsbedarf ist davon auszugehen, dass in den kommenden Jahren die Ausgaben bei der Heil- und Hilfsmittelversorgung steigen werden.

16.5 Probleme und Perspektiven

In den letzten Jahren ist sowohl die Anzahl der über die GKV abrechnenden Praxen der Physiotherapie als auch der Ergotherapie gestiegen. Dies führt zu einer zunehmenden Konkurrenzsituation zwischen beiden Berufsgruppen. Das hängt auch damit zusammen, dass die Aufgabenprofile zwischen Physio- und Ergotherapeuten für Mediziner und Versicherte nicht immer trennscharf abgegrenzt werden können und somit Verordnungen nicht adäquat und bedarfsgerecht ausgestellt werden. Hier ist es notwendig, eine stärkere Transparenz herzustellen.

Ein weiteres Problem im Heil- und Hilfsmittelsektor betrifft die hohe Anzahl von Leistungsanbietern mit jeweils eigenständigen Verträgen. Für die einzelne Krankenkasse führt das zu einer schwer zu überblickenden Vertragslandschaft, aber auch für den Versicherten ist es schwierig zu überblicken, welcher Leistungsanbieter Heil- und Hilfsmittel in einer guten Qualität zu fairen Preisen gewährleistet, die dann ggf. von der Kasse übernommen werden. Dies betrifft besonders die Versorgung mit Hilfsmitteln. „Noch mehr als in der Arzneimittelversorgung fehlt in der Hilfsmittelversorgung eine Infrastruktur, die eine Bewertung des Nutzens von Produkten mit Schlussfolgerungen zur Angemessenheit von Preisen bzw. Preisrelationen ermöglicht“ (Quelle: Sauer et al., 2010, S. 11).

Für den Bereich der Heil- und Hilfsmittelversorgung sind Studien im Sinne der Versorgungsforschung notwendig, um das Versorgungsgeschehen genauer zu beschreiben, Formen von Über-, Unter- und Fehlversorgung zu identifizieren, die Effektivität (Wirksamkeit, Erfolg) und Effizienz (ökonomischer Nutzen) einzelner Maßnahmen (auch im Vergleich mit anderen) zu bestimmen und ggf. Vorschläge für neue Versorgungs- und Vergütungsformen (Festbeträge, Versorgungspauschalen) zu entwickeln. Mit solchen Studien müssen Ansatzpunkte für eine evidenzbasierte Heil- und Hilfsmittelversorgung geschaffen und damit die Qualitätssicherung in diesem Sektor verstärkt werden. Ergebnisse solcher Studien sollten in die Beratung von Versicherten, die Aus-, Fort- und Weiterbildung von medizinischen und sonstigen Gesundheitsberufen sowie in die Vertragspolitik einfließen, damit eine Qualitätssicherung und Transparenzförderung gewährleistet wird. Unterstützend bei der Durchführung solcher Studien und der Entwicklung von bedarfsgerechten Angeboten können Gesundheitswissenschaftler mitwirken.

☐ Zusammenfassung

- Daten über die Qualität, Angemessenheit und den Outcome der Heil- und Hilfsmittelversorgung in Deutschland fehlen größtenteils, so dass nur ungenaue Aussagen zu Über-, Unter- und Fehlversorgung in diesem Bereich gemacht werden können.
- Die Versorgung mit Heil- und Hilfsmitteln muss ausreichend, zweckmäßig und wirtschaftlich (§ 12 SGB V) sein. Für die Erstattung

aus dem GKV-Leistungskatalog wird die Verordnung durch einen Arzt vorausgesetzt.

- Heilmittel sind persönlich zu erbringende Leistungen, z.B. aus der Physiotherapie, Ergotherapie oder Logopädie. Hilfsmittel sind medizinische Produkte, wie z.B. Einlagen, Hörhilfen, Gehhilfen oder Rollstühle.
- Innerhalb der Heilmittel sind physiotherapeutische Maßnahmen die am häufigsten verordneten und ausgabenstärksten Leistungen. Danach kommen ergotherapeutische Maßnahmen. Bei den Hilfsmitteln stellen Einlagen und Bandagen die häufigsten Leistungen dar.
- Wenige Versicherte nehmen den Großteil der Leistungen in Anspruch. Frauen erhalten häufiger als Männer Heil- und Hilfsmittelverordnungen.
- Die Ausgaben für Heil- und Hilfsmittel der GKV sind in den letzten 5 Jahren kontinuierlich gestiegen. Auch zukünftig werden weitere Steigerungen aufgrund der Zunahme der älteren Bevölkerung mit Behandlungsbedarf erwartet.
- Verstärkte Forschung zur Qualitätssicherung, Nutzenbewertung und Evidenzbasierung ist für den Heil- und Hilfsmittelsektor notwendig.

☐ Wichtige Schlagwörter

▶ Ergotherapie ▶ Gemeinsamer Bundesausschuss (G-BA) ▶ Logopädie ▶ Podologie

Wichtige Schlagwörter sind im Glossar am Buchende erklärt.

☐ Wiederholungsfragen

[1] Warum haben die Ausgaben für Heil- und Hilfsmittel in den letzten Jahren kontinuierlich und im Vergleich mit anderen Versorgungssektoren überdurchschnittlich zugenommen?

[2] In welche Richtung soll die Heilmittel-Richtlinie zukünftig verändert werden?

http://www.uvk-lucius.de/service

[3] Welche Probleme existieren im Bereich der Heil- und Hilfsmittelversorgung?

Lösungshinweise finden Sie im Web-Service.

☐ Literatur

BMG – Bundesministerium für Gesundheit (2010). Gesetzliche Krankenversicherung Endgültige Rechnungsergebnisse 2009. http://www.bmg.bund.de/cln_178/nn_1168248/SharedDocs/Downloads/DE/Statistiken/Gesetzliche-Krankenversicherung/Finanzergebnisse/rechnungsergebniss2009, templateId=raw,property=publicationFile.pdf/rechnungsergebniss2009.pdf (letzter Zugriff: 02.08.2010).

Brennecke, R. (Hrsg.) (2004). Lehrbuch Sozialmedizin. Bern: Verlag Hans Huber.

G-BA (2009). Richtlinie des Gemeinsamen Bundesausschusses über die Verordnung von Hilfsmitteln in der vertragsärztlichen Versorgung. www.g-ba.de/informationen/richtlinien/13/ (letzter Zugriff 20.08.2010).

Heilmittelrichtlinien (2004). Richtlinien des Gemeinsamen Bundesausschusses über die Verordnung von Heilmitteln in der vertragsärztlichen Versorgung. (Letzter Zugriff: 08.06.2010).

Kemper, C., Koller, D., Glaeske, G. (2008). GEK-Heil- und Hilfsmittel-Report 2008. Auswertungsergebnisse der GEK-Heil- und Hilfsmitteldaten aus den Jahren 2006 bis 2007. Schriftenreihe zur Gesundheitsanalyse, Band 64. Bremen, Schwäbisch Gmünd: Asgard-Verlag

Sauer, K., Kemper, C., Kaboth, K., Glaeske, G. (2010). Barmer GEK Heil- und Hilfsmittelreport 2010. Auswertungsergebnisse der Barmer GEK Heil- und Hilfsmitteldaten aus den Jahren 2008 bis 2009. Schriftenreihe zur Gesundheitsanalyse, Band 4. Schwäbisch Gmünd: Asgard-Verlag

Abschnitt IV: Zielgruppen der Gesundheitswissenschaften

Die gesundheitliche Situation der Menschen in Deutschland ist nicht homogen. So hat z.B. das Alter ein erhebliches Gewicht auf die Verteilung von Krankheiten, bei der präventiven Orientierung oder bei der Inanspruchnahme von medizinischen Leistungen (Böhm et al., 2009).

Es ist bekannt, dass sich die Gesundheit von Kindern und Jugendlichen unterscheidet von der der Erwachsenen (RKI, 2008) und dass es besonders in Bezug auf die Prävention wichtig ist, möglichst früh im Lebensalter anzufangen, damit gar nicht erst gesundheitliche Störungen auftreten. Aber auch die soziale Situation und Lebenslage hat großen Einfluss auf den Gesundheitsstatus (Morbidität), die Lebenserwartung, die Sterblichkeit und die gesundheitlichen Verhaltensweisen. Generell kann man feststellen, dass die Gesundheit desto besser ist, je höher der soziale Status ist. Dies hat die Bundesregierung veranlasst, im § 20 SGB V, der die präventiven Aktivitäten der gesetzlichen Krankenkassen regelt, festzulegen, dass die präventiven Maßnahmen der Reduzierung und Aufhebung von sozial ungleich verteilten Gesundheitschancen dienen sollen. Aber auch bei den sozial Benachteiligten handelt es sich nicht um eine homogene Gruppe. Viele verschiedene Aspekte, wie z.B. Arbeitslosigkeit, ein Migrationshintergrund oder Armut (niedriges Einkommen), spielen dabei eine Rolle. Diese Zusammenhänge sollen im Folgenden erläutert werden, da sie zum einen für die Entwicklung und Implementierung von Versorgungs- oder Präventionsprogrammen von Bedeutung sind. Zum anderen erfordert das **Sozialstaatsgebot** eine gleichberechtigte Teilhabe am sozialen Leben und soziale Gerechtigkeit für alle Bürger (§ 3 Grundgesetz), was auch die gesundheitliche Versorgung betrifft. Durch gesetzliche und politische Veränderungen im Gesundheitssystem in den letzten Jahren ist das **Solidaritätsprinzip** aufgeweicht worden. Dies hat dazu geführt, dass die Gesundheitswissenschaften sich dem Thema der sozialen Ungleichheit der Gesundheit verstärkt angenommen und vielfältige Studien und Analysen vorgelegt haben.

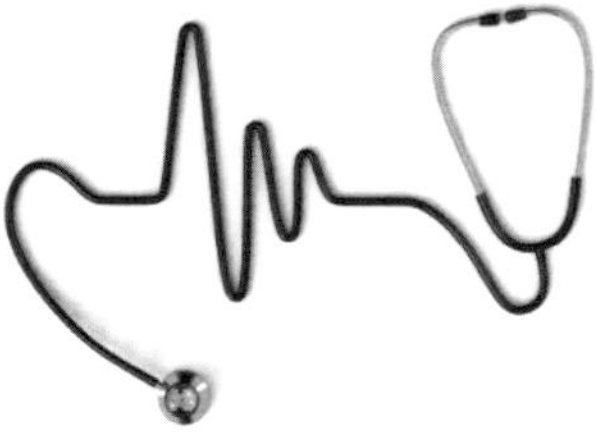

17 Sozial benachteiligte Bevölkerungsgruppen

☐ Lernziele

In diesem Kapitel erfahren Sie,

- warum das Thema der sozialen und gesundheitlichen Ungleichheit für die Gesundheitswissenschaften so wichtig ist,
- welche Fragestellungen und Erklärungsansätze dabei besonders relevant sind,
- welche empirischen Ergebnisse für Deutschland vorliegen und
- welche Konsequenzen sich daraus für die gesundheitliche und präventive Versorgung ergeben.

In den folgenden Abschnitten werden nur einige Beispiele zum Zusammenhang zwischen sozialer Lage und Gesundheit herausgegriffen, da mittlerweile der Forschungsstand insbesondere im internationalen Raum (GB, Skandinavien, USA) sehr umfangreich ist, so dass im Folgenden im Wesentlichen ein Fokus auf Deutschland gesetzt wird und dabei nur die Aspekte ‚soziale Ungleichheit allgemein', ‚Armut' und ‚Arbeitslosigkeit' thematisiert werden, obwohl noch sehr viel mehr Bereiche zur sozialen Benachteiligung zu zählen sind, wie Obdachlosigkeit, Migration etc..

17.1 Begriffe und Erklärungsansätze

Der sozioökonomische Status wird häufig zur Beschreibung von sozialen Ungleichheiten herangezogen. Damit ist die Position einer Person in der Gesellschaft gemeint; sie wird in der Regel mit Hilfe der Kriterien Bildung, beruflicher Status und Einkommen bestimmt und auf einer Ordinalskala (niedrig, mittel, hoch) ausgedrückt. Häufig spricht man auch von der sozialen Schicht bzw. von Schichtzugehörigkeit. Für das Konzept der sozialen Ungleichheit ist entscheidend, dass „ein sozialer Unterschied mit Vor- und Nachteilen verbunden ist; nur dann ist eine ‚soziale Ungleichheit' vorhanden. Dabei kommt es nicht darauf an, um welche Vor- und Nachteile es sich im Einzelnen handelt, wichtig ist, dass nach Meinung der beteiligten Personen ein Vor- bzw. Nachteil existiert" (Mielck, 2000, S. 17).

In der soziologischen Diskussion unterscheidet man zwischen vertikaler und horizontaler Ungleichheit. Unter **horizontaler Ungleichheit** werden Unterschiede innerhalb einer Schicht, wie z.B. Geschlecht, Alter, Familienstand oder Nationalität, verstanden. Die **vertikale Ungleichheit** bezeichnet Differenzen zwischen verschiedenen Schichten innerhalb der Gesellschaft. Für die Einteilung in Schichten werden im Allgemeinen die Kriterien ‚Schulbildung', ‚Stellung im Beruf bei der aktuell oder früher ausgeübten beruflichen Tätigkeit' und ‚Höhe des (Haushalts-)Netto-Einkommens' herangezogen, aus denen ein Index gebildet wird. Dafür werden die genannten Kriterien mit Punkten versehen und aus den Summenwerten werden soziale Gruppen gebildet. Dieses Schichtkonzept ist von der Soziologie vielfach kritisiert worden, da es zu statisch sei, heute keine klar abgrenzbaren sozialen Schichten mehr vorhanden seien und es die Flexibilität der Lebensentwürfe nur bedingt widerspiegeln würde. Stattdessen hat man das Lebenslagenkonzept entworfen, das aber aufgrund seiner Komplexität einer empirischen Überprüfbarkeit nur in Grenzen standgehalten hat, so dass man häufig die vertikale soziale Ungleichheit weiterhin in Bezug auf Gesundheit mit dem Schichtkonzept untersucht (Jöckel et al., 1998), jedoch oft in Verbindung mit horizontalen Merkmalen der sozialen Ungleichheit (z.B. Alter, Geschlecht).

Grundsätzlich lassen sich zwei Erklärungsansätze mit folgenden Thesen unterscheiden: Armut (eine niedrige/schlechte soziale Lage) macht krank (**Kausationshypothese**) oder Krankheit macht arm (bewirkt eine niedrige/schlechte soziale Lage) (Selektions- oder **Drifthypothese**). Diese beiden Thesen greifen aber zu kurz bei der Erklärung des Phänomens, so dass man weitere Faktoren in das Modell einbezogen hat, wie das folgende, eher einfache Modell zeigt.

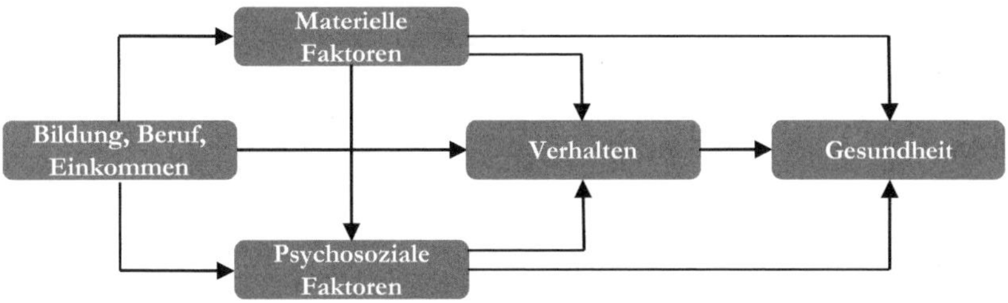

Abb. 17-1: Einfaches Modell zur Erklärung des Zusammenhangs zwischen gesundheitlicher und sozialer Ungleichheit (Quelle: Mackenbach, 2006, zit. nach Richter & Hurrelmann, 2006, S. 20)

Das Modell geht davon aus, dass sozioökonomische Unterschiede Differenzen im Gesundheitszustand bewirken, dass dieser Einfluss aber nicht direkt wirkt, sondern materielle, verhaltensbezogene und psychosoziale Einflussgrößen als intermediäre Determinanten wirken. Dieses Modell ist mittlerweile um weitere Faktoren ergänzt und der jeweilige Erklärungswert durch empirische Studien bestimmt worden. Generell geht man davon aus, dass ein ganzes Faktorenbündel für die Erklärung des Zusammenhangs zwischen Gesundheit/Krankheit und sozialer Situation relevant ist, für die folgende Erklärungswerte in Studien eruiert wurden:

- genetische Anlagen (5–10% Erklärungswert)
- medizinische Versorgung (10–15% Erklärungswert)
- physische Umwelt (Umweltbelastungen) (30–40% Erklärungswert)
- soziale Umwelt (Wohn-/Arbeitsbedingungen)
- Verhaltensweisen, Lebensführung (40–50% Erklärungswert).

Die soziale Ungleichheit bedingt Belastungen, Ressourcen und die Teilhabe an der medizinischen und gesundheitlichen Versorgung und diese bestimmen über das konkrete Gesundheitsverhalten die gesundheitliche Ungleichheit.

17.2 Empirische Ergebnisse zum Zusammenhang zwischen sozialer und gesundheitlicher Ungleichheit

Das Thema wird seit fast 200 Jahren international untersucht. So konnte De Chateauneuf 1830 in Frankreich feststellen, dass Unterschiede in der Sterblichkeit (Mortalität) entsprechend der materiellen Lage auftreten. Virchow untersuchte im Jahre 1852 die Not im Spessart und fand dabei heraus, dass die Typhus-Erkrankung sehr stark mit schlechten Lebensbedingungen verbunden ist. Und Mosse & Tugendreich haben im Jahre 1913 den Zusammenhang zwischen sozialer Lage und Krankheiten für Deutschland untersucht. In Großbritannien und in Skandinavien gibt es eine lange Tradition sozialepidemiologischer Studien zum Zusammenhang zwischen Lebenssituation und Krankheitsausbreitungen.

Generell kann man die Resultate folgendermaßen zusammenfassen (Mielck, 2000 und 2005):

- Personen mit einem niedrigen sozialen Status haben eine um etwa 10 Jahre niedrigere Lebenserwartung als besser Gestellte (z.B. RKI, 2010).
- Personen mit einem niedrigen sozialen Status haben eine höhere Sterblichkeit – insbesondere bei Herz-/Kreislaufkrankheiten, Diabetes, Magen-, Darm- und Lungenkrebs sowie rheumatischen Krankheiten als die mit einem hohen sozialen Status.

- Personen mit einem niedrigen sozialen Status haben einen schlechteren subjektiven Gesundheitszustand und eine höhere Krankheitslast (z.B. Herzinfarkt oder psychische Störungen) als Bessergestellte.
- Chronische Belastungen im Erwerbsleben (hoher Zeitdruck, geringe Kontrolle über die Arbeit, geringe Entlohnung, Arbeitsplatzunsicherheit), was bei sozial Schlechtgestellte häufig vorkommt, gefährden die Gesundheit (Siegrist & Marmot, 2006).
- Ungleiche materielle Lebensbedingungen, psychosoziale Belastungen sowie personale und soziale Ressourcen gelten im Allgemeinen als Ursache für sozioökonomische Unterschiede in der Mortalität und Morbidität, die wiederum häufig mit dem Vorkommen von kritischen Lebensereignissen verbunden sind.
- Personen mit einem niedrigen sozialen Status weisen riskantere Gesundheitsverhaltensweisen auf, wie z.B. Rauchen oder Konsum von hochprozentigen Alkoholika.
- Personen mit einem niedrigen sozialen Status nehmen seltener an Früherkennungsmaßnahmen und primärpräventiven Angeboten teil.
- Fehlernährung, Suchtverhalten und emotionaler Stress bei Schwangeren beeinflussen später den Gesundheitszustand der Kinder im dritten und vierten Lebensjahrzehnt (Siegrist & Marmot, 2006).
- Neben materiellen Belastungen wird in jüngster Zeit der Qualität der sozialen Bindung zwischen Mutter und Kind als Einflussgröße auf die gesundheitliche Situation besondere Beachtung geschenkt. Emotionale Bindungsstörungen sind bei Eltern mit einem prekären sozioökonomischen Hintergrund häufiger zu finden.
- Gesundheitsschädigende Verhaltensweisen während der Adoleszenz und im Erwachsenenalter verfestigen sich gerade dann, wenn Spannungen und sozioemotionale Belastungen, die in niedrigen sozialen Schichten häufiger vorkommen, bewältigt werden müssen, während Wissen und Kompetenzen im Umgang mit Gesundheitsgefahren geringer ausgeprägt sind.

Diese Ergebnisse bleiben häufig sehr stark auf einer beschreibenden Ebene, d.h. die Art und das Ausmaß sozioökonomischer Unterschiede in der Gesundheit (Richter & Hurrelmann, 2006) werden dargestellt und analysiert; damit ist es jedoch noch nicht möglich, notwendige Interventionen abzuleiten, zumal wenn das theoretische Konzept der sozialen Schicht angewendet wird, womit ja keine fassbare, leicht zu erreichende Bevölkerungsgruppe definiert wird. Durch empirische Studien muss der Zusammenhang zwischen der sozialen und gesundheitlichen Ungleichheit eindeutig erklärt und die Ursachen und Rahmenbedingungen sozialer und gesundheitlicher Ungleichheit müssen analysiert werden; daraus müssen Ansatzpunkte zur Reduzierung der Ungleichheiten entwickelt und implementiert werden, deren Wirksamkeit und Effektivität dann wiederum evaluiert werden müssen.

Abhängig davon, ob man eher von der Kausations- oder Selektionshypothese ausgeht bzw. empirische Daten zur Bestätigung der jeweiligen Hypothese erhält, sind unterschiedliche Politikbereiche für eine Behebung bzw. Reduzierung angesprochen. Hat man Belege, dass eine schlechte gesundheitliche Lage einen sozialen Abstieg bewirkt, müssen im Gesundheitssystem Aktivitäten der Prävention entwickelt werden, um eine schlechte Gesundheit zu verhindern. Sind jedoch die Lebens- und Arbeitsbedingungen die Ursache für eine schlechte Gesundheit, müssen die Arbeitsbedingungen, Lebensumstände, Wohnverhältnisse etc. durch Interventionen verbessert werden. Häufig sind jedoch die beiden Ansatzpunkte mit den unterschiedlichen politischen Verantwortlichkeiten und Zuständigkeiten nicht klar voneinander zu trennen, so dass man davon ausgeht, dass die Reduzierung gesundheitlicher Ungleichheiten die Aufgabe von vielen Politikbereichen darstellt.

In vielen Studien ist festgestellt worden, dass die gesundheitliche Ungleichheit ein universelles Problem ist, das fast jedes Land unabhängig vom politischen System betrifft. Bis zu einem gewissen Ausmaß ist das Vorhandensein von sozialen Ungleichheiten nicht zu verhindern, die Folgen dieser Ungleichheiten können aber durch politische Interventionen abgemildert werden.

17.3 Armut

Im allgemeinen Sprachgebrauch gilt jemand als arm, der nicht genügend Geld zum Leben besitzt. Nach Klemperer werden zwei Formen der Armut unterschieden: die absolute und die relative Armut. „Die Weltbank definiert … absolute Armut als ein Einkommen von weniger als einem Dollar pro Person pro Tag in der Kaufkraft des jeweiligen Landes. … Relative Armut bezeichnet Armut im Vergleich zu den Standards, die in der Gesellschaft existieren" (Klemperer, 2010, S. 195). Die EU bezieht in ihrer Definition Armut nicht nur auf monetäre, materielle Aspekte, sondern thematisiert auch den Ausschluss von Personen oder Personengruppen von einer Lebensweise, die in dem Staat, in dem sie leben, als Minimum angesehen wird. Damit sind auch kulturelle und soziale Mittel und Bedingungen gemeint. Zur Darstellung eines Armutsrisikos wird im Allgemeinen das Netto-Äquivalenzeinkommen herangezogen. „Gemäß einer auf EU-Ebene erzielten Konvention aus dem Jahre 2001 ist von einem Armutsrisiko bei Personen in Haushalten auszugehen, die über ein Netto-Äquivalenzeinkommen verfügen, das weniger als 60% des Mittelwertes (Median) aller Haushalte beträgt (...). Das Netto-Äquivalenzeinkommen beschreibt das nach der Größe und Zusammensetzung des Haushaltes bedarfsgewichtete Haushaltsnettoeinkommen. Damit werden die Einsparungen durch gemeinsames Wirtschaften in einem Mehr-Personen-Haushalt und die unterschiedlichen Einkommensbedarfe von Erwachsenen und Kindern berücksichtigt" (RKI, 2010, S. 2).

Obwohl Deutschland zu den reichsten Ländern der Welt zählt, gibt es auch hier eine Rate von etwa 14% von Personen, die durch Armut bedroht sind (ebd., S. 1). Man geht sogar davon aus, dass sich diese Rate in den letzten Jahren erhöht hat und noch weiter ansteigen wird.

Zum Zusammenhang zwischen Armut und Gesundheit/Krankheit liegen folgende Resultate vor (RKI, 2010):

- Frauen und Männer, deren Einkommen unterhalb der Armutsgrenze liegt, haben ein um 2,4 bzw. 2,7-fach höheres Sterblichkeitsrisiko als Menschen aus hohen Einkommensklassen (Lampert et al., 2007). Die mittlere Lebenserwartung bei Frauen aus der Armutsgruppe liegt nach den Angaben aus dem Sozio-Ökonomischen Panel um 8 Jahre, bei Männern um 11 Jahre niedriger als bei den höheren Einkommensgruppen (RKI, 2010).
- Chronische Krankheiten, wie Herzinfarkt, Schlaganfall, Chronische Lebererkrankungen, treten bei Männern und Frauen aus niedrigen Einkommensgruppen deutlich häufiger auf als bei Personen mit einem höheren Einkommen (RKI, 2010).
- „Die Ergebnisse der GEDA-Studie zeigen, dass Personen, die einem Armutsrisiko unterliegen, häufiger aufgrund einer Krankheit in der Ausübung alltäglicher Tätigkeiten eingeschränkt sind als Personen aus den mittleren bzw. der hohen Einkommensgruppe" (RKI, 2010, S. 3).
- Gesundheitsverhaltensweisen, wie z.B. Bewegungsmangel, Rauchen, ungesunde Ernährung, sind bei Personen mit einem Armutsrisiko deutlich häufiger schlecht bzw. gesundheitsgefährdend ausgeprägt als bei Personen mit einem höheren Einkommen. Ebenso sieht es bei der Inanspruchnahme von präventiven Leistungen aus, die von Personen mit einem Armutsrisiko seltener in Anspruch genommen werden als von den besser Gestellten (ebd., S. 4–5).

Man kann aus diesen Ergebnissen und Erkenntnissen zusammenfassen, dass sich in Bezug auf Armut die gleichen Tendenzen zeigen wie bei dem generellen Zusammenhang zwischen sozialer Ungleichheit und Gesundheit.

Der Erklärungszusammenhang zwischen Armut und Gesundheit bzw. Krankheit ist der unten stehenden Abbildung zu entnehmen.

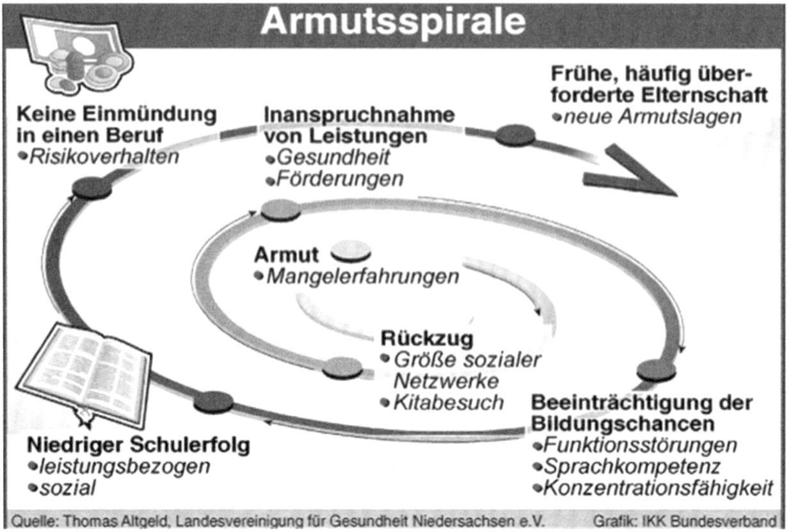

Abb. 17-2: Wechselwirkungen zwischen Armut; Gesundheit und Bildung. (Quelle: Altgeld, T., 2006, S. 392)

Danach führt Armut zu Mangelerfahrungen und zu einem Rückzug aus sozialen Netzwerken, beeinträchtigt die Bildungschancen, was wiederum zu einem niedrigen Schulerfolg und anschließendem erschwertem Berufseinstieg führt; daraus kann sich ein Risikoverhalten entwickeln, so dass die Inanspruchnahme von sozialen und gesundheitlichen Leistungen unterbleibt. Die häufige Folge ist eine frühe, überforderte Elternschaft mit neuen Armutslagen, was den Ausstieg aus der Armut erschwert und zu einer Verfestigung der Armutsspirale führen kann. Altgeld bezieht diese Armutsspirale besonders auf Kinder und Jugendliche und leitet daraus die Notwendigkeit der Entwicklung eines nationalen Aktionsplans für ein kindgerechtes Deutschland ab.

17.4 Arbeitslosigkeit

Arbeitslosigkeit bzw. der drohende Verlust der Arbeit stellt im Rahmen der Beschäftigung mit der sozialen und gesundheitlichen Benachteiligung einen wichtigen Aspekt dar, der in den letzten Jahren vielfach erforscht wurde (Bormann, 2005, Elkeles & Kirschner, 2004)

Die Arbeitslosenquote hat sich zwar in Deutschland in den letzten 15 Jahren auf unter 8% verringert – 1997 waren noch knapp 13% der zivilen Erwerbsbevölkerung arbeitslos gemeldet –, jedoch treten große Unterschiede, sei es in Bezug auf das Geschlecht, regionale Größen oder das Alter, auf. Generell kann man konstatieren, dass deutlich höhere Arbeitslosigkeitsraten in den neuen Ländern als in den alten auftreten und Frauen höhere Raten als Männer auf weisen (Bundesanstalt für Arbeit, 2011).

Die gesundheitlichen Auswirkungen des (drohenden) Verlustes des Arbeitsplatzes sind immens. In zahlreichen Studien konnte festgestellt werden, dass Arbeitslosigkeit im Vergleich mit Erwerbstätigkeit

- Die Mortalität und die Wahrscheinlichkeit einer Frühverrentung erhöht,
- mit einer höheren Arbeitsunfähigkeit verbunden ist,
- zu einer Erhöhung der Morbiditätslast führt, so dass es zu mehr Behinderungen und häufigeren Krankenhausaufenthalten kommen kann,
- gesundheitsriskante Verhaltensweisen verstärkt und die Inanspruchnahme von präventiven Leistungen verringert (Bormann, 2005, Elkeles & Kirschner, 2004).

Die Ergebnisse von einigen Studien weisen darauf hin, dass die schlechtere Gesundheit von Arbeitslosen nicht nur durch Selektionseffekte bedingt ist, d.h. dass Personen aufgrund ihrer schlechten Gesundheit leichter ihren Job verlieren als Menschen mit einer guten Gesundheit; es kann auch in anderen Studien gezeigt werden, dass psychische und gesundheitliche Störungen durch Prozesse eines drohenden Arbeitsplatzverlustes und während der Arbeitslosigkeit erworben werden und bei einer Wiederbeschäftigung wieder zurückgehen (Bormann, 2005).

Obwohl es sehr viele Studien zum Zusammenhang zwischen Arbeitslosigkeit und Krankheit gibt und dabei auch viele Einflussgrößen berücksichtigt werden, ist der Wirkmechanismus nicht eindeutig geklärt, d.h. die Frage, ob eher Kausations- und/oder Selektionseffekte bei dem Zusammenhang von Arbeitslosigkeit und Krankheit wirken, ist nicht endgültig geklärt. Zudem fehlen Studien, die die Bewältigungsressourcen und den Einfluss der gesellschaftlichen Bewertung von Arbeitslosigkeit stärker thematisieren. Dadurch fällt es schwer, Erfolg versprechende Interventionen abzuleiten. „Die bisher durchgeführten Maßnahmen und die Schwerpunktthemen der laufenden Programme reflektieren jedoch spezifisch gesundheitliche Interventionen – wenn überhaupt – nur ganz randständig und sind traditionell auf Beschäftigungsmaßnahmen und Qualifikationsstrategien ausgerichtet, die zum Teil noch durch soziale, jedoch keine spezifisch gesundheitlichen Interventionen ergänzt werden“ (Elkeles & Kirschner, 2004, S. 120). Eine Beschreibung von einzelnen Interventionsmaßnahmen befindet sich bei Elkeles & Kirschner (2004) und Hollederer & Brand (2006). Generell kann man konstatieren, dass die Durchführung von kombinierten beschäftigungsfördernden und gesundheitlichen Maßnahmen, die sowohl die Aktivitäten der Agenturen für Arbeit zur Behebung der Erwerbslosigkeit als auch die Maßnahmen zur Prävention und Gesundheitsförderung von Krankenkassen, Erwachsenenbildungseinrichtungen etc. zur Vorbeugung von Krankheiten berücksichtigen, sinnvoll ist. Um die Wirksamkeit solcher Programme zu erhöhen, ist eine Orientierung an spezifischen Zielgruppen – z.B. jüngere Erwerbslose, ältere Erwerbslose kurz vor der Berentung oder Langzeitarbeitslose – sowie die Planung und Durchführung von Evaluationen notwendig, um deren Evidenz zu belegen.

17.5 Konsequenzen für die gesundheitliche Versorgung

„Eine nachhaltige Minderung der sozialen Ungleichheiten der Gesundheit erfordert koordinierte Interventionen auf der Makro-, Meso- und Mikroebene im Rahmen einer nationalen Strategie. [Die Makroebene umfasst die allgemeinen Lebensbedingungen und die gesellschaftlichen Rahmenbedingungen und bezieht sich meistens auf alle Politikbereiche; die Mesoebene beinhaltet die Belastungen und Schutzfaktoren der biologischen, psychologischen und sozialen Umwelt und betrifft z.B. die Bildungs- oder Ernährungspolitik; die Mikroebene umfasst die individuellen Belastungen und Schutzfaktoren, wie sie durch das Gesundheitsverhalten oder die genetische Ausstattung verdeutlicht werden. Einfügung durch C.B.]… Auf der Makroebene müsste die Politik durch Reformen in allen Politikbereichen soziale Gerechtigkeit und ein möglichst hohes Maß an Verwirklichungschancen für alle Bevölkerungsgruppen sicherstellen" (Klemperer, 2010, S. 217f).

Erst seit den letzten 10 Jahren ist die Notwendigkeit der Entwicklung und Implementierung von Präventions- und Gesundheitsförderungsmaßnahmen unter Berücksichtigung von Aspekten der sozialen Benachteiligung und Gerechtigkeit in Deutschland thematisiert worden. Das hängt damit zusammen, dass im § 20 SGB V im Jahre 2000 der Passus aufgenommen worden ist, dass die Maßnahmen nach § 20 SGB V der Reduzierung von sozial ungleich verteilten Gesundheitschancen dienen sollen. Eine Umsetzung dieses Zieles ist aufgrund der Wettbewerbssituation der Krankenkassen relativ schwierig, da die Kassen eher an der Gewinnung von guten Risiken von besser gestellten Personen interessiert sind, so dass die Prävention und Gesundheitsförderung von sozial Benachteiligten nicht die oberste Priorität der Krankenkassen hat. Um dieses Ziel trotzdem zu erreichen, wurden vielfältige Initiativen – insbesondere auf staatlicher Ebene – gestartet. So hat die Bundeszentrale für gesundheitliche Aufklärung (BZgA) im Jahre 2003 einen Kooperationsverbund Gesundheitsförderung bei sozial Benachteiligten (www.gesundheitliche-chancengleichheit.de) initiiert, in dem die

Vernetzung von Aktivitäten der verschiedenen Anbieter von Präventions- und Gesundheitsförderungsmaßnahmen mit Hilfe des Internets sowie die Herstellung von Transparenz im Vordergrund stehen. Um zu einer Verbesserung der Gesundheitsförderungs- und Präventionsprogramme bei sozial Benachteiligten im Sinne eines Qualitätsmanagementprozesses beizutragen, werden die vorhandenen Aktivitäten nach Kriterien guter Praxis (Good-Practice-Kriterien) bewertet. Damit sollen Beispiele von vorbildlicher Qualität herausgestellt werden. „Den 12 Kriterien liegen u.a. die wissenschaftlich begründeten Annahmen zugrunde, dass erfolgreiche Prävention eine gut definierte Zielgruppe erfordert sowie die Kenntnisse ihrer Vorstellungen und Werte. Die Zielgruppe bzw. ihre Repräsentanten sollten in die Bedarfsermittlung, Planung, Umsetzung und Evaluation einbezogen werden“ (Klemperer, 2010, S. 220). Die Kriterien umfassen die Kategorien Lebenswelt/Setting, Themen, Zielgruppe, Altersgruppe, Innovation, Nachhaltigkeit und Empowerment (genauere Ausführungen befinden sich unter http://tinyurl.com.6cfbzt). Bis heute sind mehr als 2.000 Projekte in die Datenbank aufgenommen worden und mehr als 100 erfüllen die Good-Practice-Kriterien. Die Datenbank stellt eine ausgezeichnete Quelle dar, wenn man Informationen über Maßnahmen der Prävention und Gesundheitsförderung bei sozial Benachteiligten erhalten will.

Ein weiteres Programm, das der Frühförderung von sozial benachteiligten Kindern dient, ist der Nationale Aktionsplan für ein kindgerechtes Deutschland 2005 – 2010, der vom Bundesministerium für Familie, Senioren, Frauen und Jugend im Jahre 2005 in das Leben gerufen wurde. Er umfasst sechs zentrale Handlungsfelder (BMFSFJ, 2005):

- Chancengleichheit durch Bildung
- Aufwachsen ohne Gewalt
- Förderung eines gesunden Lebens und gesunder Umweltbedingungen
- Beteiligung von Kindern und Jugendlichen
- Entwicklung eines angemessenen Lebensstandards für alle Kinder und Jugendliche
- Internationale Verpflichtungen.

Auffallend an diesen Handlungsfeldern und Handlungsstrategien ist, dass eine Verknüpfung der verschiedenen Politikbereiche und Zuständigkeiten erfolgen soll, in der auch die Gesundheit mitgedacht ist. So heißt es: „Die bestmögliche Förderung der Gesundheit ist ein zentrales Recht aller Kinder und Jugendlichen. Sie stellt eine wichtige Zielsetzung der Bundesregierung dar“ (ebd. S. 37).

Zusammenfassend zu dem Themenkomplex ‚Interventionen bei sozialer Benachteiligung und Krankheit/Gesundheit‘ kann man konstatieren, dass die

Behebung der sozialen Benachteiligung der Einbindung aller Politikfelder mit allen Lebensbereichen bedarf und somit die Entwicklung einer gesundheitsfördernden Gesamtpolitik notwendig macht. Dafür ist eine Zielgruppengerechtigkeit Voraussetzung, damit die Wirksamkeit der Maßnahmen erhöht wird. Zudem muss der Sozialraum, in dem man lebt, arbeitet und seine Freizeit verbringt, stärker berücksichtigt bzw. eingebunden werden. Mehr Vernetzung und Koordinierung aller Ansätze ist die Voraussetzung für eine gute sozialraum- und zielgruppenorientierte Prävention und Gesundheitsförderung.

Um diese Ziele umzusetzen, wird zurzeit die Entwicklung einer nationalen Strategie „Gesundheitsförderung bei sozial Benachteiligten in Deutschland" diskutiert.

☐ Zusammenfassung

- Es gibt sehr viele Studien im internationalen Raum, die die schlechtere Gesundheit von sozial Benachteiligten belegen.
- In Deutschland ist das Themenfeld noch nicht so intensiv erforscht, gewinnt aber in den letzten Jahren – insbesondere durch Forderungen und Empfehlungen des Sachverständigenrates zur Begutachtung der Entwicklung im Gesundheitswesen an Bedeutung. Generell bleiben die in Deutschland verfügbaren Studien stark der deskriptiven Ebene verhaftet, so dass bisher nur wenige Aussagen über die Ursachen und Hintergründe der sozial ungleich verteilten Gesundheitschancen gemacht werden können.
- Zusammenfassend kann man feststellen, dass sozial benachteiligte Personengruppen eine geringere Lebenserwartung, eine höhere Sterblichkeit, eine höhere Prävalenz von Krankheiten und Risikofaktoren, ein schlechteres Gesundheitsverhalten und eine geringere Beteiligung an präventiven Maßnahmen aufweisen als besser gestellte Personengruppen.
- Es existieren vielfältige Programme und Aktivitäten, um sozial Benachteiligte in Präventions- und Gesundheitsförderungsmaßnahmen einzubinden. Bislang konnte jedoch die Schere zwischen reich und arm in Bezug auf Gesundheit/Krankheit nicht deutlich verringert werden. Zudem ist häufig die Evidenz dieser Maßnahmen nicht belegt.
- Die Reduzierung der sozialen Benachteiligung und die Förderung der Gesundheit erfordert die Einbindung aller Politikfelder mit allen Le-

bensbereichen in die Maßnahmen. Es ist somit die Entwicklung einer gesundheitsfördernden Gesamtpolitik notwendig. Dafür ist eine stärkere Zielgruppen- und Sozialraumorientierung Voraussetzung, damit die Wirksamkeit der Maßnahmen erhöht wird. Mehr Vernetzung, Koordinierung und Transparenz über alle Ansätze sollte angestrebt werden.

- Um diese Ziele umzusetzen, wird zurzeit die Entwicklung einer nationalen Strategie „Gesundheitsförderung bei sozial Benachteiligten in Deutschland" diskutiert.

☐ Wichtige Schlagwörter

▶ Drifthypothese ▶ horizontale Ungleichheit ▶ Kausationshypothese ▶ Solidaritätsprinzip ▶ Sozialstaatsgebot ▶ vertikale Ungleichheit

Wichtige Schlagwörter sind im Glossar am Buchende erklärt.

☐ Wiederholungsfragen

[1] In empirischen Studien zum Zusammenhang zwischen sozialer Ungleichheit und Krankheit wird häufig das Schichtkonzept herangezogen. Welche Parameter zur Bestimmung der sozialen Schicht werden dabei benutzt?

[2] Welche Kritik wird heutzutage an dem Schichtkonzept geäußert?

[3] Welche Erklärungsansätze zum Zusammenhang zwischen Armut und Krankheit werden in der wissenschaftlichen Literatur diskutiert?

[4] Wie wird in empirischen Studien das Armutsrisiko erfasst?

[5] Definieren Sie bitte vertikale und horizontale Ungleichheit.

Lösungshinweise finden Sie im Web-Service.

☐ Literatur

Altgeld, T. (2006). Gesundheitsförderung – Eine Strategie für mehr gesundheitliche Chancengleichheit jenseits von kassenfinanzierten Wellnessangeboten und wirkungslosen Kampagnen. In: Richter, M., Hurrelmann, K. (Hrsg.). Gesundheitliche Ungleichheit. Grundlagen, Probleme, Perspektiven (s. 389–404). Wiesbaden: Verlag für Sozialwissenschaften

Babitsch, B. (2005). Soziale Ungleichheit, Geschlecht und Gesundheit. Bern: Verlag Hans Huber

Böhm, K., Tesch-Römer, C., Ziese, T. (Hrsg.) (2009). Gesundheit und Krankheit im Alter. Beiträger zur Gesundheitsberichterstattung des Bundes. Berlin

Bormann, C. (2005). Geschlechtsspezifische Aspekte zum Zusammenhang zwischen Erkrankungen und Erwerbstätigkeit mit besonderer Fokussierung auf die Arbeitslosigkeit in den alten und neuen Bundesländern Deutschlands. Regensburg: S. Roderer Verlag

Bundesanstalt für Arbeit (2011). Monatsberichte: Der Arbeits- und Ausbildungsmarkt in Deutschland. Nürnberg

Bundesministerium für Familie, Senioren, Frauen und Jugend (BMFSFJ) (2005). Nationaler Aktionsplan. Für ein kindgerechtes Deutschland 2005–2010. Berlin

Elkeles, T., Kirschner, W. (2004). Arbeitslosigkeit und Gesundheit – Interventionen durch Gesundheitsförderung und Gesundheitsmanagement – Befunde und Strategien. Gutachten für den BKK-Bundesverband. Ergebnisbericht. Neubrandenburg, Berlin: BKK-Schriftenreihe Gesundheitsförderung und Selbsthilfe, Band Nr. 3

Hollederer, A., Brand, H. (Hrsg.) (2006). Arbeitslosigkeit, Gesundheit und Krankheit. Bern. Verlag Hans Huber

Hurrelmann, K., Kolip, P. (Hrsg.) (2002). Geschlecht, Gesundheit und Krankheit. Bern: Verlag Hans Huber

Jöckel, K.H., Babitsch, B., Bellach. B.M., Bloomfield, K., Hoffmeyer-Zlotnik, J., Winkler, J. et al. (1998). Messung und Quantifizierung soziodemographischer Merkmale in epidemiologischen Studien. In: Ahrens, W., Bellach, B.M-, Jöckel, K.H. (Hrsg.). Messung soziodemographischer Merkmale in der Epidemiologie. Berlin: RKI-Schriften 1/98, S. 7–38

Klemperer, D. (2010). Sozialmedizin – Public Health. Lehrbuch für Gesundheits- und Sozialberufe. Bern: Verlag Hans Huber

Lampert, T., Kroll, L.E., Dunkelberg, A. (2007). Soziale Ungleichheit der Lebenserwartung in Deutschland. In: Aus Politik und Zeitgeschehen, 42, S. 11–18

Mackenbach, J. (2006). Health inequalities: Europe in profile. An independent expert report commissioned by the UK presidency of the EU. London

Marmot, M. (2004). The Status Syndrome. How social standing affects our health and longevity. New York: Times Books

Mielck, A. (2000). Soziale Ungleichheit und Gesundheit. Empirische Ergebnisse, Erklärungsansätze, Interventionsmöglichkeiten. Bern, Göttingen, Toronto, Seattle: Verlag Hans Huber

Mielck, A. (2005). Soziale Ungleichheit und Gesundheit. Einführung in die aktuelle Diskussion. Bern: Verlag Hans Huber

Richter, M., Hurrelmann, K. (Hrsg.) (2006). Gesundheitliche Ungleichheit. Grundlagen, Probleme, Perspektiven. Wiesbaden: Verlag für Sozialwissenschaften

RKI – Robert Koch Institut (2010). Armut und Gesundheit. GBE kompakt. Zahlen und Trends aus der Gesundheitsberichterstattung des Bundes, Nr. 5. Berlin unter www.rki.de/gbe-kompakt

RKI – Robert Koch Institut (2008). Lebensphasenspezifische Gesundheit von Kindern und Jugendlichen in Deutschland. Bericht für den Sachverständigenrat zur Begutachtung der Entwicklung im Gesundheitswesen. Beiträge zur Gesundheitsberichterstattung des Bundes. Berlin

Siegrist, J., Marmot, M. (eds.) (2006). Social inequalities in health. New evidence and policy implications. Oxford: Oxford University Press

SGB V – Sozialgesetzbuch (SGB) Fünftes Buch – Gesetzliche Krankenversicherung – vom 20. Dezember 1988. Zuletzt geändert durch Artikel 1 des Gesetzes zur Änderung krankenversicherungsrechtlicher und anderer Vorschriften vom 24. Juli 2010. Unter www.juris.de

Tiesmeyer, K., Brause, M., Lierse, M., Lukas-Nülle, M., Hehlmann, T. (Hrsg.) (2008). Der blinde Fleck. Ungleichheiten in der Gesundheitsversorgung. Bern: Verlag Hans Huber

🕮 Glossar

► Ätiologie

Unter Ätiologie wird die Krankheitsverursachung verstanden, es ist also innerhalb der Medizin und besonders der Epidemiologie die Lehre von den Ursachen von Krankheiten, wobei nicht nur medizinische Faktoren, sondern alle sozialen, psychischen etc. Faktoren gemeint sind, die zu einer Krankheit geführt haben.

► Analogpräparate

Analogpräparate sind Medikamente, die ausgehend von bereits bekannten Arzneimitteln durch geringfügige Veränderung der Zusammensetzung unter einem neuen Namen zu einem höheren Preis als neues Medikament auf den Markt gebracht werden. Häufig haben solche Medikamente keinen therapeutischen Vorteil gegenüber dem Vorläufermedikament und werden deshalb oft als „Scheininnovation" bezeichnet.

► Anwendungsorientierung

Die Gesundheitswissenschaften wollen helfen, die zentralen Probleme des Gesundheitssystems zu lösen, indem Lösungsmöglichkeiten zusammen mit der Praxis, entwickelt, umgesetzt und evaluiert werden. In der jüngsten Vergangenheit waren neben den finanziellen Problemen besonders Fragen zur bedarfsgerechten Gestaltung der Versorgung und zur stärkeren Einbeziehung des Patienten bzw. des Nutzers solcher Versorgungsleistungen von Interesse.

► Arzneimittelgesetz (AMG)

Durch das Arzneimittelgesetz wird die Herstellung, Zulassung und Abgabe von Arzneimitteln sowie die staatliche Überwachung des Arzneimittelmarktes geregelt.

► Arztregister

Um Vertragsarzt zu werden, muss ein Arzt in das Arztregister der Kassenärztlichen Vereinigung eingeschrieben sein und ein Zulassungsantrag stellen, über den im durch Krankenkassen und KV-Vertretern paritätisch besetzten Zulassungsausschuss entschieden wird. Neben der Qualifikation des Bewerbers ist auch die Bedarfssituation in der Region ein wichtiges Kriterium für die Zulassung als Vertragsarzt.

► Aut-Idem-Abgabe

Die Aut-Idem-Regelung existiert seit 2002 und verpflichtet die Apotheker, die Arzneimittelausgabe wirtschaftlich zu gestalten, d.h. bei der Abgabe eines Arzneimittels bei gleicher Wirkstoffangabe das preisgünstigere Medikament an den Patienten/Versicherten zu geben.

► Begutachtungsassessment

Ein Assessment stellt ein Instrument dar, das zur Beurteilung oder Begutachtung der Pflege- oder Rehabilitationsbedürftigkeit eingesetzt wird. Um zu vergleichbaren Resultaten zu kommen, werden Kriterien oder Indikatoren zur Bewertung festgelegt, die herangezogen werden sollen. Das können z.B. Aspekte von Mobilität, kognitiven Fähigkeiten oder Selbstversorgungsgrad sein.

► Berufliche Rehabilitation

Die berufliche Rehabilitation umfasst Maßnahmen, um bei einer eingetretenen oder drohenden Verminderung der Berufs- oder Erwerbstätigkeit eine gänzliche Erwerbsminderung zu vermeiden. Sie zielt auf eine berufliche Wiedereingliederung und die Teilhabe am Arbeitsleben (LTA) ab. Die Leistungen betreffen Hilfen zur Erhaltung oder Erlangung eines Arbeitsplatzes, Berufsvorbereitungen, berufliche Anpassung, Ausbildung und Weiterbildung, Gründungszuschuss bei Aufnahme einer selbständigen Tätigkeit, Eingliederungszuschüsse für Arbeitgeber oder Leistungen in einer anerkannten Werkstatt für behinderte Menschen.

► Bevölkerungsbezug

Im Gegensatz zur Medizin, die die erkrankte Person bzw. den Patienten in den Fokus der Behandlung nimmt, konzentriert sich Public

Health auf ganze Bevölkerungen bzw. Bevölkerungsgruppen. Fragen nach der Verteilung gesundheitlicher Belastungen, Risiken und gesundheitlicher Ressourcen auf verschiedene Bevölkerungsgruppen, nach den Gründen und Einflussfaktoren für sozial ungleich verteilte Gesundheitschancen, nach den Ansatzpunkten und Chancen für die Gesunderhaltung sind die Themen von Public Health

► Biomedizinisches Krankheitsmodell

Das biomedizinische Krankheitsmodell ist heute für die Arbeit in der Medizin und in fast allen Bereichen der gesundheitlichen Versorgung der westlichen Welt bestimmend. Dabei steht die Frage nach den Ursachen und der Behandlung einer Krankheit im Mittelpunkt des Denkens und Handelns. Im Rahmen des biomedizinischen Modells wird von einer einfachen Kausalität ausgegangen, indem gefragt wird: Welcher Keim, welches Virus oder Bakterium löst die Krankheit aus? (Pathogenese). Es wird also ein eindeutiger Zusammenhang zwischen einem krankheitsauslösenden, ursächlichen Faktor und der Erkrankung angenommen. Ferner wird davon ausgegangen, dass Krankheiten typische äußere Zeichen (Symptome) haben und daher durch medizinisch geschultes Personal erkannt werden können. Krankheiten haben beschreibbare und vorhersagbare Verläufe, die sich ohne medizinische Intervention verschlimmern können.

► Bruttoinlandsprodukt (BIP)

Das Bruttoinlandprodukt wird als Maß für das gesamtwirtschaftliche Ergebnis einer Volkswirtschaft herangezogen. Alle wirtschaftlichen Leistungen, die innerhalb eines Jahres im Inland erbracht wurden, werden darunter subsumiert.

► Bundes-Gesundheitssurvey (BGS)

Der Bundes-Gesundheitssurvey ist eine bevölkerungsweite Erhebung an einer repräsentativen Stichprobe. Die Daten aus dem Bundes-Gesundheitssurvey umfassen Informationen über die Gesundheit und das Gesundheitsverhalten der deutschen Bevölkerung. Diese Informationen können in Beziehung zu sozio-demographischen Variablen gesetzt werden, so dass z.B. Aussagen über die gesundheitlichen Ressourcen für vulnerable, bildungsferne Gruppen gemacht werden können, die dann wiederum für die Planung gesundheitspolitischer Maßnahmen genutzt werden können. Ein weiterer Vorteil eines Gesundheitssurvey ist, dass Informationen zur Häufigkeit, mit der bestimmte Krankheiten, Risikofaktoren, Beschwerden und gesundheitsrelevante Lebensbedingungen vorkommen, sowie über die Inanspruchnahme von gesundheitlichen Versorgungsleistungen in Abhängigkeit von Alter, Geschlecht und weiteren Einflussgrößen dargestellt werden können..

Der Bundes-Gesundheitssurvey wurde 1998 zum ersten Mal als Querschnittserhebung durchgeführt, zur Zeit werden zum zweiten Mal Daten erhoben, die auch ein Längsschnitt-Design beinhalten.

► Bundesversicherungsamt (BVA)

Das Bundesversicherungsamt ist eine selbständige Behörde im Geschäftsbereich des Bundesministeriums für Arbeit und Soziales. Als Rechtsaufsichtsbehörde erfüllt sie Aufgaben für die Renten-, Unfall-, Kranken- und Pflegeversicherung.

► Coping

Coping umfasst das Verhalten zur Bewältigung von Krankheiten und gesundheitlichen Belastungen. Es geht also um Strategien, die eine Person zur Auseinandersetzung mit diesen Belastungen entwickelt hat und einsetzt.

► Deckelung

Unter Deckelung wird eine Begrenzung der Ausgaben im ambulanten Sektor durch eine Fixierung eines festen Budgets für die medizinischen Versorgung der Versicherten für einen Zeitraum, das die kassenärztlichen Vereinigungen von den Krankenkassen erhalten, verstanden.

▶ Disease Management Programm (DMP)

Mit einem DMP oder auch strukturierten Behandlungsprogramm sollen Evidenz basierte, also auf dem gesicherten Kenntnisstand der medizinischen Wissenschaft beruhende, (in Form von Leitlinien) klar strukturierte Vorgaben zur Behandlung und medizinischen Betreuung der Patienten mit bestimmten Krankheiten umgesetzt werden. Bisher wurden DMP's für Brustkrebs, Diabetes mellitus Typ I und II, COPD, Asthma bronchiale und koronare Herzkrankheit entwickelt und implementiert.

▶ Drifthypothese

Hierbei handelt es sich um einen Ansatz zur Erklärung des Zusammenhangs zwischen sozialer und gesundheitlicher Ungleichheit. Er wird auch als Selektionshypothese bezeichnet und besagt, dass Krankheit arm macht oder eine niedrige oder schlechte soziale Lage bewirkt.

▶ Duale Finanzierung der Krankenhäuser

Im stationären Sektor ist in Deutschland die duale Finanzierung vorgesehen, d. h. die Investitionskosten werden über Steuermittel von den Ländern getragen, die Betriebskosten werden durch die Leistungsentgelte der Patienten bzw. deren Krankenversicherungen finanziert.

▶ Edukative Verfahren

In der primären Prävention werden in Deutschland hauptsächlich edukative Verfahren eingesetzt, d. h. durch erzieherische Maßnahmen, wie z.B. Kursangebote zur Raucherentwöhnung, Abnahmeprogramme, Stressbewältigungskurse oder Suchtberatungsangebote, soll das Verhalten des Individuums verändert werden. Inhaltlich beziehen sich diese Programme im Wesentlichen auf die kardiovaskulären Risikofaktoren, wie Übergewicht, sportliche Inaktivität, Hypertonie, Hypercholesterinämie, Stress, Diabetes und Rauchen.

▶ Effektivität

Die Effektivität ist ein Parameter zur Qualitätsbeurteilung, um die Wirksamkeit einer Maßnahme unter Alltagsbedingungen darzustellen. In der Medizin hat dieser Begriff im Rahmen der Bemühungen um evidenzbasierte Therapie- und Versorgungsformen an Bedeutung gewonnen. Es geht also um die Bewertung von Nutzen und Schaden von medizinischen Interventionen, d.h. die Frage, ob die beabsichtigte Wirkung einer Intervention erzielt wurde, steht im Mittelpunkt des Erkenntnisinteresses.

▶ Effizienz

Die Bestimmung der Effizienz setzt die Beurteilung der Wirksamkeit voraus und berücksichtigt neben der Wirksamkeit auch den Aufwand, der zur Zielerreichung eingesetzt wurde. Es geht also um das Verhältnis von Kosten und Nutzen, um die Wirtschaftlichkeit abzuschätzen.

▶ Einheitlicher Bewertungsmaßstab (EBM)

Der Einheitliche Bewertungsmaßstab ist das Verzeichnis aller abrechnungsfähigen vertragsärztlichen Leistungen, die in Form von Punkten bzw. seit 2009 in Euro-Beträgen ausgedrückt werden. Am Ende eines Quartals reicht der niedergelassene Arzt eine Dokumentation seiner für einen Patienten erbrachten Leistungen bei der KV ein. Nach Prüfung dieser Leistungsabrechnung durch die KV erfolgt eine Vergütung der anerkannten Leistungen in Form eines ärztlichen Honorars.

▶ Elektronische Gesundheitskarte (eGK)

Durch die elektronische Gesundheitskarte (eGK) soll die bisherige Krankenversicherungskarte abgelöst werden. Man verspricht sich mit der elektronischen Gesundheitskarte mit Hilfe des eingefügten Mikroprozessorchips mehr Transparenz, eine bessere Abstimmung und Koordination der Leistungserbringer, eine Vermeidung von Doppeluntersuchungen und –verordnungen von Arzneimitteln und somit mehr Effizienz.

► Epidemiologie

Epidemiologie beschäftigt sich mit der Verteilung und den Determinanten von Risikofaktoren und Krankheitshäufigkeiten in menschlichen Populationen. Epidemiologie stellt die Bearbeitung von Fragen aus dem Bereich der Medizin, der Gesundheitssystemforschung und der Gesundheitswissenschaften mit Methoden der empirischen Sozialforschung und Statistik dar. Es wird zwischen deskriptiver (beschreibender) und analytischer Epidemiologie unterschieden.

► Ergotherapie

Bei ergotherapeutischen Maßnahmen handelt es sich um komplexe, aktivierende und handlungsorientierte Maßnahmen, um motorische, sensorische, psychische und kognitive Störungen auszugleichen.

► Fallpauschalen (Diagnose Related Groups – DRG)

Bei einer Fallpauschale handelt es sich um eine Honorierungsform, bei der alle anfallenden Leistungen zur Behandlung einer Erkrankung je Fall durch eine Pauschale abgegolten werden. Sowohl im stationären als auch im ambulanten Sektor ist diese Vergütungsform seit einigen Jahren etabliert worden, um eine wirtschaftliche Mittelverwendung anzuregen.

► Gemeinsamer Bundesausschuss (G-BA)

Der Gemeinsame Bundesausschuss ist im Jahre 2002 als oberstes Gremium der gemeinsamen Selbstverwaltung von Ärzteschaft und Gesetzlichen Krankenversicherungen eingerichtet worden. Er gibt Empfehlungen zum Leistungskatalog der GKV bei nicht-medikamentösen Therapien und hat weitgehende Befugnisse im Bereich der Arzneimittelregulierung und der Qualitätssicherung im Gesundheitssystem. Das BMG überprüft die vom G-BA gemachten Empfehlungen und Beschlüsse im Hinblick auf die Rechtssicherheit, die dann bei positiver Bewertung im Bundesanzeiger als Richtlinien publiziert werden.

► Gesetzliche Krankenversicherung (GKV)

Im Krankheitsfall sind die meisten Menschen in Deutschland durch die Gesetzliche Krankenversicherung abgesichert. Sie übernimmt staatliche Aufgaben, indem sie die Daseinsvorsorge im Krankheitsfall sicherstellt. Ihre Hauptaufgaben sind in der Erhaltung und Wiederherstellung der Gesundheit der Versicherten sowie in der Aufklärung und Beratung über gesunde Lebensverhältnisse begründet. Die Gesetzliche Krankenversicherung ist in 7 Kassenarten mit vielen einzelnen Krankenkassen unterteilt.

► Gestaltungsprinzipien der sozialen Sicherung

Zu den Gestaltungsprinzipien der Sozialen Sicherung zählen das Versicherungs-, das Versorgungs- und das Fürsorgeprinzip.

► Gesundheit

Entsprechend der Weltgesundheitsorganisation (WHO) wird Gesundheit als einen Zustand vollkommenen körperlichen, psychischen und sozialen Wohlbefindens definiert. Gesundheit ist stark von persönlichen und kulturellen Bedingungen geprägt, vom Alter abhängig und wenig stabil über die Zeit. Darum geht man heutzutage davon aus, dass Gesundheit keinen statischen Zustand, sondern ein Kontinuum mit den Polen Gesundheit und Krankheit darstellt, das sich entsprechend der Lebenssituation eines Menschen ständig verändern kann. Eine allgemeinverbindliche Definition von Gesundheit existiert nicht, sondern ein Nebeneinander von verschiedenen Erklärungsansätzen, die unterschiedliche Auswirkungen auf das Gesundheitssystem haben.

► Gesundheitsberichterstattung

Die Gesundheitsberichterstattung liefert Daten über die gesundheitliche Lage der Bevölkerung, Gesundheitsprobleme und Krankheiten, Gesundheitsverhaltensweisen und Inanspruchnahmeraten zu medizinischen Leistungen. Ferner werden die Ressourcen der Krankheitsversorgung sowie

Ausgaben und Kosten erfasst. Die Daten stehen auf Bundes-, Länder- und teilweise kommunaler Ebene zur Verfügung.

▶ Gesundheitsberufe

Zu den Gesundheitsberufen zählen Mediziner, Pflegekräfte, Physio- und Ergotherapeuten, Logopäden, Hebammen etc.

▶ Gesundheitspolitik

Die politischen Aktivitäten zur Gewährleistung und Gestaltung einer sachgerechten Gesundheitsversorgung werden als Gesundheitspolitik bezeichnet. Dazu zählen auch die Anstrengungen, die auf die Gesundheit von Individuen oder sozialen Gruppen Einfluss nehmen – gleich ob sie die Gesundheit fördern, erhalten, (wieder)herstellen oder auch nur die individuellen und sozialen Folgen von Krankheit lindern.

▶ Gesundheitsstrukturgesetz

Das Gesundheitsstrukturgesetz trat zum 1. Januar 1993 in Kraft und beinhaltete wichtige Veränderungen zur Kostendämpfung im Gesundheitswesen, wie die sektorale Budgetierung, die Reform der Krankenhausfinanzierung in Richtung einer pauschalierten, verweildauerunabhängigen Vergütung und die Reform der GKV in Richtung von mehr Wettbewerb und Wahlfreiheit für den Versicherten.

▶ Gesundheitsverhalten

Mit Gesundheitsverhalten werden die Verhaltensweisen bezeichnet, die sich auf die Erhaltung der Gesundheit positiv auswirken, z.B. sportliche Aktivität. Häufig werden aber auch gesundheitsschädliche Verhaltensweisen, wie Rauchen, exzessiver Alkoholkonsum, zu kalorienhaltiges oder falsches Essen unter Gesundheitsverhalten subsumiert.

▶ Gesundheitszufriedenheit

Die Gesundheitszufriedenheit stellt einen wichtigen Parameter zur vergleichenden Bestimmung des Gesundheitszustandes von Bevölkerungsgruppen dar und ist relativ unkompliziert abzufragen. Aus diesem Grund wird sie häufig in empirischen Studien erfasst. In der Regel wird sie im Rahmen der Erfassung der gesundheitsbezogenen Lebensqualität mit abgefragt.

▶ Gratifikationsmodell

Das Gratifikationsmodell ist ein Konzept, das von Siegrist zur Erklärung der Entstehung von Herz-/Kreislaufkrankheiten entwickelt wurde. Es geht davon aus, dass ein Zusammenhang besteht zwischen dem Risiko für das Auftreten einer Herz-/Kreislaufkrankheit und der Kombination aus hohen Anforderungen (Aufwänden) und niedrigen Belohnungen (Erträgen). Unter Anforderung oder Aufwand werden nicht nur Arbeitsbelastungen verstanden, sondern auch die individuelle Bereitschaft, sich zu verausgaben bzw. mit anderen zu konkurrieren. Erträge oder Belohnungen umfassen nicht nur materielle Faktoren, sondern auch Anerkennung durch Andere oder Verbesserungen in der beruflichen Situation

▶ Hausarztmodell

Im Hausarztmodell soll der niedergelassene Hausarzt der erste Ansprechpartner bei einem medizinischen Problem sein, der die weiteren notwendigen medizinischen Leistungen in Diagnostik, Therapie und Pflege koordiniert und veranlasst. Er fungiert damit als Lotse im Versorgungssystem und dokumentiert und bewertet die wesentlichen Behandlungsdaten, Befunde und Berichte.

▶ Health Belief Modell

Nach diesem Modell wird die Wahrscheinlichkeit, eine Krankheit zu bekommen, von Verhaltensweisen beeinflusst, die sowohl das Risiko erhöhen als auch reduzieren können.

Die Erkennbarkeit des Nutzens und der Effektivität des eigenen präventiven Verhaltens, die Bewertung der Gefährlichkeit der Erkrankung und des objektiven Schweregrades der Erkrankung, die subjektive Bewertung der persönlichen Gefährdung und Krankheitsanfälligkeit, die Wahrnehmung eigener Einschränkungen und Barrieren, die durch das präventive Verhalten bedingt sind und der Glaube an den Nutzen und die Wirksamkeit einer bestimmten Handlung sind wichtige Einflussgrößen für die Bereitschaft zur Verhaltensänderung.

► horizontale Ungleichheit

Mit horizontaler Ungleicheit wird die Unterteilung der Bevölkerung nach Merkmalen wie Alter, Geschlecht, Familienstand, Zahl der Kinder, Größe des Wohnortes oder Nationalität bezeichnet und beinhaltet keine hierarchische Differenzierung.

► ICD – International Classification of Diseases

Die Internationale Klassifikation von Krankheiten wird von der WHO herausgegeben, um eine einheitliche Verschlüsselung der Diagnosen – insbesondere bei Todesursachen – zu ermöglichen. In Deutschland findet die ICD Anwendung neben der Mortalitätsstatistik in der Krankenhausstatistik und teilweise auch im ambulanten Bereich.

► ICF – International Classification of Functioning, Disability and Health

Die ICF ist ebenfalls von der WHO entwickelt worden. Mit ihr sollen die aktuelle Funktionsfähigkeit eines Menschen und seine Beschwerden erfasst werden. Ebenso geht es um die Teilhabe/Partizipation des Menschen an den Aktivitäten des täglichen Lebens, die z.B. durch eine Behinderung eingeschränkt sein kann. Im IX. Sozialgesetzbuch, das die Rehabilitation und Teilhabe behinderter Menschen regelt, wird auf die ICF zurückgegriffen.

► Institut für Arzneimittel und Medizinprodukte (BfArM)

Das BfArM hat die Aufgabe der Bewertung und Sammlung neuer Erkenntnisse zu Arzneimittelrisiken bzw. von unerwünschten Arzneimittelwirkungen.

► Institut für Qualität und Wirtschaftlichkeit im Gesundheitswesen (IQWiG)

Das IQWiG wurde im Jahre 2004 als fachlich unabhängiges wissenschaftliches Institut des Gemeinsamen Bundesausschusses gegründet. Das Aufgabenspektrum beinhaltet die Beurteilung der Notwendigkeit, Zweckmäßigkeit und Wirtschaftlichkeit von Arzneimitteln, nichtmedikamentösen Behandlungsmethoden, Verfahren der Diagnose und Früherkennung sowie Behandlungsleitlinien und Disease Management Programmen auf der Grundlage von wissenschaftlichen Studien (Evidenzbasierung) für die GKV.

► Integrierte Versorgung

Die interdisziplinäre und sektorübergreifende Kooperation aller Behandlungsinstitutionen wird als Integrierte Versorgung bezeichnet. Es handelt sich also um eine Leistungsanbietergemeinschaft. Damit soll die Qualität der Versorgung gesteigert und Behandlungskosten durch eine bessere Koordinierung und Vermeidung von Doppeluntersuchungen reduziert werden.

► Inzidenz

Die Inzidenz ist ein Maß der Epidemiologie und bezeichnet die Neuerkrankungsrate innerhalb eines definierten Zeitraums. Die neu erkrankten Fälle werden zur Bildung einer Inzidenzrate in Beziehung zu dem Teil der Bevölkerung unter Risiko gesetzt, um somit z.B. Veränderungen zu verschiedenen Zeiträumen vergleichen zu können.

► Kariesprävalenz

Häufigkeit des Vorkommens von Karieserkrankungen bzw. kariösen Zähnen.

► Kassenärztliche Vereinigung (KV)

Eine Kassenärztliche Vereinigung übernimmt zentrale Aufgaben in der ambulanten ärztlichen Versorgung. Als Körperschaft des öffentlichen Rechts nimmt sie staatliche Aufgaben im Rahmen des Sicherstellungsauftrages und der Gewährleistungspflicht wahr, agiert aber auch als Institution der Interessenvertretung. Sie ist der wesentliche Verhandlungspartner mit den gesetzlichen Krankenkassen bei der Aushandlung von Verträgen und Vergütungen.

► Kausationhypothese

Hierbei handelt es sich um einen Ansatz zur Erklärung des Zusammenhangs zwischen sozialer und gesundheitlicher Ungleichheit. Er besagt, dass Armut oder eine niedrige oder schlechte soziale Lage krank macht.

▶ Kohärenzsinn/Kohärenzgefühl

In der Theorie zur Salutogenese von Antonovsky stellt der Kohärenzsinn (sense of coherence) ein zentrales Element dar. Das Kohärenzgefühl gilt als eine globale Orientierung oder Grundhaltung eines Individuums gegenüber der Welt und dem Leben. Es stellt ein Gefühl des Zusammenhalts, des Verankertseins, der Verstehbarkeit, der Handhabbarkeit und der Sinnhaftigkeit des Lebens dar. Es meint die Überzeugung eines Menschen, dass Schwierigkeiten lösbar sind, dass man das Leben als sinnvoll erachtet, dass es sich lohnt, Energien in die Lösung von Problemen zu investieren. „Je mehr es einer Person gelingt, die Welt als zusammenhängend und sinnvoll zu erleben und Krisen zu meistern, desto mehr Gesundheit und Gesundung wird möglich".

▶ Kontrahierungszwang

Die gesetzlichen Krankenkassen sind per Gesetz gezwungen, alle der Versicherungspflicht unterworfenen Personen unabhängig von der Krankengeschichte aufzunehmen.

▶ Kostenerstattungsprinzip

Medizinische Leistungen, die nicht als Sachleistung gewährt werden, sondern für die man eine Rechnung erhält und als Vorleistung bezahlen muss, fallen unter das Kostenerstattungsprinzip.

Nach Bezahlung der Rechnung reicht man diese zwecks Erstattung bei der Versicherung ein und erhält die verauslagten Kosten erstattet. Dieses Prinzip gilt in der privaten Krankenversicherung.

▶ Kosten-Minimierungs-Analyse

Bei der Kosten-Minimierungsanalyse werden die Nettokosten von zwei oder mehr Behandlungsalternativen mit gleicher Wirksamkeit verglichen, um die kostengünstigste Behandlungsform zu ermitteln, z.B. bei Arzneimitteln.

▶ Kosten-Nutzen-Analyse

Die Kosten-Nutzen-Analyse stellt die klassische Form einer ökonomischen Evaluation dar. Sämtliche Kosten und der gesamte Nutzen eine Maßnahme werden in Geldeinheiten dargestellt und bewertet.

▶ Kosten-Nutzwert-Analyse

Die Kosten-Nutzwert-Analyse geht von der Bewertung des Erfolges einer Maßnahme durch den Patienten aus. Aus unterschiedlich dimensionierten Ergebnisgrößen werden Nutzwerte ermittelt, die den Kosten gegenüber gestellt werden.

▶ Kostenträger

Unter Kosten- oder Leistungsträger werden die Institutionen verstanden, die die Vergütung der erbrachten Leistungen gewährleisten müssen. In der GKV sind das im Wesentlichen die Krankenkassen.

▶ Kosten-Wirksamkeits-Analyse

Die Bewertung des Erfolges einer Maßnahme, der Wirksamkeit, wird nicht in monetären Einheiten vorgenommen. Dem messbaren Erfolg werden die Kosten gegenübergestellt.

▶ Krankenhausbedarfsplan

Die Krankenhausbedarfsplanung ist Aufgabe der Länder und beinhaltet die Planung des Bedarfs an stationären, von den Ländern vorzuhaltenden Versorgungsleistungen für einen bestimmten Zeitraum (meistens ein Kalenderjahr) entsprechend der Morbiditätslast und den Gesundheitsrisiken in einer Region.

▶ Krankenrolle

Die Krankenrolle ist von Parsons in seiner soziologischen Theorie entwickelt worden. Parsons geht davon aus, dass jeder Mensch verschiedene Rollen in der Gesellschaft wahrnimmt und erfüllen muss, da sonst das soziale System nicht funktionieren kann. Ist eine Person erkrankt, kann sie die normalen Rollen nicht mehr erfüllen, ist also nicht leistungsfähig und nimmt die Krankenrolle ein. Der Medizin kommt in diesem Modell eine wichtige Aufgabe zu: sie legitimiert durch die Krankschreibung die Nichteinhaltung der normalen Rollenverpflichtung. Die Krankenrolle entbindet den kranken Menschen von seinen üblichen Verpflichtungen; er ist damit für seine Krankheit nicht verantwortlich. Gleichzeitig hat aber der Kranke die Verpflichtung, möglichst schnell wieder gesund zu werden und dafür fachkundige Hilfe aufzusuchen.

▶ Lebenserwartung

Unter Lebenserwartung wird der Zeitraum verstanden, den ein Mensch von seiner Geburt an (oder einem späteren Zeitpunkt) leben würde, wenn sich die aktuellen Sterberisiken nicht verändern würden. Zur Berechnung werden Sterbetafeln herangezogen, die kontinuierlich auf den neuesten Stand gebracht werden.

▶ Lebenslage

Die Lebenslage bezeichnet alle möglichen Einflussfaktoren (u.a. auf die Gesundheit), die durch die Lebenssituation bestimmt sind.

▶ Lebensstile

Lebensstile werden als regelmäßig wiederkehrende Verhaltensweisen, Interaktionsmuster oder Einstellungen definiert. Lebensstile sind das Produkt des komplexen Zusammenwirkens von Verhaltensweisen, Einstellungen und sozialstrukturellen Bedingungen (gruppentypische Muster der Lebensführung).

▶ Leistungsdynamisierung

Seit Einführung der Pflegeversicherung vor mehr als 10 Jahren sind die Leistungen der Sozialen Pflegeversicherung trotz Lohnsteigerungen und Inflation konstant geblieben. Dies führt zu einer Reduzierung der Kaufkraft der Leistungen. Um hier eine Anpassung an die realen Lohnsteigerungen vorzunehmen und die Kaufkraft zu erhalten, wird zukünftig eine Dynamisierung entsprechend der Lohnentwicklung und der Inflation vorgenommen.

▶ Leistungskatalog der GKV

In dem Leistungskatalog sind alle die Maßnahmen und Leistungen zusammengefasst, die durch die Krankenkassen finanziert werden und auf die der Versicherte aufgrund seiner Mitgliedschaft in einer Krankenkasse Anspruch hat.

▶ Leitlinie

Leitlinien sind Behandlungsempfehlungen und Entscheidungshilfen für die Beratung und Behandlung des Patienten bei speziellen Krankheiten. Sie richten sich an professionelle Mitarbeiterinnen und Mitarbeiter im Gesundheitswesen, um die Behandlungsqualität nach den Grundsätzen der evidenzbasierten Medizin zu verbessern. Sie beruhen auf aktuellen wissenschaftlichen Erkenntnissen zur Diagnostik und Therapie einer Erkrankung und in der Praxis bewährten Verfahren. Im Gegensatz zu Richtlinien sind Leitlinien nicht rechtswirksam.

▶ Logopädie

Die Logopädie wird zur Behebung von Störungen der Stimme und des Sprechens eingesetzt. Bei logopädischen Maßnahmen handelt es sich im Wesentlichen um Sprechtherapie, Atem- oder Entspannungsübungen.

▶ Medizin

Die Medizin ist eine Grundlagenwissenschaft der Gesundheitswissenschaften. Sie legt ihren Fokus auf die Vorbeugung, Erkennung und Behandlung von kranken Menschen, um die Gesundheit der Patienten wiederherzustellen. Medizinische Tätigkeiten werden vor allem von Ärzten, aber auch von weiteren Gesundheitsberufen ausgeführt.

▶ Medizinische Rehabilitation

Die medizinische Rehabilitation dient der Verminderung von Gesundheitsschäden durch physio- oder ergotherapeutische Maßnahmen, ärztliche Behandlung, Bewegungstherapie, psychologische Beratung, Patientenschulungen, sozialrechtliche Beratung o. ä. Die Anschlussheilbehandlung, die sich möglichst nahtlos an eine Krankenhausbehandlung anschließen soll, ist eine organisatorische Sonderform der medizinischen Rehabilitation.

▶ Medizinische Versorgungszentren (MVZ)

Ein medizinisches Versorgungszentrum nimmt an der ambulanten, vertragsärztlichen Versorgung teil. Es stellt eine fachübergreifende Einrichtung unter ärztlicher Leitung dar, in der mindestens zwei Ärzte unterschiedlicher Fachrichtung als Vertragsärzte arbeiten. Damit soll eine möglichst umfassende ambulante Versorgung möglichst ohne Brüche in der Behandlungskette sichergestellt werden.

▶ Medizinischer Dienst der Krankenversicherung (MDK)

Der MDK arbeitet für die Gesetzliche Krankenversicherung als Begutachtungs- und Beratungsinstanz. Er übernimmt gutachterliche Tätigkeiten in Bezug auf den Leistungsbezug der Versicherten, die Beurteilung von Pflege- und Rehabilitationsbedürftigkeit und notwendiger Maßnahmen sowie die Sicherstellung des Behandlungserfolges.

▶ Multidisziplinarität

Da in den Gesundheitswissenschaften vielfältige Themen bearbeitet werden, die nicht von einer Profession alleine fachkundig gelöst werden können, ist die Kooperation von unterschiedlichen Disziplinen, wie die Epidemiologie, Medizin; Soziologie, Psychologie, Pädagogik, Politikwissenschaft etc. notwendig, um die jeweiligen fachwissenschaftlichen Zugänge zur Lösung der Probleme zu berücksichtigen. Ein solches Vorgehen bezeichnet man als Multidisziplinarität. Die Kooperation gestaltet sich aber in der Praxis aufgrund unterschiedlicher wissenschaftlicher Traditionen, Ansatzpunkte und Denkmuster sowie unterschiedlicher Kommunikationsstile und –kulturen oft als schwierig.

▶ Multimorbidität

Unter Multimorbidität wird das gleichzeitige Auftreten von mehreren Krankheiten und Funktionseinbußen verstanden. Mit zunehmendem Alter verstärkt sich das Problem der Multimorbidität.

▶ Mundgesundheit

Unter Mundgesundheit versteht man die uneingeschränkte Funktionalität und Entzündungs- bzw. Beschwerdefreiheit aller Organe der Mundhöhle, also der Zähne, des Zahnhalteapparates, der Schleimhäute, der Zunge, der Kiefergelenke und der Speicheldrüsen.

▶ Öffentlicher Gesundheitsdienst (ÖGD)

Der Öffentliche Gesundheitsdienst hat verschiedene Aufgaben, wie Schutz der Bevölkerung vor Krankheiten durch Maßnahmen gegen Infektionen und für mehr Hygiene, Durchführung von Präventionsmaßnahmen, Gesundheitsberichterstattung, Kontrolle nachgeordneter Behörden oder Beratung und Aufklärung der Öffentlichkeit. Die Aufgaben sind durch Landesgesundheitsgesetze festgelegt.

▶ Ottawa-Charta der WHO

Die Ottawa-Charta ist von der WHO im Jahre 1986 als Handlungsstrategie für die Gesundheitsförderung verabschiedet worden. In ihr sind drei Handlungsstränge für die Gesundheitsförderung formuliert: Interessen vertreten, befähigen und ermöglichen und vermitteln und vernetzen. Im Wesentlichen geht es um ein aktives, anwaltschaftliches Eintreten, um Herstellung von Chancengleichheit, Selbstbestimmung, Verwirklichung des größtmöglichen Potenzials, Entfaltung von praktischen Fertigkeiten sowie die Einbeziehung von allen Verantwortlichen in Bezug auf Gesundheit.

▶ Outcome

Outcome bezeichnet das Ergebnis nach einer Intervention und wird als wichtiger Parameter von Evaluationen angesehen. In der Medizin kann ein Outcome z.B. die Veränderung der Lebensqualität, die Reduktion von Cholesterinwerten oder die Vermeidung von Tumor-Rezidiven sein. Zur Festlegung der Wirksamkeit einer Intervention ist der Outcome ein wichtiges Maß.

► Parodontalerkrankungen

Das sind Erkrankungen des Zahnhalteapparates, die zu den Infektionskrankheiten zählen. Sie führen häufig zu Zahnverlust. Auslöser sind in der Lebensweise, wie z.B. dem Alkoholkonsum, dem hohen Zuckerverzehr und dem Rauchverhalten, zu sehen.

► Pflegebedarf

Unter Pflegebedarf versteht man die Summe der Tätigkeiten, bei denen eine teilweise oder vollständige Unterstützung einer Person durch Dritte erforderlich (SGB XI, § 14 ff) ist; die Hilfebedürftigkeit muss mindestens 6 Monate andauern. Zur Feststellung des individuellen Pflegebedarfs muss ein Antrag bei der Pflegeversicherung gestellt werden, der durch den Medizinischen Dienst der Krankenversicherung (MDK) nach festgelegten Kriterien, die in der Begutachtungsrichtlinie (BRi) festgeschrieben sind, begutachtet werden muss.

► Pflegebedürftigkeit

Nach dem Pflegeversicherungsgesetz (SGB XI) ist derjenige pflegebedürftig, der aufgrund von Krankheit oder Behinderung bei gewöhnlichen und regelmäßig wiederkehrenden Verrichtungen des täglichen Lebens voraussichtlich für mindestens 6 Monate in erheblichem oder höherem Maße Hilfe benötigt. Dies wird im Rahmen einer Begutachtung durch den MDK mit Hilfe von Pflegebedürftigkeits-Richtlinien festgestellt.

► Pflegestützpunkt

Nach dem Pflege-Weiterentwicklungsgesetz sollen zum 1.1.2009 flächendeckend in Deutschland Pflegestützpunkte wohnortnah eingerichtet werden. Sie haben die Aufgabe, Pflegebedürftige und deren Angehörige in Bezug auf Fragen zur Pflege zu beraten und zu unterstützen. Im Sinne des Case-Management sollen in den Pflegestützpunkten Auskunft und Beratung in sämtlichen pflegerischen Belangen, die Koordinierung der regionalen Versorgungs- und Unterstützungsangebote sowie die Vernetzung abgestimmter pflegerischer Versorgungs- und Betreuungsangebote vorgenommen werden.

► Pflegeversicherung

Im Jahre 1994 wurde ein Pflegeversicherungsgesetz (PflegeVG)verabschiedet, das ab dem Jahre 1995 die Einführung einer gesetzlichen Pflegeversicherung nach dem Modell der Krankenversicherung für Deutschland vorsah. Die Pflegeversicherung betrifft alle krankenversicherten Bürger und Bürgerinnen. Wenn man Pflichtmitglied einer Krankenkasse ist, wird man Mitglied der Pflegekasse dieser Krankenkasse (Soziale Pflegeversicherung; SPV), ist man jedoch freiwillig in einer gesetzlichen oder privaten Krankenkasse versichert, kann man zwischen der sozialen und der privaten Pflegeversicherung (PPV) wählen. Die soziale Pflegeversicherung gewährt ihren Versicherten Dienst-, Sach- und Geldleistungen für die Grundpflege und hauswirtschaftliche Versorgung bei Nachweis einer vom MDK attestierten Pflegebedürftigkeit.

► Podologie

Die Podologie dient der Behandlung von krankhaften Veränderungen des Fußes, wie sie z.B. bei einer Diabetes-Erkrankung auftreten können.

► Prävalenz

Die Prävalenz ist eine Kennziffer der Epidemiologie, mit der die Häufigkeit von Ereignissen, wie Krankheiten, Beschwerden oder Risikofaktoren, für einen bestimmten Zeitpunkt oder Zeitraum ausgedrückt wird. Die Angabe der Betroffenen z.B. von einer Krankheit wird in Bezug zur Anzahl derjenigen, die diese Krankheit hätten bekommen können, in der Regel zur Bevölkerung gesetzt.

► Prävention

Prävention meint die Vorbeugung bzw. Verhinderung von Krankheiten, Beschwerden und Risikofaktoren. Es wird unterschieden zwischen Primärprävention, d.h. die Verhinderung des erstmaligen Auftretens und Krankheiten und Risikoverhalten, Sekundärprävention, d.h. die Krankheitsfrüherkennung, und Tertiärprävention, d.h. die Rehabilitation bzw. die Verhütung einer Verschlimmerung einer Krankheit bzw. die

Vorbeugung von Folgeerkrankungen. Ferner wird zwischen Verhaltens- und Verhältnisprävention unterschieden.

▶ Praxisgebühr

Jeder GKV-Versicherte ist beim ersten Arztbesuch in einem Quartal verpflichtet, eine Praxisgebühr von 10 Euro zu bezahlen, sofern es sich nicht um eine Vorsorgeuntersuchung handelt. Wird der Besuch eines weiteren Arztes in dem Quartal notwendig, ist dieser ohne Bezahlung der Praxisgebühr möglich, wenn eine Überweisung durch den ersten Arzt erfolgt.

▶ Prothetik

In der Medizin umfasst die Prothetik die Entwicklung und Herstellung von künstlichem Ersatz von verlorenen Körperteilen oder Organen (Prothesen). Dabei kann es sich um künstliche Gliedmaßen, wie Arm oder Bein, Hüftgelenke o.ä. handeln. In der Zahnmedizin geht es schwerpunktmäßig um die orale Rehabilitation bei fehlenden Zähnen und dem umfangreichen Verlust von Kiefer- und Gesichtsteilen.

▶ Public Health

Public Health ist der englische Begriff für Gesundheitswissenschaften. Er wird auch häufig mit öffentlicher Gesundheit gleich gesetzt.

▶ Qualitätssicherung

Zur Sicherstellung einer hohen Qualität von Maßnahmen oder Leistungen werden Aktivitäten initiiert, die als Qualitätssicherung oder Qualitätsmanagement bezeichnet werden. Darunter versteht man einen Prozess, der insbesondere die Planung, Initiierung, Koordinierung, Evaluation und Berichterstattung über Dienstleistungen und Sachgüter umfasst. Im Bereich der gesundheitlichen Versorgung hat dieses Thema in den letzten Jahren an Bedeutung gewonnen und dazu geführt, dass Instrumente und Verfahren zur Qualitätssicherung (z.B. DIN EN ISO 9000) sowie Handbücher zur Durchführung des Qualitätsmanagements entwickelt und eingesetzt wurden.

▶ QALY-Konzept (quality adjusted life year = qualitätsadjustiertes oder -bereinigtes Lebensjahr)

Qualitätskorrigierte Lebensjahre werden häufig als Parameter für die Erfolgsbewertung einer Maßnahme benutzt. Dabei handelt es sich um eine kombinierte Bewertung menschlichen Lebens in quantitativer Hinsicht durch die Verlängerung der Lebenserwartung und in qualitativer Hinsicht durch die Verbesserung der Lebensqualität. Es geht also um in Gesundheit verbrachte Lebensjahre.

▶ Rabattverträge

Zur Reduzierung der Ausgaben im Arzneimittelsektor der GKV wurde im Jahre 2007 das Instrument der Rabattverträge eingeführt. Hierfür schließt eine Gesetzliche Krankenversicherung einen exklusiven Vertrag mit einem Arzneimittelhersteller über die Abnahme eines bestimmten Präparates oder Wirkstoffes für das folgende Kalenderjahr und erhält im Gegenzug eine deutliche Reduzierung der Kosten für das betreffende Medikament.

▶ Rationalisierung

Bei der Rationalisierung geht es um die Verbesserung des Prozessnutzens –z.B. Verbesserung der gesundheitlichen Versorgung durch ein Case Management- durch die Reduzierung des Mitteleinsatzes.

▶ Rationierung

Die Rationierung von Gesundheitsleistungen umfasst eine Reduzierung des Leistungsumfanges, d. h. es werden nicht mehr alle möglichen medizinischen Leistungen durch die GKV finanziert.

▶ Reliabilität

Reliabilität ist ein Gütekriterium der empirischen Sozialforschung an ein Messinstrument und bezeichnet die Zuverlässigkeit einer Messung, d.h. es geht um die Gewinnung von möglichst fehlerfreien Messungen, die auch bei Wiederholungen das gleiche Messergebnis zeigen.

► Risikofaktorenmodell

In den vergangenen 30 Jahren hat das biomedizinische Modell eine Erweiterung durch das Risikofaktorenmodell erfahren. Als Risikofaktoren werden alle die Variablen bezeichnet, die das Risiko für das Auftreten bestimmter Krankheiten erhöhen. Im Risikofaktorenmodell geht man nicht von einer einzigen Ursache für eine Krankheit aus, sondern viele Ursachen werden berücksichtigt, die Risikofaktoren genannt werden.

Am bekanntesten und am besten ausgearbeitet ist das Modell in Bezug auf die kardiovaskulären Risikofaktoren zu denen zählen Bluthochdruck, ein erhöhter Blutfettspiegel (Hypercholesterinämie), Diabetes mellitus, Zigarettenrauchen, Übergewicht, mangelnde sportliche Aktivität, aber auch Stress bzw. starke Beanspruchung und Belastung wird als ein Risikofaktor für die Entstehung eines Herzinfarktes diskutiert. Bei den Risikofaktoren kann es sich also um körperliche Fehlfunktionen (z.B. Bluthochdruck), um belastende soziale Faktoren (z.B. Stress oder Arbeitslosigkeit) oder um gesundheitsschädigende Verhaltensweisen (z.B. Rauchen) handeln. Die Erforschung der Risikofaktoren ist durch die Hoffnung geprägt, Ansatzpunkte für die Prävention durch die Identifizierung der Risikofaktoren zu erhalten.

► Robert-Koch-Institut

Das Robert-Koch-Institut ist eine nachgeordnete Behörde im Geschäftsbereich des Bundesministeriums für Gesundheit (BMG). Das RKI ist als zentrale Einrichtung der Bundesregierung auf dem Gebiet der Krankheitsüberwachung und -prävention u.a. für die Dokumentation der meldepflichtigen Infektionskrankheiten und die Gesundheitsberichterstattung, zuständig. Sowohl die Fachöffentlichkeit als auch die breitere Öffentlichkeit werden vom RKI über gesundheitliche Risiken informiert und beraten.

► Sachleistungsprinzip

In der GKV werden die Leistungen in der Regel als Sachleistungen gewährt, d. h. nach Vorlage der Versichertenkarte erhält der Versicherte die notwendigern Leistungen ohne direkte Bezahlung, da der Leistungserbringer die erbrachten Leistungen für die Behandlung und Versorgung des Versicherten direkt mit der Krankenkasse abrechnet.

► Salutogenese

Antonovsky, der Begründer dieses Modells, entwickelte im Gegensatz zu der starken Konzentration auf die Beseitigung von Krankheiten, Symptomen, Risikofaktoren und Schmerzen und der Vernachlässigung einer ganzheitlichen Betrachtungsweise im biomedizinischen, pathogenetischen Krankheitsmodell ein Gegenmodell, das von der Frage ‚Warum bleiben Menschen trotz Risiken und Belastungen gesund?' ausgeht.

Dieses Modell lenkt den Blick auf die Schutzfaktoren und Ressourcen, die ein Mensch besitzt, um gesund zu bleiben und/oder gesundheitliche Problemlagen erfolgreich zu bearbeiten und zu bewältigen. Dabei erhalten biologische und psychosoziale Faktoren einen gleichen Stellenwert. Nach Antonovsky gibt es keine klare Grenzlinie zwischen gesund und krank, sondern es handelt sich um ein Kontinuum mit den beiden Endpunkten Gesundheit und Krankheit. An welcher Stelle sich eine Person in diesem Kontinuum einordnet, ist das Ergebnis eines Prozesses, in dem eine Abwägung zwischen belastenden Faktoren (Stressoren) und schützenden Faktoren (Widerstandsressourcen) im Kontext der Lebenssituationen und Lebenserfahrungen erfolgt.

► Schwerbehinderung

Eine Minderung der Erwerbsfähigkeit (MdE), die durch eine Bewertung der Beeinträchtigung oder Funktionseinschränkung durch das Versorgungsamt festgestellt wird, wird in Graden (Prozent der Behinderung) ausgedrückt. Ab einem Grad von 50% der Behinderung gilt man als Schwerbehinderter, was Konsequenzen u.a. im Arbeits-, Steuer- oder Rentenrecht auslöst.

► Selbstkostendeckungsprinzip

Das Selbstkostendeckungsprinzip wurde mit dem Gesundheitsstrukturgesetz im Jahr 1993 eingeführt und garantierte den Krankenhäusern eine Erstattung der Kosten für Investitionen und für den laufenden Betrieb durch Pflegesätze oder Fallpauschalen.

► Selbstwirksamkeit

Selbstwirksamkeit betrifft den Glauben an die eigene Beeinflussbarkeit des Lebens. Sie bezieht sich auf die Fähigkeit einer Person, das gewünschte Verhalten oder die beabsichtigten Handlungen (z.B. Aufgabe des Rauchens) auch ausüben zu können. Ein starker Glaube an die eigenen Fähigkeiten und Kompetenzen führt häufig zu einer geringeren Anfälligkeit für psychische Störungen und zu mehr Erfolg im Berufsleben.

► Selektionsbias

In epidemiologischen Studien können Fehler im Design auftreten, die z.B. zu einer Verzerrung bei der Auswahl der Studienteilnehmer führen. Dadurch kann es zu Verzerrungen kommen, so dass die Repräsentation der Studienpopulation nicht mehr gewährt ist.

► Setting-Ansatz

Settings sind Lebens- und Handlungsräume, die durch gesundheitsförderliche und präventive Interventionen ganzheitlich, langfristig und orientiert an der Selbstentwicklung beeinflusst werden. In Deutschland haben sich Setting-Ansätze in Betrieben, Schulen, Kindergärten, Krankenhäusern, Hochschulen, Gefängnissen, Gemeinden etc. etabliert.

Der Vorteil von Settings wird darin gesehen, dass in einem gegebenen sozialen Kontext gleichzeitig unterschiedliche Zielgruppen und Akteure erreicht werden können und somit die kontext- und individuumsbezogenen Maßnahmen besser kombiniert werden können.

► Sicherstellungsauftrag

Der Sicherstellungsauftrag für die ambulante ärztliche Versorgung der Kassenpatienten liegt bei den Kassenärztlichen Vereinigungen zusammen mit den gesetzlichen Krankenkassen. Die KV'en sind für eine ausreichende ärztliche Versorgung auf Landesebene verantwortlich und tragen den Kassen gegenüber die Gewähr für eine wirtschaftliche Verwendung der Mittel.

Im stationären Sektor liegt der Sicherstellungsauftrag bei den Ländern. Sie sind damit verantwortlich für eine ausreichende Zahl leistungsfähiger Krankenhäuser in erreichbarer Nähe.

► Solidaritätsprinzip

Das Solidaritätsprinzip stellt eine Dimension der Wirkprinzipien der sozialen Sicherungssysteme in Deutschland dar. Basierend auf dem Sozialstaatsgebot wird davon ausgegangen, dass jeder Bürger Beiträge zur Versicherung nach seinem persönlichen Vermögen zahlt und Leistungen nach seinem Bedarf erhält. In der Gesetzlichen Krankenversicherung werden drei Formen des Solidarausgleichs unterschieden:

Es gibt einen Ausgleich zwischen gesunden und kranken Personen, indem sowohl gesunde als auch kranke Personen den gleichen Prozentsatz ihres Arbeitseinkommens als Beitrag bezahlen, auch wenn sie keine Leistungen. In Anspruch nehmen. Es gibt einen Solidarausgleich zwischen höheren und niedrigeren Einkommen durch die Abhängigkeit des Beitrages vom beitragspflichtigen Einkommen, was als Leistungsfähigkeitsprinzip bezeichnet wird. Personen mit einem höheren Einkommen zahlen also höhere Beiträge in die GKV als die mit einem niedrigen Einkommen. Und es existiert ein Solidarausgleich zwischen Beitrag zahlenden Mitgliedern und beitragsfrei mitversicherten Familienangehörigen.

► Soziale Schicht

Das Konzept der sozialen Schicht stammt aus der Soziologie und wird zur Operationalisierung der sozialen Ungleichheit in der Gesellschaft mit Hilfe der Dimensionen Einkommen, berufliche Stellung und Qualifikation durch Bildung vorgenommen. Diese Dimensionen werden manchmal alleine, manchmal in Kombination als Schichtindex dargestellt.

▶ Soziale Selektion

Soziale Selektion bezeichnet den Prozess der Auswahl aufgrund sozialer Kriterien. Es wird davon ausgegangen, dass Krankheitsanfälligkeiten, Behinderungen, chronische Krankheiten bei den Betroffenen zu sozialen Benachteiligungen in der Ausbildung, im Beruf und beim Einkommen führen und dass damit die Betroffenen in die unteren sozialen Schichten wandern.

▶ Soziale Sicherung

Seit mehr als 100 Jahren existiert in Deutschland ein System der sozialen Sicherung, um durch Versicherungen die Risiken des Lebens abzumildern oder einzuschränken. Die Sozialversicherung hat verschiene Bereiche, wie Arbeitslosigkeit, Erwerbsunfähigkeit, Krankheit, Tod u.a. In der Regel unterliegen unselbständig Beschäftigte der Versicherungspflicht und zahlen Beiträge in die jeweilige Sozialversicherung.

▶ Soziale Unterstützung

Das Konzept der sozialen Unterstützung stellt einen Aspekt der Gesunderhaltung bzw. gesundheitlicher Ressourcen heraus. Es geht von der These aus, dass Art, Umfang und Qualität der sozialen Beziehungen eines Menschen für seine Gesundheit relevant sind. Danach haben soziale Beziehungen einerseits einen direkten positiven Einfluss auf das Wohlbefinden und damit auf die Gesundheit, andererseits wirken sie bei der Bewältigung von Krankheiten und belastenden Lebensumständen unterstützend im Sinne einer sozialen Ressource.

▶ Sozialgesetzbuch

In den Sozialgesetzbüchern werden die sozialrechtlichen Vorschriften und Regelungen zusammengefasst. Zurzeit existieren für Deutschland 12 Sozialgesetzbücher. In dem Sozialgesetzbuch V sind die Regelungen für die Gesetzliche Krankenversicherung (GKV) enthalten.

▶ Soziallagenbezug

Gesundheitliche Risiken und Krankheiten sind in Deutschland nicht gleichmäßig auf alle Bevölkerungsgruppen verteilt. Fragen nach der Verteilung gesundheitlicher Belastungen, Risiken und gesundheitlicher Ressourcen auf verschiedene Bevölkerungsgruppen, nach den Gründen und Einflussfaktoren für sozial ungleich verteilte Gesundheitschancen sind u.a. die wesentlichen Erkenntnisinteressen der Gesundheitswissenschaften.

▶ Sozialstaatsgebot

Das Sozialstaatsgebot ist im Grundgesetz festgelegt und beinhaltet unveränderliche Vorgaben. Soziale Gerechtigkeit, Sicherstellung eines menschenwürdigen Daseins und einer gleichberechtigten Teilhabe an der Gesellschaft sind die wichtigsten Bestandteile, die auch für das Gesundheitssystem Gültigkeit haben.

▶ Sozioökonomisches Panel (SOEP)

Das Sozioökonomische Panel ist eine Befragung einer repräsentativen Stichprobe in Deutschland seit 1984. Die Studie ist beim Deutschen Institut für Wirtschaftsforschung (DIW) in Berlin angesiedelt. Jedes Jahr werden mehr als 20.000 Menschen in rund 11.000 Haushalten zu Einkommen, Erwerbstätigkeit, Bildung etc. befragt. Fragen zur Gesundheit stehen nicht im Mittelpunkt der Erhebung, werden aber in unregelmäßigen Abständen einbezogen.

▶ Subjektive Gesundheit

Die subjektive Gesundheit bezeichnet den von einem Individuum selbst eingeschätzten Gesundheitszustand und basiert damit nicht auf einem von einem Experten (z.B. Arzt) erstellten Urteil. Die subjektive Gesundheit stellt einen validen Indikator für die Inanspruchnahme von Gesundheitsleistungen dar.

▶ Systembezug

Die Betrachtung des Systems der gesundheitlichen und pflegerischen Versorgung stellt einen Schwerpunkt der Gesundheitswissenschaften dar. Dabei geht es darum, das System zu beschreiben, mögliche Schwachstellen und Defizite zu eruieren und Ansatzpunkte für deren Behebung auch unter Kostengesichtspunkten zu entwickeln.

► Transtheoretisches Modell (TTM)

Das TTM stellt ein Konzept zur Beschreibung, Erklärung, Vorhersage und Beeinflussung von Verhaltensänderungen dar und wurde bei der Beeinflussung von unterschiedlichen Gesundheitsverhaltensweisen, wie Rauchen, Alkoholkonsum oder Ernährung, angewendet. Es werden 6 Schritte der Verhaltensänderung unterschieden.

► Typ A Verhalten

Typ A Verhaltensweisen betreffen Aggressivität, Ungeduld, Feindseligkeit und ausgeprägtes Konkurrenzverhalten eines Menschen. Es ist damit ein Persönlichkeitsfaktor gemeint, der das Risiko für die Entstehung von koronaren Herzkrankheiten erhöht, was in einer Reihe von prospektiven Studien untersucht wurde.

► Validität

Wie Reliabilität ist Validität ein Gütekriterium von klinischen und gesundheitswissenschaftlichen Studien. Validität bezeichnet die Gültigkeit einer Messung bzw. eines Messinstrumentes. Es geht also darum, ob das Instrument tatsächlich das misst, was es messen soll. Systematische Fehler sollten bei einer Messung weitestgehend ausgeschlossen werden.

► Verhältnisprävention

Mit Verhältnisprävention werden Maßnahmen verstanden, die auf die Verbesserung der Lebensverhältnisse abzielen. Es geht dabei um die Schaffung von Lebensbedingungen, die gesundheitliche Risiken vermeiden oder eingrenzen, wie z.B. gesundheitlicher Verbraucherschutz oder Umweltschutz

► Verhaltensprävention

Maßnahmen zur Vorbeugung von krank machenden Verhaltensweisen, wie Rauchen, Über- oder Fehlernährung, werden als verhaltenspräventive Maßnahmen deklariert. Sie setzen bei der Veränderung von individuellen Verhaltensweisen durch Schulung, Aufklärung oder Beratung an.

► Vertikale Ungleichheit

Unter vertikaler Ungleichheit wird eine Unterteilung der Bevölkerung in oben und unten verstanden. Es wird also von einer hierarchischen Differenzierung ausgegangen. Häufig werden die Indikatoren ‚Bildungsabschluss', ‚Einkommen' und ‚Beruflicher Status' zur Abbildung der hierarchischen Unterteilung der Gesellschaft herangezogen, die dann wiederum in dem Schichtindex zusammengefasst werden.

► Vertragsärzte

Zu den Vertragsärzten zählen niedergelassene Ärzte, die die medizinische Versorgung der in der GKV versicherten Patienten übernehmen, d. h. sie rechnen mit den gesetzlichen Krankenkassen ab.

► Verweildauer

Die Verweildauer bezieht sich auf die im Krankenhaus verbrachten Tage eines Patienten, sie umfasst also den Zeitraum zwischen der stationären Aufnahme und der Entlassung.

► „vierte Hürde"

Unter der vierten Hürde wird verstanden, dass das bisherige Zulassungsverfahren, das sich auf die Qualität, Wirksamkeit und Unbedenklichkeit eines Medikamentes bezieht, um den Nachweis der Wirtschaftlichkeit erweitert werden sollte. Eine pharmakoökonomische Bewertung neuer Arzneimittel soll also die Erstattungsfähigkeit aus dem Leistungskatalog der GKV bestimmen.

► Wirkprinzipien der sozialen Sicherung

Es werden drei Wirkprinzipien unterschieden: das Äquivalenzprinzip, das Solidaritätsprinzip und das Subsidiaritätsprinzip. Diese Prinzipien sind maßgebend für das System der Sozialen Sicherung.

► Wirtschaftlichkeitsgebot

In § 12 SGB V ist festgelegt, dass Leistungserbringer ihre Leistungen ausreichend, zweckmäßig und wirtschaftlich zu erbringen haben und dass die Leistungen das Maß des Notwendigen nicht überschreiten dürfen.

► Zahnärztliche Früherkennungsuntersuchungen

Zu den Früherkennungsuntersuchungen auf Zahn-, Mund- und Kieferkrankheiten gehören insbesondere die Inspektion der Mundhöhle, die Einschätzung oder Bestimmung des Kariesrisikos, die Ernährungs- und Mundhygieneberatung sowie Maßnahmen zur Schmelzhärtung der Zähne und zur Keimsenkung (Individualprophylaxe). Eine weitere präventive Maßnahme, die bei Kindern eingesetzt wird, stellt die Fissurenversiegelungen dar.

Stichwortverzeichnis